Lao-Ly-Tschen

Ein Roman
von
Markus Barandun

Lao-Ly-Tschen
Markus Barandun

1. Auflage: 2014 GS Publishing
ISBN 978-3-902824-39-4

Coverbild:
Markus Barandun

Lektorat:
Gerlinde & Stefanie Gapp

Layout:
Stefanie Gapp

Printed in the EU

Inhalt

Allem ist ein Kraut gewachsen	1
Ein Weg ohne Ziel	28
Kein Klosterschüler	56
Mian-Tsian-Hay	98
Falscher Ruhm	136
Epidemie	170
Der Berg	215
Über die Grenzen	247
Neue Schüler	275
Tse-Prong	307
Krieg	329
Die Ringe der Vergangenheit	359

Vorwort

Gesundheit ist die Eigenschaft des wachen Geistes; wo dieser ist, dort wird des Arztes nicht bedurft. Nicht einzig China krankt, aus dessen Schoß im unermüdlich Streben, der Heilkunst Blüte wuchs und weiten Kreis bewuchert in der Erkenntnis alter Weisheit dessen, dass der Kranke Weiteres bedarf, denn nur die Linderung belastender Gebrechen.

Nicht lernen kann, wer Meister werden will, denn nur Berufung führt ihn durch die Pforte, die Ruhm und Eitelkeit, ja selbst Gelehrsamkeit auf immer wird verschlossen sein, um dort in Demut zu empfangen.

Zu sehen, was dahinter liegt und dann den Geist erweckt, ein Pionier in Einfachheit, des Name unbekannt verschollen, von grauer Vorzeit überdeckt. Nicht Wunsch, noch Ahnen führte ihn auf diesen Pfad, nicht Ehrgeiz trieb ihn weiter; des Schicksals harter Griffel schrieb unverwischbar seinen Weg, der hier aus des Vergessens Busen sei entrissen.

Lao-Ly-Tschen

老李陈

Allem ist ein Kraut gewachsen

Langsam lichteten sich die den Wald bildenden, knorrigen Kiefern. Immer spärlicher und verwitterter staken sie aus dem buschigen Unterholz empor und grau und drückend nahte vom Berg her kommend die schiere Wand des einsetzenden Schneefalls, jede Weitsicht auf die Landschaft verhindernd, welche noch wenige Tage zuvor mit herbstlichen Farben erquickte. Grau, schmutzig und abgezehrt huschte ein Schatten, den letzten verbliebenen Leuchtfeuern der Natur, entlaubten Berberitzen, deren rote Früchte den einzigen Farbpunkt in dieser dumpfen Landschaft darstellten, entlang, hoffend auf das Grau und dabei nicht entdeckt zu werden. Eine noch recht junge Frau, deren leidgeprägte Züge sie als Greisin erscheinen ließ. Sie hinkte leicht und scheu wie ein Reh blieb sie hin und wieder stehen, lauschte, schaute rückwärts, gleich weidwund der Meute zu entkommen. Umhüllt von kleinsten, lautlos fallenden Schneeflocken war nichts in dem bereits schwarz hinter ihr liegenden Wald zu erkennen, nichts zu hören, kein Knacken, kein noch so angestrengter, verhaltener, schwerer Atem. Vor ihr lag düster, nass, grobkiesig, mit Lehm verschmiert der schmale Pfad, dunkel sich abzeichnend gegen die immer weißer werdende Landschaft. Barfüßig, geschunden, blutig, suchte sie auf dem glitschigen Weg Halt zu finden und ihre erhebliche Last sichernd dem Feind zu entziehen. Zielstrebig, wohl nur der rutschigen Bahn folgend.

Wieder stand sie lauschend, angestrengt nach Atem schöpfend und bebend mit ihren Blicken das Gezitter der Schneeflocken durchdringend. Nichts. Der Schnee verschlang jeden Laut, alles Licht und verwandelte den Mittag in fortgeschrittene Dämmerung.

Doch jäh über ihr dröhnte scheppernd, dumpf ein mächtiger Gong und ließ für Augenblicke die Landschaft erbeben und die Schneeflocken in ihrem Fall inne halten. Wenige Schritte, sich an den Berberitzen festhaltend, welche ihr unbarmherzig in die Hände stachen, und aus der weiß-grauen Masse gewahrte sie die dunkelgrauen Mauern und das schwarzverwitterte Bronzetor, die gebieterisch, unerschütterlich Halt geboten. Zitternd ließ sie sich davor in den kalten Schlamm sinken und durchwühlte eifrig das sie einhüllende Tuch, um sich von ihrer Last zu befreien. Zaghaftes Wimmern eines Kindes war vernehmbar, doch unbeirrt fuhr sie in ihrem Ansinnen fort, bis sie den etwa drei Jahre alten Knaben vor dem Tor abgelegt hatte. Kurz legte sie ihm die Hand auf den Mund um zu bedeuten, dass er schweigen möge. Angstvoll blickten die großen, hohlen, kränkelnden Augen auf die Frau. Die Frau küsste den Knaben auf die Stirn, dann hob sie einen Stein auf und schlug mächtig auf das Tor. Drei, vier, fünf Mal, ehe sie sich rasch entfernte und in den nahen Stauden verbarg.

Geraume Zeit geschah nichts. Der Schnee legte sich auf den wohl eingewickelten Knaben. Die Zeit schien sich in die Unendlichkeit zu dehnen. Lautlos öffnete sich schließlich das Tor einen Spalt und ein rostrot gekleideter Mönch rief in den dämmrigen Schneefall hinaus: „Wer da?“

Gut versteckt, sodass sie unmöglich zu sehen war, rief die Frau so laut sie konnte: “Lao-Ly-Tschen!“

Der Mönch wollte eben der Stimme folgen, da wurde er des Knaben gewahr und hob ihn auf. Erneut rief der Mönch: „Warum?“, doch die Frau antwortete nicht mehr.

Verwirrt starrte der Mönch in den lautlosen Schneefall hinaus, um irgendetwas entdecken zu können. Vergebens, so dass er sich nach geraumer Zeit wandte und das Tor mit einem dumpfen Knall in jene eherne Unerbittlichkeit schloss, die jedem Fremden Zugang verwehrte.

Länger wartete die Frau, ob sich nicht wider Erwarten noch etwas rege. Nachdem alles ruhig blieb, trat sie hervor aus dem Gebüsch, setzte dann aber sogleich, zunächst der Mauer entlang, ihre Flucht fort, bald verschlungen von der Dämmerung und dem stärker werdenden Schneefall.

Kunnu-Nao, der Pförtner des Klosters stand nun da, ein wimmerndes Bündel in der Hand und wusste nicht, was er damit machen sollte. Vor ihm fiel in dichten Flocken der Schnee, hinter ihm starrte kalt das verschlossene Tor und dahinter, so wusste er, war derselbe unwirtliche Schneefall, der ihm gelegentlich die nasskalten Flocken ins Gesicht sprühte. Mitleid regte sich in ihm für den Menschen, der zu solcher Verzweiflungstat fähig wurde. Mitleid auch für das Etwas, das er im Arm hielt, dessen mitleiderregender Gesichtsausdruck ihn verständnislos anglotzte. Kunnu-Nao war einer der Wachmönche, dessen Bildung nicht ausreichte, um die vielschichtigen Erkenntnisse der Lehren aufzunehmen, geschweige denn zu erfassen, also glotzte er ebenso verständnislos zurück. Doch trotzdem, oder vielleicht gerade wegen dieses Umstandes, waren sein Blick und sein Herz mit einer Liebe angefüllt, die in einfachster und natürlichster Weise alles Leben achtete. Und dieses war offenbar auch dem Kinde fühlbar, welches ein schwaches Lächeln dem Mönch entgegenbrachte. Gerührt, ob dem Unerwarteten, entschloss er sich mit seinem Bündel in seiner wohlgeheizten Pförtnerstube über sein weiteres Vorgehen nachzudenken.

Eine ziemlich geräumige Kammer über dem Tor, mit einem kleinem Fenster, das vor das Tor blickte und einem weiteren, von welchem der Torhof zu überschauen war. Das Licht aber spendete hauptsächlich das stetig brennende Kaminfeuer. Es durfte nie verlöschen, denn es war dazu da, im Falle einer Not sofort das auf dem Torturm befindliche Signalfeuer zu entzünden. Der Raum war auch gleichzeitig so ausgeführt, dass der Pförtner dort kleine, handwerkliche Arbeiten zu verrichten vermochte. Im Grunde eremitierte Kunnu-Nao dort über dem Tor und hatte kaum Kontakt mit den übrigen Mönchen, die ihre Tage mit den Lehren, Kunsthandwerk und den religiös-meditativen und gesangreichen Zusammenkünften verbrachten. Doch trotz all seiner Einfältigkeit beherrschte er in einer besonderen, doch ausgezeichneten Weise die Schrift wie kaum ein Zweiter, da er es war, der die ankommenden Botschaften den richtigen Empfängern überbringen musste. Nicht die hohen, philosophischen Schriften der Lehren, nein, die oft kaum leserlichen Alltagshandschriften von manchem unbekannten Absender. Auch nicht, dass er über Inhalte rätselte, um sie mühevoll danach zu begreifen. Er vermochte tatsächlich die richtigen Worte auszusprechen, auch ohne deren Sinn zu erfassen. So kam es manchmal dazu, dass die hohen Gelehrten des Klosters ihn aufsuchten, um Briefe oder schwierige Schriften ihn vorlesen zu lassen oder manchmal sogar in eine für sie leserliche Schrift zu übersetzen. Kunnu-Nao verstand in den seltensten Fällen, was er da geschrieben hatte, aber es war stets richtig. Einmal erhielt er sogar vom Abt ein besonderes Lob, dass er sein bester Übersetzer sei; er tue nichts dazu und lasse nichts weg. Seine Übersetzungen seien einzigartig, weil unbeeinflusst von eigenem Denken. Doch auch darüber musste Kunnu-Nao geraume Zeit nachdenken, ehe er verstand, was der Abt ihm damit sagen wollte.

Kunnu-Nao legte das Bündel Mensch auf den Tisch seiner Pförtnerstube, entledigte sich seines rostroten Umhanges und legte kräftig Holz auf das Feuer. Dann eilte er sogleich wieder zur Tür hinaus, um wenig später mit einer Unmenge Brennholz auf den Armen wiederzukehren. Ein weiteres Mal entfernte er sich, diesmal um Wasser zu holen, mit welchem er auf dem Feuer Tee zuzubereiten begann. Er rückte sich einen Stuhl in die Nähe der Esse, auf welchem er über die Lehne hinweg in das Prasseln blickte. Mit beiden Armen die Lehne umfassend, die Hände der Feuerstelle entgegenstreckend, beobachtete er die Flammen und lauschte aufmerksam dem Knacken der Scheiter, die da langsam zu glühenden Brocken verfielen und die Phantasie anregende, geheimnisvolle Formen und Figuren bildeten. Manchmal ein Gesicht, ein andermal ein Tier oder ein glühender Fels, welcher von innen heraus gespenstig waberte. Er hatte den Knaben längst vergessen. Erstaunlich auch, dass sich das Kind so ruhig verhielt. Das Tuch, in welches es eingehüllt war, hatte erst ausgiebig gedampft und war mittlerweile vollständig trocken, sodass es dem Knaben geborgene Wärme bot. Er schaute verzückt an die schwere Balkendecke, welche ihm, mit dem immer wechselnden, flackernden Licht des Feuers, die schönsten Geschichten zu erzählen schien.

Kunnu-Nao saß weltvergessen auf seinem Stuhl und schlürfte bedächtig seinen Tee, bis ihn dumpf das Dröhnen des Gongs an die hereinbrechende Nacht erinnerte. Draußen war es längst dunkel und vom Tempel begann eintöniger Mönchsgesang von deren Gebeten verhalten durch sein Fenster zu klingen. Er erhob sich. Aus einem Regal über dem Feuer holte er eine Schale, in welcher er, wie es seiner Herkunft entsprach, aus Gerstenmehl, Tee und Butter sein Mahl bereitete. Die dampfende Schüssel auf den Tisch stellend, gewahrte er den Knaben und es bedurfte der größten Anstrengung in seiner Erinnerung, auf welche Weise dieses Kind auf seinen Tisch kam.

Und als sich nun das runde, gutmütige, aber etwas dumme Gesicht des Mönches über den Knaben beugte, zerbrach bei jenem jäh die wundersame Märchenwelt, sodass er nun wieder glotzend der Gegenwart gewahr wurde. Kaum der Worte mächtig, wimmerte das Kind fragend: "Essen?"

Kunnu-Nao kratzte sich am Hinterkopf seines rasierten Schädels, überrascht, dass sein Mitbringsel auch Bedürfnisse hat. Doch scheinbar, ohne dass es eines Gedankens bedürfte, vergrößerte er in seinem Napf die Menge des Breies, dem er auch mehr als sonst Butter zufügte. Dann wandte er sich dem Bündel zu, das er behutsam auspackte. Manchmal zwar vergessend, was oben und unten ist, doch trotzdem mit einer Sorgfalt, die man seiner schwerfälligen Erscheinung niemals zugetraut hätte. Der Mönch fasste nun den Knaben mit seinen Pranken und setzte ihn sich auf den Schoß: „Ich bin Kunnu-Nao!"

Der Knabe glotzte ihn hohl an und wisperte zaghaft: „Ly, essen?"

Da, mit einem Mal, war die Erinnerung vollkommen zugegen. Ein Lächeln huschte über die schmalen Lippen und des Mannes Schlitzaugen waren nur noch als dünne Linien erkennbar, in seinem sonst faltenfreien Gesicht: „Ja, ich weiß, du bist Lao-Ly-Tschen."

Nach einer kurzen Pause, in welcher das Kind sein Anliegen wiederholte, fügte er hinzu: „Essen ist gut. Hier, Tsampa!"

Jetzt erst, wo bedächtig der Mönch einen Löffel nach dem anderen in den Knaben hineinschaufelte, zeigte sich, welch unaussprechlichen Hunger das Kind quälen musste. Der größte Teil des Breis verschwand auf diese Weise in dem Knaben, ehe er, wohlerzogen, mit einem schmächtigen, herzhaften Rülpser kundtat, dass er gesättigt sei. Der verbleibende Rest reichte bei weitem nicht für einen stattlichen Mann, geschweige denn für Kunnu-Nao. So setzte er den Knaben auf den Boden und verlängerte noch einmal seinen Tsampa.

Der kleine Lao-Ly-Tschen richtete sich mit Hilfe des Stuhlbeines auf und folgte Kunnu-Nao mit tapsigen Schritten, um sich nahe der Feuerstelle wieder fallen zu lassen. Gerührt schaute der Mönch auf den Knaben herab, der mit unsicherer Hand nach seinen behaarten Beinen tastete. Zu mächtig, um sich erneut daran aufzurichten, ringelte sich der Knabe wie eine kleine Katze vor dem Feuer und schlief augenblicklich ein. Damit eroberte er gänzlich das Herz des Mönches. Das schlafende Kind keinen Augenblick aus den Augen lassend, löffelte er ruhig seinen Gerstenbrei. Langsam kaute er die Speise, und fügte dann und wann noch einen Schluck Tee hinzu, auf welchem gelblich eine dicke Schicht Butter schwamm.

Kunnu-Nao nickte ein auf seinem Stuhl. Das Prasseln im Kamin verstummte und die verbleibende Glut versackte zu einem weißen Aschehaufen. Flüsternd hauchte der letzte Klotz noch einen ersterbenden Funken aus. Als ob Kunnu-Nao es gehört hätte, war er augenblicks hellwach. Eilends begann er sogleich neues Feuer zu entfachen, dabei wäre er beinahe auf den Knaben getreten. Erschrocken hob er ihn hoch und legte ihn auf sein Lager. In einem einzigen Augenblick rasten die Erinnerungen des Vortages durch ihn hindurch. Hatten ihn die Ereignisse so aus der Bahn geworfen, dass er das Feuer vergessen konnte? Schnell züngelten wieder die Flammen um die Scheiter und füllten den Raum mit Wärme und rotem Licht.

Erschöpft von dem Schrecken ließ sich Kunnu-Nao wieder auf seinen Stuhl sinken. Noch ein weiteres und ein drittes Mal wurde er in ebensolch unbarmherziger Weise aus dem Schlaf gerissen, ehe das Morgengrauen sich mühte, die wie Seidenspitzen, dichtfallenden Schneeflocken zu durchdringen. Kunnu-Nao fühlte sich wie gerädert. Doch fröhlich wisperte es von seinem Lager: „Ly, essen?"

Verstört blickte der Mönche auf die Schale auf dem Tisch, in der sich noch Reste von vertrocknetem Tsampa befanden.

„Ich hole jetzt Wasser und du kommst mit. Es schneit. Das ist das Beste, um sich zu reinigen!"

Freilich ging es nicht so, wie der Mönch sich das dachte, und so musste er den Knaben in den Hof tragen. Dort stellte er ihn wortlos in den Schnee. Er selbst, nachdem er sich am ganzen Leib mit Schnee abgerieben hatte, ging seinen Verrichtungen nach und stapfte einige Male mit Wasser und Holz an dem Knaben vorbei.

Kunnu-Nao verschwand, nur die Tür ließ er offen. Lao-Ly-Tschen stand da und wusste nicht, was er tun sollte, also fror er vor sich hin und der Schnee baute langsam kleine Polster auf seinen Schultern und seinem Kopf. Lautlos war der Hof und außer seinem rostroten Mönch schien hier sowieso niemand zu wohnen. Unaufhörlich fiel der Schnee und ließ die gegenüberliegenden Gebäude eben nur erahnen. Schnee, der in der Ebene, wo er herkam, frühestens in zwei Monaten fällt, aber daran konnte sich Lao-Ly-Tschen nicht erinnern. Für ihn gab es nur den Hof, seinen rostroten Mönch und ...? Ja, was gab es denn eigentlich noch? Alles war in so weite Ferne gerückt, dass es mit dem Erinnern unerreichbar war. Der Schneefall? Ja, was war denn da früher? Bilder tauchten in ihm auf von grauverhangenem Kieferwald, durch den er monoton schaukelnd an einen warmen Körper geschmiegt getragen wurde. Aber was war davor? Auch Hunger und Durst quälten, wie jetzt, doch es muss etwas gegeben haben. Es kann das Dasein nicht so trostlos sein. Es muss doch etwas geben, das Wohlbefinden gibt. Ja, Feuer gibt Wohlbefinden. Feuer gibt es bei dem rostroten Mönch. Lao-Ly-Tschen wandte sich um. Da starrte das Tor in eherner Bronzekälte und daneben die kleine, geöffnete Pforte. Wieder flackerte Erinnerung auf, wie er von dem Rostroten durch dieses Tor getragen wurde, das nun unerbittlich geschlossen war. Es gab kein Fliehen, keinen Widerspruch.

Der Gong erscholl, die Mittagsstunde kündend und die Mönche zum Gebet rufend. Hinter dem Knaben, von diesem unbemerkt, huschten ein paar Gestalten vom Schnee verschleiert über den Hof.

Der Rostrote trat aus der Pforte, ohne den Knaben eines Blickes zu würdigen, und verschwand alsbald wieder darin mit einer Unmenge Holz bepackt. Dabei streifte er an der Türe, sodass ein kleiner Ast herunterfiel.

Den Knaben hätte er auch kaum sehen können, mit seiner dicken Schneehaube auf dem Kopf und bis zum Bauch eingeschneit. Da war der Rostrote. „Nachdem alles Alte vergessen scheint, folge ich diesem."

Und Lao-Ly-Tschen begann sich, so gut es ging, durch den Schnee einen Weg zu bahnen, direkt auf die Pforte zu. In der Türe stolperte er über den Ast. Feuer! Er hob ihn mit aller aufzubietender Kraft auf, um ihn dem Rostroten zu bringen. Eine steinerne, kalte Treppe empor. Teils auf allen Vieren. Spärlich fiel das Licht durch kleine Lücken in der Wand, durch welche hier und da ein paar Schneeflocken sich verirrten, bis endlich eine gewichtige Holztüre sein Bestreben hinderte. Die Türe war nur angelehnt und irgendwie gelang es Lao-Ly-Tschen sie so weit aufzudrücken, dass er sich mit seinem Ast hindurchzwängen konnte. Hier war Feuer, hier war auch der Rostrote. Hier gewahrte der Knabe auch wie kalt es ihm war. Seine Finger und Zehen brannten so schmerzhaft und ließen sich kaum bewegen. Dennoch schleppte er den Ast so nahe an das Feuer, wie es für ihn die Hitze des Brandes zuließ. Dort ließ er sich fallen, während schnell um ihn sich ein kleiner See bildete von dem tauenden Schnee.

Hungrig wie er war, war die Erschöpfung noch größer, so dass er kurz darauf einschlief.

Kunnu-Nao, der in der Zwischenzeit eine Art Kiste gebaut hatte, welche nun Lager für den Knaben sein sollte, hob ihn hoch und bettete ihn, eingehüllt in ein ebenso rostrotes Tuch, wie er selbst es trug. Heiß fühlte sich des Knaben Stirn an, doch konnte er nicht darauf eingehen. Eine kleine, helle Glocke bimmelte und Kunnu-Nao wandte sich, das Fenster, welches vor das Tor hinaus wies, zu öffnen. „Wer da?“, rief er hinaus.

Niemand war zu sehen. „Wer ist da? ...“, wiederholte er sein Rufen: „Zeigt euch, wenn ihr Einlass begehrt!“

Ob dem Schneetreiben hatte Kunnu-Nao den eingeschneiten Mann gar nicht erkannt, der nun aus dem Schneegrau näher an das Tor herantrat: „Ich möchte nur Auskunft!“, war die Antwort einer rauchigen Männerstimme.

„Ich komme!“, rief Kunnu-Nao zurück und schloss das Fenster. Er warf sich seinen Umhang über und eilte zum Tor.

Nur einen kleinen Spalt öffnete er, vor welchem ein stämmiger Mann mit einem ledernen Umhang mit Kapuze stand. Er war völlig eingeschneit. Abgezehrt sah er aus und die scharfkantige, rote Nase sowie seine fast schwarzen Ringe unter den Augen verstärkten diesen Eindruck. Er wirkte in allem unsauber und verströmte den üblen Geruch von Alkohol und Opium.

„Was wollt ihr wissen?“, frage Kunnu-Nao und streifte sich kampfbereit die Kapuze vom Kopf.

„Ich suche meinen Sohn!“, antwortete der Mann rauchig und ein neuer Schwall üblen Atems ließ Kunnu-Nao einen halben Schritt zurück treten: “Wer soll das sein? Es wohnen hier über tausend Mönche und sicherlich an die hundert Schüler."

„Er dürfte erst jüngst hier angekommen sein. Sein Name ist Ly und er ist drei Jahre alt."

Kunnu-Nao war derart gefangen von dieser abstoßenden Gestalt mit ihrem widerlichen Geruch, dass er keinen Gedanken an den kleinen Lao-Ly-Tschen hatte, als er antwortete: „Ich wüsste nicht, wer das sein soll. Die letzten Schüler kamen vor drei Monaten und der letzte Gast stand vor vier Wochen hier."

Es zuckte in Kunnu-Naos Kopf. In dem Moment, da er es aussprach, erinnerte er sich des Knabens. Doch auch gelogen hatte er nicht, denn das Kind lag da in einem Bündel.

Der Mann aber begann zu erklären: „Nun denn, sie ist ein verwahrlostes Weib, welches nicht die rechte Achtung vor mir hat und glaubt, mir meinen Sohn rauben zu können, um ihn in einem Kloster zu verstecken. Ihr versteht, dass ich sie züchtigen muss, wenn ich sie finde. Ihr seht, wie großherzig ich bin, denn würde ihre Tat ruchbar, wäre der Tod ihr gewiss."

Kunnu-Nao nickte verständnislos und glotzte den Mann an. Ob seines Geruches wurde es dem Mönch fast übel, als der Fremde weitersprach: „Sollten diese beiden auftauchen, weist sie von der Tür, prügelt sie davon, oder wenn es nicht anders geht, stürzt sie von der Mauer in den Abgrund."

Entsetzt nickte der Mönch und glotzte mit immer größer werdenden Augen. Der Mann fuhr fort: „Ich erkenne, ihr seid ein weiser Mann und wisst genau, was zu tun ist, um meiner Frau die rechte Achtung vor mir einzubleuen."

Kunnu-Nao brachte nur ein „Hä?" heraus. Der Mann wandte sich und verschwand im Schneegestöber. Kunnu-Nao blickte ihm nach, bis ihn die weiße Pracht gänzlich verschlungen hatte. Kopfschüttelnd schloss er das Tor und stapfte über den Hof, um eben noch einen Armvoll Holz mitzunehmen.

Kunnu-Nao erschauerte bei dem Gedanken an den Mann und ärgerlich ließ er hinter sich die Türe ins Schloss rumpeln. Heftig schnaubend erklomm er die Treppe: „Wie kann ein solcher

Mann auf Vaterschaft Anwart erheben?“, dachte er bei sich und schob mit der Schulter die Türe zu seiner Kammer auf. Nie und nimmer würde er den Knaben an diesen Mann verraten, geschweige denn, ihn seines Schutzes berauben und an diesen angeblichen Vater aushändigen.

Leises Stöhnen war von der Kiste her vernehmbar und durch das eben so grauenvoll Erlebte, musste Kunnu-Nao nicht erst in seiner Erinnerung kramen, um zu wissen, was es bedeutete. Leise trat er zu dem unruhig schlafenden Knaben, der mit gerötetem Gesicht, rastlos sich von der einen zu der anderen Seite drehte, ganz so, als ob er schrecklichen Träumen zu entfliehen suchte. Fiebrig perlte der Schweiß auf seiner Stirn und verzierte die Haarspitzen mit winzigen Edelsteinen.

„Armer Lao-Ly-Tschen, was hast du nur durchgemacht ...“, murmelte der Mönch, während er mit einem Tuchzipfel behutsam den Schweiß von des Knaben Stirne tupfte, “... und wie könnte ich dir nur helfen?“

Unbeholfen wirkten seine Bewegungen und ratlos schwirrten ihm die Gedanken durch den Kopf. Entgegen seiner Gewohnheit war sein ganzes Inneres darauf eingestellt, wissen und verstehen zu wollen.

Erneut bimmelte die Glocke, unwirsch fühlte sich der Mann aus seinen Gedanken gerissen und gemächlich öffnete er das Fenster zum Tor. Seinen Unmut nicht ganz verbergend rief er: „Wer ...“, der Rest erstarb im Erstaunen.

Vor dem Tor standen zwei Reiter des Mandarins und bedeuteten, Einlass zu fordern. Kunnu-Nao stammelte ein: „Ich ... ich ... ich ...“, dabei schloss er eilends das Fenster, warf sich hektisch irgendwie seinen rostroten Umhang über und eilte zum Tor, dieses sogleich aufreißend.

In langsamem Schritt kamen, der Bewegung des Tores folgend, die beiden Reiter in den Hof.

Noch immer wortlos verdutzt glotzte der Mönch die gerüsteten Reiter an, wovon der eine ihn in befehlendem Ton anwies:

„Hole mir einen, der sprechen kann. Ich habe Nachricht vom Fürsten!“

Nun fand Kunnu-Nao seine Sprache wieder: „Ihr seid schon beim Rechten, um eure Nachricht weiterzugeben“, und ein wenig Stolz schwang in des Mönches Stimme.

„Gut denn ...“, fuhr der Reiter fort: „... eben erwecktest du nicht den Eindruck!“

Mit einer Handbewegung deutete er das Tor zu schließen, während er wie auch sein Begleiter sich aus dem Sattel schwangen.

Kunnu-Nao schritt sogleich vorweg, um sie in einen Raum auf der anderen Torseite zu führen, in welchem sie sprechen konnten. Und während der Begleiter die Pferde festhielt, folgte der Sprecher. Der Raum war kalt und düster. Nur spärlich durch das kleine Fenster beleuchtet, war kaum dessen Tiefe zu erfassen. Ein Tisch mit ein paar Stühlen drum herum war die einzige Ausstattung. Kunnu-Nao entzündete eine Fackel, um am Tisch besser sehen zu können, auf welchem nun in flackerndem Schein Schreibutensilien erkennbar wurden. Mit einer einladenden Handbewegung bot er dem prächtig Geharnischten Platz zu nehmen, während er selbst sich vor die leeren Blätter setzte und sogleich die Schreibfeder aufnahm.

„Ich ziehe es vor zu stehen! ...“ Etwas ungehalten klang die Rede des Boten: „... Bedauerlicherweise führt Unangenehmes uns hierher ...“ Ein kurzer Blick auf die Papiere vor Kunnu-Nao forderten diesen auf, nun zu schreiben.

„Des Fürsten Botschaft ergeht an den Abt und ist allen hier lebenden Personen zur Kenntnis zu bringen.“

Der Bote begann langsam im Raum auf und ab zu gehen: „Leider werden auch die Bewohner des Klosters verdächtigt. Wir suchen einen Mörder!“

Kurz blieb er hinter dem Mönch stehen und schaute ihm über die Schulter, wie jener eifrig in gut lesbaren Zeichen das Gesprochene niederschrieb.

„Es ist heute im Dorf, am Fuße des Klosterberges, die Leiche einer Frau angespült worden. Die Frau trägt viele Verletzungen, die nicht von einem Sturz herrühren, darum müssen wir von einem Mord ausgehen ...“, wieder blieb der Bote hinter Kunnu-Nao stehen und setzte seinen Gang erst fort, als der Mönch fertig geschrieben hatte.

„Wie ihr wisst, ergießt sich der Fluss am Dorfeingang aus der Schlucht und ist oberhalb auf mehrere Tagesritte unzugänglich. Die einzige Möglichkeit, dass eine Leiche so frisch im Dorf angespült wird, ist, dass man sie von der Klostermauer stürzte!“, wieder beobachtete er den Mönch und wie dieser endete, stützte der Bote die Hand auf den Tisch, um einstweilen das Schreiben zu unterbrechen.

„Du bist der Pförtner dieses Klosters. Ist dir vielleicht etwas aufgefallen?“

Wie ein Blitz durchzuckte es Kunnu-Nao. Noch nie in seinem Leben war in seinem Inneren alles so klar. In rasender Geschwindigkeit, ihm selbst unerklärlich, wog er das Für und Wider in seinen Gedanken. Da sich der Mönch über die Schreibarbeit gebeugt hielt, fiel dem Boten nicht auf, wie es in Kunnu-Nao fieberhaft arbeitete: Würde er von der Frau, die das Kind vor das Tor legte, berichten, so müsste er Lao-Ly-Tschen verraten. Würde er aber von dem entsetzlichen Mann erzählen, der zweifelsohne die gesuchte Person ist, so würde er aufgrund der zeitlichen Verschiebung, ihn dem Verdacht der Schandtat entziehen, welche dazu führte, dass die Frau das Kind vor dem Kloster ablegte und, so lässt sich vermuten, den Pfad der Mauer entlang nahm und dabei im Schnee rutschte und abstürzte. Er wollte unbedingt erst mit dem Abt sprechen, also musste er seine Antwort mit Bedacht geben: „Es kommen immer wieder Wanderer, die nach dem Weg fragen oder um Almosen bitten. Ich kann es nicht sagen, ob da jemand damit im Zusammenhang steht. Auch gibt es wenige, die den schmalen Pfad der Mauer entlang kennen, um ins Gebirge zu gelangen und dafür, ohne anzuklopfen am Kloster vorbeiziehen. Der Steig ist sehr gefährlich, besonders jetzt, wenn es schneit. Ich kann nicht ausschließen, dass in den letzten Tagen jemand ungesehen dem Gebirge zugewandert ist." Kunnu-Nao wunderte sich selbst über seine Redegewandtheit.

Der Bote erhob sich und begann von neuem auf und ab zu gehen: „Auch wird der Gebieter der Frau verdächtigt. Er ist ebenfalls seit geraumer Zeit abgängig. Er wohnt weit außerhalb des Dorfes in einer Hütte, die er mit seiner Frau und seinem Sohn teilte. Das Kind ist ebenso unauffindbar."

Der Bote wartete geduldig bis Kunnu-Nao geschrieben hatte und sich daraufhin etwas aufrichtete, dann setzte er sich auf die Tischkante und grinste angeekelt: „Wenn du mich fragst, ist die Hütte eher eine Opiumhöhle ... und dass die Frau tot ist, ist immer noch besser, als mit einem solchen Mann die Behausung zu teilen ...", ein herbes, kurzes Lachen folgte.

„... Man kann nur hoffen, dass das Kind sicher untergebracht oder tot ist. Ein solches Leben wünscht man nicht einmal seinem ärgsten Feind."

Ein Funke der Erleichterung sprühte durch Kunnu-Naos Sinn und der Bote fuhr auf- und abgehend fort: „Sollten die weiteren Ermittlungen keinen Erfolg bringen, werden wir mit dem Abt sprechen müssen ... und eines noch: Zeig mir den Pfad an der Mauer entlang."

„Wir werden ein Seil brauchen. Es ist sehr gefährlich!"

Kunnu-Nao erhob sich, nachdem er die letzten Worte niedergeschrieben hatte. In der undurchdringlichen Dämmerung im Hintergrund des Raumes zog er an einem Strick, welcher mit einer Glocke in einem anderen Raum verbunden ist. Dann setzte er sich wieder vor sein Papier und las dem Boten laut vor, dann und wann den Blick erhebend, um zu prüfen, ob der Bote Einwände oder Ergänzungen anzubringen habe.

Zwei ebenso rostrot gekleidete Mönche traten ein. Sie waren gleich Kunnu-Nao stämmige Wachmönche.

„Die Abgesandten des Fürsten führen eine Untersuchung wegen einer im Dorf angeschwemmten Leiche durch. Sie wünschen den Pfad entlang der Mauer in Augenschein zu nehmen, wovon die Tote abgestützt sein könnte."

Wie schon zuvor warnte einer der beiden Wachmönche, dass ein Seil gebraucht werde und dass er sogleich eines besorge, während der andere den Boten bat, mit ihm am Tor zu warten. Kunnu-Nao zog noch einmal an dem Glockenseil und erklärte dem darauf erscheinenden Wachmönch, dass er den Abt aufsuche und jener in dieser Zeit das Tor hüte, zumal die beiden anderen die Boten des Fürsten, zu einer Überprüfung, den Pfad der Mauer entlang führten. Kunnu-Nao rollte das Schriftstück zusammen und barg es unter seinem Umhang.

Draußen fiel immer noch in dichten Flocken der Schnee. Unter dem Tor verabschiedete er mit einer kurzen Verbeugung die Boten, und pflügte dann im Schneetreiben verschwindend über den Hof, während die Boten mit den beiden Wachmönchen und einem langen, starken Seil sich vor das Tor begaben, um ihrerseits in dem Gestöber den verschneiten Pfad zu finden.

Bereits weit heruntergebeugt hingen die stacheligen Zweige der Berberitzen über den Weg, welche, bei Berührung sich von ihrer Last befreiend, nach oben schnellten und sich ihre roten Früchte wie Wegmarkierungen von dem eintönigen Hintergrund abhoben. Ein gutes Stück arbeiteten sich die Vier so an der Mauer entlang bis zu einer kleinen Freifläche. An jener Stelle war auf Kopfhöhe der Männer ein schwerer, beweglicher Ring an der Mauer verankert, worin der eine Mönch sogleich ein Seilende festknotete. Prüfend hängte er sich an das Seil, um die Festigkeit des Knotens mit der ganzen Last seines Körpers zu beweisen.

„Dieses ist der gefährliche Teil des Pfades ...", wandte sich der Mönch an den Boten, während er sich das andere Seilende um den Bauch knotete: „... ich werde es auf der anderen Seite ebenso festbinden. Dann könnt ihr folgen. Bindet euch mit dem Gürtel an das Seil!", damit verschwand er in den Stauden und der andere Mönch hielt sichernd das Seil gespannt.

Geraume Zeit verging, in welcher, in den lautlos fallenden Schnee, von unsichtbarer Seite, Stück um Stück das Seil weggezogen wurde, bis endlich der Ruf erscholl, dass der Kletterer die sichere Seite erreicht habe; und ein weiterer, dass das Seil festgebunden sei.

„Jetzt könnt ihr folgen. Euer Gürtel wird euch hilfreich sein."

Ernst schaute der Mönch auf den Boten, dessen fragenden Blick beantwortend: „Haltet euch dicht an der Mauer. Ich bleibe hier, um euch zurückzuhelfen."

Beide Boten tasteten sich dem Seil entlang, unsicher nun auf abschüssigem Boden durch die Stauden, Schritt für Schritt in die Fußstapfen des Mönches tretend. Rechts ragte kalt verschneit der Fuß der Mauer und links wurde das Gelände immer steiler abfallend. Die Büsche wurden rarer und hier und da konnte man den klaffenden Abgrund erahnen. Teilweise sickerte noch Wasser aus dem Boden hervor und hielt den Pfad schneefrei aber rutschig.

„Was hoffst du hier zu finden?", wollte der Begleiter wissen, dabei seine Unsicherheit überspielend.

„Wenn die Frau von der Mauer gestürzt wurde, gibt es Spuren. Wer weiß, was uns dieser Weg erzählt.", und leise fuhr er fort: „Es kann ebenso gut sein, dass der Mörder mit diesem Ort den Verdacht auf die Mönche zu lenken suchte und ich glaube schon, dass wir hier Antwort finden."

Kaum hörbar war in der Tiefe das Rauschen des Flusses vernehmbar.

„Siehe, hier gibt es abgebrochene Zweige. Der Weg fängt schon an zu erzählen."

Der Bote blieb stehen und starrte in die weißgraue Tiefe. Gehindert am Fortgehen, blieb auch der Begleiter stehen: „Für mich sieht es aus, als hätte sich der Mönch festgehalten. Und ich kann es ihm nicht verdenken."

Gespannt starrte der Bote talwärts und musterte den Abhang: „Möglich, dass du recht hast, doch hat er auch jene Zweige dort unten abgebrochen? Und hat er vielleicht dort an der Kante den Busch beinahe ausgerissen? Ich glaube, das hätten wir gehört, ganz abgesehen davon, ist der Schnee intakt und nachdem er das Seil festgeknotet hat, hätte er doch sicher nach oben steigen müssen und entsprechende Spuren hinterlassen. Lass uns zurückgehen. Ich habe genug gesehen."

„Dass hier jemand zu Sturz gekommen ist, sehe ich auch, aber meinst du, dass es mit unserer Leiche zusammenhängt?"

Mühsam machten sich die beiden wieder auf den Rückweg und angelten sich am Seil entlang empor.

„Das lässt sich leicht herausfinden ...", überlegte der Bote und schaute nochmals zurück: „Die Leiche müsste zerstochene Hände haben und vielleicht sogar noch abgebrochene Dornen in den Wunden."

Noch etwas beklommen fühlte sich der Begleiter als die beiden wieder an ihrem Ausgangspunkt ihre Gürtel aus dem Seil lösten: „Jedenfalls muss jemand in arger Bedrängnis sein, um sich für einen solchen Steig zu entscheiden."

Ohne auf die Mönche zu warten ging der Bote gleich weiter dem Tor zu: „Ob ich einen Menschen in den Tod treibe oder selbst Hand anlege macht ja wohl keinen Unterschied ..."

Mit einem Blick zurück, ob sie außer Hörweite der Mönche seien, ergänzte er: „... Ich glaube, wir können die Mönche als Täter ausschließen."

Von fern schallten die Rufe der Mönche, die das Seil wieder einzogen, während die Boten, am Tor wartend, noch weiter das Gesehene erörterten.

Kunnu-Nao hastete durch einen ausgedehnten, von Kerzen und Räucherwerk nebligen Saal den Gemächern des Abtes zu. In ihm stürmten die Gedanken, besonders jene, welche er dem Boten verheimlichte. Bei jedem Schritt pochte sein Herz bis zum Hals. Aufregung und Unsicherheit trieben und bremsten seinen Gang zugleich, denn noch nie zuvor empfand er so wie jetzt alles ganz klar und begriff es auch, übersah mit einem Mal die ganzen Auswirkungen in ihren Zusammenhängen, die nun kommen könnten. Der verschneiten Galerie vor den Gemächern des Abtes folgte er nun mehr langsam, und noch nie so inbrünstig wie heute gab er jeder der mannshohen Gebetsmühlen neuen Schwung. Zum ersten Mal wirklich inbrünstig und die Gedanken, die die Gebetsmühlen unablässig in den Wind hauchten, galten dem kleinen Lao-Ly-Tschen.

Kunnu-Nao suchte den Abt nur dann auf, wenn Botschaften zu überbringen waren und so wurde er auch sogleich in die Gemächer eingelassen.

Dämmrig war es in dem Gemach. Wenige Kerzen beleuchteten matt einen Schrein, vor welchem, in scheinbar unerreichbarer Meditation, nur mit einem weißen Lendentuch bekleidet und einer goldgelben Schärpe, die um seinen Nacken lag, der Abt saß. Tief versunken und wie aus weiter Ferne vernahm Kunnu-Nao seine Stimme: „Was bringst du mir, Kunnu-Nao?“

Nicht die geringste Bewegung war an dem Abt zu erkennen, fern und doch ganz da. Kunnu-Nao wusste nicht, wie er beginnen sollte. Es war, als ob ein dicker Brocken ihm die Kehle zuschnürte, unfähig auch nur einen Ton herauszubringen. Der Abt erhob sich aus seinem Lotussitz, ganz ohne Verwendung seiner Hände, beinahe so als schwebe er empor und ließe daraufhin seine Beine hängen. Den Blick immer noch zum Schrein gewandt, hüllte er sich in sein rotes Gewand und wiederholte seine Frage. Doch erst als er sich dann auch dem Pförtner zuwendete fand dieser stammelnd seine Stimme wieder: „Es kamen Boten vom Fürsten“, dabei nestelte er fahrig das Schriftstück hervor, das er vor dem Schnee in seinem Umhang geborgen hatte.

Der Abt schritt auf Kunnu-Nao zu und nahm ihm das Papier aus der Hand. Kaum anzusehen war ihm sein Alter und Kunnu-Nao glaubte stets, dass der Abt mindestens tausend Jahre alt sein müsse. Wenngleich dieses maßlos übertrieben war, so waren es doch sicherlich an die hundert Jahre, von welchen er gute siebzig Jahre bereits Abt war.

Bei einem Fenster stehend, das er zuvor geöffnet hatte, überflog der Abt das Schriftstück, während des Lesens nickte er immer wieder zustimmend mit dem Kopf, bis schließlich er das Papier sinken ließ und zum Fenster hinaus in den Schneefall starrte.

Kunnu-Nao stand wie angewurzelt mitten im Raum. Es herrschte atemlose Stille. Unruhig flackerten die Kerzen vor dem Schrein und der Vorhang, der diesen sonst verhüllt, blähte sich verhalten. Ein paar Schneeflocken wehten durchs Fenster und hinterließen dort, wo sie auf den Steinboden fielen, kleine, nasse Flecken.

Noch einmal entrollte der Abt das Schriftstück um es erneut durchzulesen, während weitere hereinschneiende Schneeflocken auf seinem glattrasierten Kopf tauten und Kunnu-Nao immer noch wie eine Bronzestatue dastand. Und genau wie davor, dehnte sich die Zeit, in der der Abt aus dem Fenster blickte, nachdem er das gelesene Schreiben wieder hatte sinken lassen. Sein Blick verlor sich in der Unendlichkeit der fallenden Flocken und leise sprach er: „Wenn du mir nichts von deinem Anliegen erzählst, werde ich dir auch nicht helfen können!“

„Ich habe Sorgen Lonam-Tse.“

Der Abt wandte sich Kunnu-Nao zu und lächelte: „Lass uns eine Schale Tee trinken ...“, dabei wies er mit der Hand zu einem kleinen Tisch, dass sich Kunnu-Nao setzen möge: „... mit viel Butter drauf.“

Der Abt klingelte mit einer kleinen Glocke, dann setzte er sich zu Kunnu-Nao auf eines der großen Kissen, welche um den Tisch lagen. Schweigend saßen die beiden, bis alsbald dampfender Tee gebracht wurde. Selbst goss der Abt den Tee in kleine Becher und dick und gelb schwamm obenauf die Butter, zaghaft ranzigen Geruch unter den Teeduft mischend. Des Abtes Blick war zum Schrein gerichtet und ebenso, aber unsicher und abwartend, der von Kunnu-Nao. Starr blickte der Mönch, weltenfern der Abt, während beide dem beinahe lautlosen Knittern des Räucherwerkes lauschten, nur dann und wann vom Schlürfen des Tees und dem darauf folgenden Seufzer des Mönches unterbrochen.

Nach einer schieren Unendlichkeit, in welcher der letzte Tropfen Tee in der Kanne erkaltete und die Butter darauf wieder fest wurde, erhob der Abt leise seine Stimme: „Ist das Kind wohlauf?“

Erschrocken blickte Kunnu-Nao in des Abtes Augen: „Ihr wisst?“

„Kunnu-Nao, dein Herz ist so weit, wie der Blick vom Torturm an einem sonnigen Herbsttag. Selbst in der fernsten Ferne kann man jedes einzelne Blatt erkennen. Ich kenne dich gut, darum habe ich geraten.“

Der Abt lächelte Kunnu-Nao an und fuhr fort: „Dass du dich so verhältst, zeigt, dass du in Seelennot bist. Und was könnte dich in Seelennot bringen, als dass du etwas weißt, das andere nicht wissen, auch nicht wissen dürfen.“ Während der Abt so sprach, musterte er sein Gegenüber auf die kleinste Regung: „Was hast du bis jetzt mit dem Kind getan?“

Verwirrt zitterten Kunnu-Naos Augen: „Das Kind fiebert. Ich bin ratlos. Was soll ich tun?“, Kunnu-Naos Denken ging langsam, so dass er erst jetzt die anfängliche Frage von Lonam-Tse beantwortete. Heiterkeit und Ernst sprühte aus dessen Augen: „Was willst du mit dem Kind, ist vielleicht die bessere Frage.“

Nun kam auch Festigkeit in Kunnu-Naos Stimme: „Das Kind bedarf des Schutzes. Wissen wir nun, dass seine Mutter tot, und sein Vater unfähig, ihm Schutz zu gewähren. Schlimmer noch. Es möchte einer tot sein, ehe er sich einem Solchen anvertraut.“

Lonam-Tse zog die Augenbrauen hoch und erhob sich: „Dann komm mein Freund und lass uns deinen Schützling besehen.“

Der Abt nahm einen anderen, Kunnu-Nao bis dahin unbekannten Weg durch düstere Gänge, auf welchem sie trockenen Fußes und ungesehen das Tor erreichten und durch eine verborgene Türe dann unmittelbar vor des Mönches Klause standen. Der Abt stieß die Türe in die warme Stube auf und raunte: „Wenn du Rat des Kindes wegen brauchst, so nehme diesen Weg."

Kunnu-Naos erster Blick richtete sich sofort auf die Esse, in der nur noch spärliche Glutreste glommen, worauf er auch gleich seiner Pflicht nachkam, dass alsbald wieder helles Feuer prasselte. Inzwischen war der Abt an die Kiste getreten, aus welcher unruhig fiebriges Wimmern drang. Behutsam legte er die Hand auf des Knaben Stirn, die heiß und feucht sich anfühlte. Am Hals war heftig pochend sein Puls erkennbar. Sanft blickte Lonam-Tse, alles an dem unruhigen Schläfer musternd.

Kunnu-Nao war nun auch herzugetreten und blickte dem Abt über die Schulter, welcher bald hier, bald da den Knaben mit seinen Fingerkuppen drückte: „Siehe genau zu, dass du es selbst machen kannst."

Und damit sich Kunnu-Nao es besser merken könnte, drückte er noch einmal bei dem Mönch auf die gleichen Körperstellen wie bei dem Knaben. Erklärend beschrieb er gleichzeitig die Punkte: „... Wichtig ist, dass er trocken und warm hat. Zur Reinigung hole das Wasser hierher. Es kann den ganzen Winter so bleiben. Frische Luft hat er, wenn du die Fenster öffnest. ... Und halte ihn sauber!"

Der Abt wandte sich zum Gehen: „Ich gebe dir, was nötig ist. Folge mir ..."

Wieder verschwanden sie in der verborgenen Tür und als diese geschlossen war, ergänzte er: „Tsampa allein ist zu wenig. Was du zur Nahrung brauchst, findest du hier. Sehe täglich nach, wenn alle beim Gebet sind."

Also geschah es auch. Zunächst ungelenk, doch stets besser und genauer vermochte Kunnu-Nao die Griffe, welche ihm Lonam-Tse gezeigt hatte, anzuwenden. Auch verbesserten sich seine Kochkünste. In Abständen besuchte ihn der Abt und zeigte Neues, ansonsten führten die zwei ein recht einsames Leben dort über dem Tor und lange Zeit wusste sonst keiner der Mönche von Kunnu-Naos Gast. Trotz allem blieb des Knaben Gesundheit angeschlagen und bedurfte ständiger Pflege. Da Kunnu-Nao nichts anderes wusste, vertrieben sie sich die Zeit damit, dass er Lao-Ly-Tschen das Schreiben beibrachte. Aufgrund seiner kränklichen Natur übte der Knabe auch selbst bald die Griffe, welche ihnen Lonam-Tse immer wieder neu beibrachte. Was in des Kindes Kräften stand mühte sich dieser, sich an der Arbeit zu beteiligen, was sich allerdings in der Klause auf Reinigen und das Feuer zu erhalten beschränkte. Der Winter hüllte alles in Vergessen und als die Frühlingssonne den Schnee von den Dächern und Hängen leckte, drängte Lonam-Tse in die Natur zu gehen. Er beauftragte Kunnu-Nao zu vielerlei Arbeiten außerhalb der Mauern, zu welchen er Lao-Ly-Tschen mitnehmen solle. Sei es um Kräuter zu suchen oder ähnliches, was den beiden die Natur näher brachte. Ebenso getreulich wie Kunnu-Naos Schriften führte er auch die aufgetragenen Aufgaben aus, und da war nie auch nur ein einziges falsches Blatt dabei.

Doch da sie nun um eine kleine Seitenpforte zu erreichen den Hof zu überqueren hatten, fiel es auch den anderen Mönchen auf, dass da noch jemand ist. Bei manchen regte sich Unmut, weil sie glaubten, dass Kunnu-Nao in einer Weise privilegiert sei. Und diesen Unmut ließen sie die beiden auch spüren, so dass diese ihr Werk oft heimlich zu verrichten suchten.

Einen besseren Rat wusste Lonam-Tse ebenfalls nicht, da diese Situation eigentlich den Klosterregeln widersprach, oder sich zumindest in einem eher verachteten Graubereich befand, doch unterstützte er Kunnu-Nao, da er selbst sehr wohl sah, dass es die Gesundheit des Knaben nicht zuließ, ihn in die Klassen der Schüler einzuordnen. Dieses hätte zwar einen legalen Zustand nach den Klosterregeln herbeigeführt, wäre aber fatal der Gesundheit des Knaben abträglich gewesen. Einst hatte Lonam-Tse die Gutherzigkeit Kunnu-Naos gebilligt, so konnte er nun seinen Helferwillen nicht verwerfen, nur weil es den Klosterregeln widersprach, zumal auch durch Kunnu-Naos neue Aufgaben kein Schaden, aber doch sehr großer Nutzen erwuchs.

Kunnu-Nao und Lao-Ly-Tschen lernten die Natur außerhalb des Klosters wie kein Zweiter kennen, und der Knabe merkte sich von Jahr zu Jahr immer genauer, wo manche besondere Kräuter und Wurzeln zu finden waren. Noch nie war es zuvor, dass einer der Mönche nun einen Großteil des Jahres außerhalb der gelehrsamen Mauern verbrachte und seine Arbeit verrichtete. Nur der Gang über den Hof entwickelte sich mehr und mehr zu einem sich wiederholenden Spießrutenlauf, denn die Aufgabe das Feuer zu erhalten, wurde Kunnu-Nao nicht abgenommen. Trotz aller Kunst war es Lonam-Tse dennoch verwehrt Lao-Ly-Tschens Gesundheit gänzlich herzustellen. Immer wieder zwangen ihn heftige Fieberschauer auf sein Lager und eine unerklärliche Atemnot hielt ihn derart umklammert, dass er nicht einen Arm zu heben vermochte. Es waren auch Tage, an welchen Kunnu-Nao trotzdem bestimmte Kräuter oder Wurzeln zu holen hatte, weil besondere Heilkraft diese Tage erfüllten und damit die Kräuter. An solchen Tagen hatte Lao-Ly-Tschen alleine das Feuer zu hüten und der Weg vom Lager zu der Esse kam ihm vor wie eine Reise quer durch das ganze Reich der Mitte. Höchste Anstrengung und das Fieber trieben ihm den Schweiß aus allen Poren. Und wenn er dann dem Feuer neuen Schwung gegeben hatte, blieb er oft lange wie tot eben dort liegen.

Völlig vom Schweiß durchnässt, kalkweiß und röchelnd fand ihn also Lonam-Tse, welcher dringend die Kräuter von Kunnu-Nao erwartete. Erschrocken tastete er den nunmehr zwölf Jahre alten Knaben ab, um durch Druck auf die belebenden Punkte ihm zumindest die Atmung zu erleichtern.

Fiebrig, verschwommen blickte Lao-Ly-Tschen zum Abt auf und leise röchelnd hauchte er: „Es fehlt mir die Kraft, aber ich habe für mich wirkungsvollere Punkte gefunden."

Überrascht besah Lonam-Tse den Knaben und folgte nun seinen Beschreibungen, die er kraftlos röchelnd hervorpresste. Und das Erstaunen wuchs beträchtlich, da entgegen des Abtes Kenntnissen sich der Knabe erstaunlich schnell so weit erholte, dass er sich wieder aufrichten und an den Tisch setzen konnte.

„Wie kommt es, dass dir diese Punkte bekannt sind?", und es war äußerst selten, dass sich in Lonam-Tse Neugierde regte.

Also begann Lao-Ly-Tschen zu erzählen: „Es war einst ein Tag so wie heute. Nein, eigentlich noch schlimmer. Es fehlte mir damals die Kraft selbst Holz in das Feuer zu werfen. Ich bin auf dem Holzhaufen zusammengebrochen und blieb da liegen, unfähig auch nur einen Finger zu bewegen. Ich lag da, wie ich fiel und ein kleiner Ast bohrte sich eben da grässlich schmerzhaft in den Punkt. Mir zum Erstaunen erholte ich mich so schnell wie nie und ich probierte mit allem Möglichen, mir selbst auf diese Stelle zu drücken. Meistens kann ich mir damit wunderbar helfen, aber heute hat es einfach nicht mehr gereicht."

Während Lao-Ly-Tschen so berichtete, bearbeitete und drückte er sich, nach Lonam-Tses Vorstellungen an den absonderlichsten Stellen seines Körpers mit äußerster Gewandtheit, und alsbald kehrte auch wieder eine gesunde Farbe in das Gesicht des Knaben zurück.

Polternd hörte man unten die Türe und Lao-Ly-Tschen presste sich ein Lächeln ins Gesicht: „Kunnu-Nao kommt. Er braucht mich nicht so zu sehen."

Lonam-Tse, der sich ebenfalls gesetzt hatte, war jedoch noch weiter von seiner Neugierde getrieben: „Mir scheint, du hast da noch vieles mehr herausgefunden, was dir zur Hilfe ist?"

„Ja, Meister. Kunnu-Nao gibt sich so viel Mühe, so dass ich denke, dass er nicht wirklich zu wissen braucht, wie es mir geht."

Knarrend wurde die Türe in die Stube aufgeschoben und ein

schnaubendes, rostrotes Etwas füllte die ganze Öffnung: „Heute war es schwierig ...“, hub Kunnu-Nao an: „... die Stelle, die du mir beschrieben hast, war leer. Jetzt musste ich noch weiter den Hang hinunterklettern.“

Lao-Ly-Tschen erhob sich und eilte, Kunnu-Naos Last abzunehmen: „Lass sehen, was du gefunden hast.“

Es sah beinahe drollig aus, wie der schmächtige Knabe den rostroten Berg von Mönch an den Tisch geleitete. Mit einer fahrigen Geste begrüßte Kunnu-Nao den Abt, den er erst jetzt gewahr wurde, ehe er sich atemlos auf einen Stuhl plumpsen ließ.

Lao-Ly-Tschen schüttete den Inhalt des Sackes, den er zuvor Kunnu-Nao abgenommen hatte, auf den Tisch. Interessiert verfolgte Lonam-Tse das Geschehen. Von einem Bord holte Lao-Ly-Tschen einige Blätter Papier, um sich dann ebenfalls an den Tisch zu setzen und behende und sicher die Beute zu sortieren. Jede Pflanzenfaser schien er zu kennen. Der größte Teil waren eben jene Kräuter, derer Lonam-Tse harrte, aber auch diese unterteilte der Knabe noch in zwei unterschiedliche Haufen. Auf die Frage des Abtes erklärte Lao-Ly-Tschen: „Es sind da im Hang kleine lustige Männchen und Weibchen, die haben mir den Unterschied erklärt.“

Lonam-Tse lächelte: „Sind das auch jene, welche dir die mir unbekannten Kräuter gezeigt haben?“

Der Knabe nickte, während er sich ein eben solches in den Mund stopfte. „Ich habe sie ja gefragt, was für mich das Beste sei.“

„Es scheint mir fast, dass du dein bester Arzt bist.“

Rumpelnd ergänzte Kunnu-Nao, der wieder zu Atem gefunden hatte: „Nicht nur für sich, auch mir hat er schon oft geholfen.“

In Lonam-Tse begann es zu arbeiten: „Lao-Ly-Tschen, in dir ist ein Talent, welches ich mit meinen schwachen Kenntnissen nicht zu fördern vermag.“

Der Knabe, der sich inzwischen angeschickt hatte, einen Kräuteraufguss zu bereiten, wehrte: „Meister, sagt solches nicht, von wem wüsste ich sonst?“

Heitere Lachfalten breiteten sich über des Abtes Gesicht: „Von eben jenen Naturwesen, die dir so vieles gezeigt haben.“

Drei dampfende Becher stellte der Knabe auf den Tisch: „Auf die hat mich doch Kunnu-Nao hingewiesen ...“

„Aber mit dir reden sie“, fuhr der Mönch dazwischen.

Lao-Ly-Tschen blickte etwas beschämt auf die Kräuter und wechselte das Thema: „Trinkt, Meister, solange es heiß ist. Es scheint mir, das Grün in dir zu stärken.“

Verblüfft nahm der Abt das Gebräu zu sich, das ihm vorzüglich mundete: „Sag, ist es dir gegeben, den Odem, welcher die Menschen umgibt, sehen zu können?“

Ratlos sah der Knabe auf die beiden Männer und ganz zaghaft antwortete er: „Seht ihr es nicht, was alles umgibt?“

Kunnu-Nao schüttelte den Kopf und Lonam-Tse, dessen Gesicht ernster war als je, raunte fast nur noch: „Ich weiß, dass es das gibt. Ich kann es manchmal erspüren sogar, aber niemals sehen.“

Erschrocken sah nun der Knabe auf den Abt: „Ist es vielleicht, weil ich so krank bin?“

„Vielleicht, aber es ist gewiss nichts Krankes. Es ist ein ganz besonderes Geschenk, alle Ausstrahlungen und die Naturwesen zu sehen. Man berichtet in alten Schriften, dass es selten einem großen Meister gegeben war, das eine oder andere zu erkennen. Heute wird es oft als Legende abgetan und man erkennt nicht mehr den großen Nutzen, der den Menschen daraus werden kann.“

Betreten wuselte der Knabe in einem kleinen Rest der unsortierten Kräuter herum: „Ich habe mir nie etwas dabei gedacht. Ich dachte, das sei ganz normal.“

Lao-Ly-Tschen korrigierte noch hier und da ein Blatt der sortierten Kräuter. Alle schwiegen. Schließlich regte sich Ungeduld in dem Kind, das genau fühlte, dass aller Gedanken um ihn kreisten und legte neues Holz auf das Feuer. Auch der Abt erhob sich. Er schien einen Entschluss gefasst zu haben:

„Kunnu-Nao, du wirst dich auf die Reise begeben und Lao-Ly-Tschen nach Tse-Prong bringen. Es ist ein Kloster großer Ärzte. Die werden seine Fähigkeiten zu fördern wissen.“

Flehentlich sah der Knabe auf den Abt, erschrocken, seine vertraute Umgebung verlassen zu müssen. Kunnu-Nao fragte nur: „Wann?“

„Lass es uns gut vorbereiten, aber sobald als möglich.“

Noch kurz erkundigte sich der Abt über den Unterschied der für ihn gleich aussehenden Kräuter. Während seiner Erklärungen wickelte der Knabe sie in das Papier und beschriftete die Päckchen, mit welchen der Abt verschwand.

Ein Weg ohne Ziel

So sollte nun Lao-Ly-Tschen dahin gebracht werden, wo man ihn heilen könnte und gleichzeitig auch seine Begabungen fördern. Er kam sich heimatlos und entwurzelt vor, so dass er sich, wenn sie draußen in der Natur waren, auch von Kunnu-Nao zurückzog und die kleinen Männchen um Rat fragte.

Bald war der Tag der Abreise gekommen. Zum ersten Mal erhielt Lao-Ly-Tschen eine Gewandung wie sie die Klosterschüler trugen. Man wollte ihm die Aufnahme in Tse-Prong erleichtern. Er jedoch vermisste das ihm so vertraut gewordene rostrote Tuch und fühlte sich in dem Weiß und hellen Braun denkbar unwohl.

Kunnu-Nao erhielt von Lonam-Tse noch eine Wegbeschreibung und eine Empfehlung an den Abt von Tse-Prong.

Die geringe Habe wurde in einem Bündel um die Lenden geschnürt und an einem milden Frühlingstag brachen sie bei Sonnenaufgang auf. Golden-orange glühten die Dächer des Klosters noch einmal zwischen den Kiefern empor und die Schatten malten graue Muster auf die in der Morgensonne leuchtende, vertraute Mauer. Eben denselben Weg nahmen sie, auf welchem vor mehr als neun Jahren Lao-Ly-Tschens Mutter zu Tode gekommen war und in dem Knaben regte sich etwas, als stürbe sie nochmals, obwohl er in der Zeit hundertfach dort herumgeklettert war und Kräuter gesucht hatte.

Schmal führte der Weg weiter, steinig bergan und mit dem Steigen der Sonne trug diese auch den ersten heißen Atem aus dem Tal hinauf. Die Luft trocknete die Kehlen, so dass man sich eilte, jener weißen Linie des noch schneebedeckten Passes entgegen zu kommen. Kunnu-Nao wollte diesen überqueren, um in den Niederungen des dahinterliegenden Tales nächtigen zu können.

Bald hatten sie schweigend die letzten den Boden entlang kriechenden, struppigen, von Schnee und Lawinen plattgedrückten Kiefern hinter sich gelassen und nur noch ihr zarter

Duft wurde ihnen vom warmen, bergwärts wehenden Wind nachgetragen. Bis schließlich auch der Duft erstarb und der Wind schärfer und kühler über die steilen, schier endlos sich dehnenden Geröllfelder blies. So sehr auch die Sonne sich mühte und ihre ganze Pracht auf die immer steiler werdenden Höhen strahlen ließ, wurde es doch ständig kühler. Und als nun mit aller Macht, so steil sie nur konnte, sie die Schatten der beiden unter deren Füße drängte, erreichten sie die ersten Schneefelder. Kunnu-Nao stapfte voran, stufentretend in dem kalten, harschigen Boden, der doch teilweise von der Schmelze unterspült, ihn bis zu den Hüften einsinken ließ. Alles überragt von mächtigen Wächten, welche die hohen Grate weiß verbrämten.

Lao-Ly-Tschen fiel auf, dass die kleinen Naturmännchen, kleiner und gedrungener, sich in ihren Farben der Umgebung anpassten und seltener zu sehen waren. Dennoch schienen sie freundlich und wiesen den Weg, so dass sie bald einer Lücke in den mächtigen Wächten gewahr wurden, an welcher sie den Grat erreichen und den Pass überqueren konnten. Die Kleinen drängten zur Eile und Lao-Ly-Tschen gab es auch Kunnu-Nao zu verstehen.

An der Stelle, wo sie den Grat erklommen, war bereits ein Stück der Wächte herausgebrochen. Die Schneewand war beinahe senkrecht und doch so sehr angetaut, dass Kunnu-Nao Stufen zu hauen vermochte. Links und rechts von ihnen schwitzten die vom Wind so mächtig und zierlich zugleich angewehten Kanten und das Wasser troff wie Regen herunter. Keuchend und ächzend und selbst beinahe wie die Wächten schwitzend erreichten sie die Ebene, welche der Wind am Joch aus dem Schnee geformt hatte. Dort ließen sich beide fallen, um etwas von den getrockneten Früchten, die sie als Zehrung mitführten, zu verspeisen.

Der Wind pfiff an der Kante und übertönte das leise Knarren, welches aus dem Inneren der Wächte drang. In Böen schwellte er, so dass es Augenblicke gab, wo man alles festhalten musste und andere, wo jede Bewegung erstorben schien.

Nicht lange saßen sie da und kauten an getrockneten Pflaumen, als auch der Wind dem Knarren im Inneren der Wächte nicht mehr Herr wurde und Knirschen und Bersten folgten, und mit Getöse ein weiteres großes Stück, auf viele Schritte hin, die Wächte, nun losgelöst lautlos in die Tiefe stürzte; alsbald mächtigen Lawinendonner erzeugend über die harschige Fläche abrutschte und noch lange nachrollte, bis pfeifend der Wind den Grat wieder in sein Lied lullte.

Lao-Ly-Tschens Blicke suchten dankend, ob nicht eines der so hilfreichen Naturmännchen sich zeige, doch nichts war auf der gleißend weißen Fläche zu erblicken. Nur ein fröhliches Lachen vermeinte er zu hören, das alsbald vom Pfeifen des Windes davon getragen wurde.

Kunnu-Nao gemahnte zum Aufbruch und besah sich noch einmal Lonam-Tses Wegbeschreibung. Über die ausgedehnten, sanft geneigten Schneefelder konnte er jedoch keinen Anhalt erblicken; nur talwärts, so wusste er und dem Sonnenuntergang entgegen. So stapften die beiden bald mehr links, bald mehr rechts, immer wieder auf die umliegenden Gipfel blickend, die so gar nichts an sich hatten, was auf die Beschreibung auch nur annähernd zutraf.

Harschiger wurde der Schnee wieder unter ihren Füßen und im Untergrund nachgiebiger. Keiner wusste, wo ein Weg sich darunter verbarg; doch dünner wurde die Schneedecke bis hier und da die kleinen Frühlingsblumen hindurchstießen und schließlich die Decke gänzlich wich. Auch lauer wehte der Wind aus dem Tal herauf, doch wohin man blickte, wehrten Felstürme und Klüfte ein Weiterkommen talwärts. Und so sehr Lao-Ly-Tschen in Gedanken die Naturmännchen um Hilfe bat, so zeigte sich ihm doch keines. Ein schmales Geröllfeld wand sich zwischen zwei Klippen in die Tiefe, von welchem Kunnu-Nao dachte, es führte sie zum Talboden. Doch jäh endete jenes an einer Kante, hinter welcher aus unergründlichem Abgrund das ferne Tosen eines ungestümen Wassers heraufheulte. Sie mussten mühevoll wieder nach oben und arbeiteten sich kräfteraubend durch das lose Gestein. Erst als sie beinahe schon wieder oben ankamen, gewahrte Kunnu-Nao einen schmalen, in den Fels gehauenen Steig, und dass sie in ihrem Weg doch nicht allzuweit gefehlt hatten. Ihren ganzen Mut hatten sie zu fassen, diesem Steig zu folgen. Dagegen war die gefährliche Strecke entlang der Klostermauer harmlos zu nennen, doch Losung verriet, dass dieser Steig auch von Tieren verwendet wurde. Ob dieses nun Schafe oder Wildziegen waren, wusste Kunnu-Nao nicht zu deuten. Nichtsdestotrotz, der Felssaum führte allmählich immer tiefer, entlang von Rissen und Spalten. Doch war immer wieder zu erkennen, dass diesem Weg ein Hammer und der unbedingte Vorwärtsdrang eines Menschen nachgeholfen hatten. In hohen Stufen waren zum Teil Hölzer eingekeilt; feucht und glitschig und von der Begehung glatt. Nun waren sie sich zumindest sicher, einen Weg unter den Füßen zu haben. Und Wege führen immer zu einem Ziel, insbesondere in dieser weglosen Gegend.

Lange stiegen sie so hinab, zur Seite der gähnende Abgrund, und bereits begannen die Schatten der majestätischen Gipfel den Talgrund zu füllen, als sanfter geneigte Wiesen sie aufnahmen, in welchen sich steinig der Pfad abzeichnete. Vereinzelt kehrten die schmächtigen Kiefern in das Landschaftsbild zurück und die dornigen Berberitzen, welche noch weit von ihrer goldenen Blütenpracht entfernt waren. Zu dem Sausen des Windes und dem Rauschen der Vielzahl der Bäche, welche sich zuweilen über turmhohe Felswände hinabstürzten, mischte sich auch dann und wann das Kollern von Felsbrocken, welche vom Frost gelockert hernieder stürzten oder von Wildtieren losgetreten wurden. Trotz der mächtigen Geräusche empfanden beide eine seltsame Stille dieser Landschaft. So waren einst im Kloster weit weniger Geräusche vernehmbar und doch erschien ihnen, zu dem was sie hier erlauschten, jene Klosterruhe ein hektischer, betriebsamer Lärm.

Endlich entdeckte Kunnu-Nao am Fuße einer knorrigen Kiefer eine kleine Senke, welche er für ein Nachtlager geeignet erachtete. Auch hatte die Flut der das Tal überschwemmenden Schatten dieses bereits fast vollständig gefüllt und nur die höchsten Gipfel vermochten in ihrem geweiteten Horizont den letzten Tropfen Goldes der Sonne zu spiegeln.

Kunnu-Nao suchte etwas Holz und entfachte ein kleines Feuer, das der Senke wohl gute Dienste leisten würde über Nacht. Dann schmiegte er sich auch an die niedere Felswand, die die Kiefer wie ein Dach überragte. Er steckte sich eine Pflaume in den Mund und mampfte: „Wir werden wohl acht oder neun Tage diesem Weg folgen, ehe wir Tse-Prong erreichen."

Es war ihm im Dämmerlicht nicht aufgefallen, dass Lao-Ly-Tschen, wie eine Katze eingerollt, bereits schlief. Lang noch sann der Mönch über die erlebten Jahre nach und was den Knaben wohl erwarten würde, ehe er selbst vom Schlaf übermannt wurde.

Frisch kräuselte der erwachende Morgenwind die erloschene Asche und hob weiße Flöckchen davon. Ungebrochen rauschten die zahllosen Bäche und gleich Glockenklang wurden die Häupter der Herrscher über das Tal von den ersten rotgoldenen Strahlen der noch unsichtbar aufgehenden Sonne angeschlagen. Frierend rollte sich der Knabe enger zusammen, das Erwachen noch vor sich herscheuchend. Fröstelnd schauerte der Mönch und rührte sich, alsbald in der leeren Asche neuen Brand zu zünden.

An Wasser bestand kein Mangel, es aus einem nahen Bach herbeizuholen, und als nun etwas gesteigerte Wärme von dem Feuer den Knaben dem Traum entlockte, sirrte bereits in der kleinen gusseisernen Kanne auf dem Feuer der Tee; und die Lebensgeister durchdrangen alsbald jede Faser mit dem wärmenden Elixier. Dem Knaben war, als hätte der Tee nie so köstlich geschmeckt, als eben da er so klamm sich fühlte. Berichtet wurde wenig, außer dass Lao-Ly-Tschen wohl jeden einzelnen Muskel fühlte, während er mit nahe wachsenden Kräutern den

Wohlgeschmack seines Tsampas aufbesserte. Erheitert verriet ihm der Mönch, dass ihm wohl die gestrige Anstrengung und die Kühle der Nacht diese Kraftlosigkeit angetan hätten und dass es das Beste sei, durch Bewegung diese Abgeschlagenheit zu vertreiben.

Nachdem der Herd mit Sand zum Verlöschen gebracht worden war, dass kein Fünkchen sich mehr regte, setzte Kunnu-Nao dieses auch in die Tat um und Lao-Ly-Tschen folgte mit eckigen Bewegungen und steifen Gliedern dem Mönch weiter dem Talgrund zu. Leicht war dem Pfad zu folgen, welcher noch nicht von der erst aufkeimenden Vegetation überwuchert war. Zusammen mit der Sonne erreichten sie den Talgrund, wo offener Kiefernwald sie aufgenommen hatte, der doch locker genug war, dass er das Eindringen der Tageswärme nicht hinderte. Eben ging es dahin, gering auf und ab mit wenigen Windungen der Quelle, des sie begleitenden Flusses, entgegen, der links hinter der Waldschulter, irgendwo unten in der für sie nicht einsehbaren Schlucht sein Lied sang. Einige Tage folgten sie so dem rauschenden Begleiter, wozu sie manches Mal tief in Seitentäler vorzudringen hatten, um dem Flusse zufließende Wildbäche zu überwinden. Einmal steinig, felsig, doch meist dem lieblichen Kieferwalde folgend, bis endlich sich der Fluss aus seiner Schlucht erhob und in einer weiten Au in manigfalten, weitläufigen, kiesigen Mäandern, umgeben von die Kiefern verdrängenden Bambusdickichten seinen Weg bahnte. Unbekannte Vegetation belebte diese ausgedehnte Ebene, die umso vieles feuchter und dampfiger war als das, was die beiden bisher kannten. Schon zeichneten am Horizont neue Gipfel die Begrenzung dieses so weiten Kessels, als, wie beschrieben, sich der Fluss in zwei Zuläufe teilte. Nun war es an der Zeit, sich anhand der Wegbeschreibung neu zu orientieren. Ob sie nun dem einen oder dem anderen Arm zu folgen hätten oder einen ganz anderen Weg einschlügen. An dieser Stelle trafen sich mehr Wege als Flüsse, zu welchen man sich entschließen konnte. Nicht zuletzt sie nur noch zwei Tage von Tse-Prong entfernt waren und das Kloster gut versteckt in einem erhöhten Kessel sich barg, und nicht, wie jenes wovon sie ausgingen, von weitem die Landschaft dominierte.

Kunnu-Nao legte Rast ein und beschloss am nächsten Tag weiterzugehen, obgleich die Sonne noch nicht den Mittag erreicht hatte. Ein freundliches Feuer an einer geschützten Stelle versprach geborgene Gemütlichkeit und Zeit, sich für das letzte Stück Weges etwas zu erholen. Kunnu-Nao nutzte die Wärme, sich und sein Gewand im Fluss zu reinigen und hieß Lao-Ly-Tschen Gleiches zu tun, dass frisch sie in Tse-Prong erscheinen.

Kunnu-Nao wurde sich auch nach und nach klar, dass sie dem linken Flussarm zu folgen hätten, stellte aber auch gleichzeitig fest, dass sich in der Natur sehr vieles verändert hatte seit jener Zeit, da die Wegbeschreibung entstanden sein musste. Wieder und wieder las er sie durch. Nicht bloß den Abschnitt der dieses Wegstück betraf, bis er endlich ganz klein am unteren Rand noch einen Hinweis auf die Entstehungszeit dieses recht abgegriffenen Schriftstückes fand. Es war dieser Hinweis so unscheinbar, dass er ihn bisher immer übersehen hatte. Überrascht sah der Mönch auf dieses nun so besondere Dokument und fand für sich jetzt endlich die Bestätigung für Lonam-Tses Alter, denn er war festen Glaubens, dass der Abt selbst diese Beschreibung geschrieben hätte. Er zählte, immer wieder, nahm alle seine Finger zu Hilfe, und er fand letztlich, dass dieses Dokument vor über vierhundert Jahren geschrieben worden sei. Freilich konnte er sich nicht erinnern, dass während der Zeit, seit er selbst im Kloster lebte, jemals einer nach Tse-Prong aufgebrochen wäre. Erfreut verkündete Kunnu-Nao sein neues Wissen dem Knaben, der sich allerdings keine Vorstellung machen konnte, was ein Menschenalter von über vierhundert Jahren bedeutete und nahm es gläubig hin, als sei es ganz normal. Weiter unternahm der Knabe Erkundungen, die nähere Umgebung um ihr Lager zu entdecken, in der er so viel Neues, Unbekanntes, Erstaunliches vorfand. Wissend, dass Kunnu-Nao ihm wohl kaum Auskunft erteilen könne, hielt er nach den kleinen Naturmännchen Ausschau, die ihm in der Umgebung ihres Klosters oft so hilfsbereit Auskunft gegeben hatten. So wusste er doch, dass jedes dieser lustigen Wesen die ihm anvertrauten Pflanzen hütete und sich in deren Nähe stets aufhielt. Doch glaubte er einmal, für Augenblicke eines zu sehen, da war es auch schon wieder verschwunden und huschte durch die Zweige davon. Lao-Ly-Tschen versuchte manches Mal zu folgen und drang dabei immer tiefer in das Dickicht vor, Zeit und Ort nicht achtend.

Die letzten Lichtzungen leckten schon rosig die fernen Gipfel, als er sich dieser wieder gewahr wurde und das Lager erst wieder fand als lockend des Feuers Schein ihm in der Dunkelheit den Weg wies.

Besorgt rügte der Mönch seinen Schützling, der mit Heißhunger seinen Tsampa verzehrte, doch heiter wusste der Knabe zu berichten, was Wundersames er alles gesehen hatte. Dieses erleichterte und erheiterte gleichwohl Kunnu-Nao, der, so frisch gewaschen, vom flackernden Feuer angeleuchtet, noch rostroter aussah als sonst.

Genügend Holz hatte er herbeigeschafft in Lao-Ly-Tschens Abwesenheit, so dass durch die ganze Nacht hindurch die stattliche Glut ihren Schlafplatz warm hielt und morgens ein munter prasselndes Feuer den Knaben weckte, auf welchem Kunnu-Nao bereits Tee zubereitete. Lao-Ly-Tschen freute sich insgeheim, dass schon vor zwei Tagen der Buttervorrat zu Ende war und der Mönch den Tee nicht mehr verschandeln konnte.

Heiter plauderten sie über den kommenden Weg, der sie gegen Abend zu einem Seitentale, welchem sie folgen sollten, und am nächsten Tag gegen Mittag nach Tse-Prong bringen würde. Lao-Ly-Tschen fühlte sich sichtlich wohl in dieser Gegend.

Freilich ganz anders zeigte sich der Weg, als dass er vor vierhundert Jahren beschrieben worden war und eins ums andere Mal drohte Kunnu-Nao, wenn sie angekommen seien, die Wegbeschreibung neu zu verfassen. Riesige Kiesbänke waren abgetragen, andere neu aufgehäuft und wo über eine lieblich ansteigende Ebene man dem verträumt schlängelnden Flusse folgen sollte, zwängte sich dieser erneut in eine messerscharfe Klamm und der Weg klammerte sich, grobstufig in den Fels gehauen, darüber hinweg bis zu einer schmalen, begehbaren Felsbank. Unten orgelte hohl der durch die Schlucht sich zwängende Fluss, dann und wann feuchte Gischt empor wirbelnd, was auf darunterliegende Wasserfälle schließen ließ. Keineswegs lieblich trutzte der Pfad dem abschüssigen Gelände, der sich oft nur einen Fuß breit in die schroffen Felsen schmiegte. Spuren des Frostes, überall, der als unerbittlicher Steinmetz den Weg bearbeitete und oft waren der Hände nicht genug, wo der Halt für die Füße rar wurde. Langsam kamen sie voran und Kunnu-Nao bangte in dieser feindlichen Gegend nächtigen zu müssen. Unten weitete sich die Schlucht. Das Tosen wurde ruhiger und die Wipfel von Laubbäumen grüßten bald aus dem Abgrund, doch der Steig krallte sich ungebrochen verwegen die Felssäume entlang.

Das Gespräch zwischen den beiden war längst erstorben und jeder verwandte seine ganze Konzentration sicheren Tritt zu finden. Die Sonne fiel steil in den Graben und brütete den Wänden entlang und keine Gischt schlug mehr kühlend aus der Tiefe empor. Nahes Kollern riss Kunnu-Nao jäh aus seiner Konzentration. Er hielt inne und spähte, dem Kollern folgernd, den über ihnen hängenden Felssäumen entlang, mühevoll sich umdrehend, um den hinter ihm liegenden Weg zu überblicken.

Lao-Ly-Tschen war weg und da, wo Kunnu-Nao noch eben glaubte sein verhaltenes Keuchen wahrzunehmen, klaffte eine Lücke im Weg, gerade groß genug einen Knaben zu verschlingen. Eilends drängte er zurück zu jener Stelle, welche er zuvor nicht denkend mit einem seiner großen Schritte überwunden hatte. Gelblich-weiß blinkte dort im grau verwitterten Steig die

Lücke von dessen scharfkantigen Rändern noch sandiger Staub rieselte. Laut rief Kunnu-Nao in jenen Grund unter dem Felssturz, den ahnungslos das dichte Laubdach der Baumkronen verhüllte, ob sich nicht irgendetwas rege, doch nur das Knacken von Ästen, über welche verhalten Steine über den laubbedeckten Abhang rollten, entfernte sich in der Tiefe. Kein Laut, kein Ächzen, kein Wimmern. Auch war auszuschließen, über die Bruchstelle in die Schlucht zu klettern. Kunnu-Nao war sich gewiss, selbst dabei zu Sturz zu kommen und verweilen konnte er an jener Stelle ebenso wenig. Was könnte er tun, als ins Kloster um Hilfe zu eilen. Wäre es so, dass der Knabe am Fuß der Felswand bewusstlos läge, könnte dieser auch ausharren, bis er in Wegesfrist wiederkehrte. Vielleicht gibt es ja auch eine geeignetere Stelle, hilfebringend in die Tiefe abzusteigen. Sollte nun, gleich seiner Mutter, Lao-Ly-Tschen umgekommen sein? Doch sein Inneres weigerte sich vehement dagegen. Und während ihn also die Gedanken quälten, hastete er so schnell es der Steig zuließ der Mündung des Seitentales und dem Kloster entgegen. Dem Seitentale folgend erwies sich der Weg als häufiger begangen, er war geradezu wegsam und der Mond tat ein Übriges und ließ den weißen Kies wegweisend leuchten. Die ganze Nacht hastete Kunnu-Nao durch, so dass mit ihren ersten Strahlen er die Sonne die Dächer des Klosters vergolden sah.

Umsäumt von niedrigen Graten, im Norden an einen mächtigen Berg gelehnt, überblickte Tse-Prong eine kleine Hochebene, deren dem Kloster vorgelagerte Gärten sich noch in Schatten und zarte Nebel hüllten. Wie Gold schimmerten die Dächer, unterbaut von kunstvoll geschnitztem, rotem Strebwerk, welches sich scheinbar schwerelos über die aus schweren Quadern gefügten, burgartigen Mauern wie eine Fata Morgana erhoben. Vereinzelt wuchsen in den Gärten mager verwilderte Pappeln, deren rotes, junges Laub, nach dem Golde lechzend, ihre Wipfel aus dem Schatten und dem Nebel streckten. Rings die noch schneebedeckten Gipfel, die sich nach Westen hin zu den Giganten Tibets türmten, welche fahl und eisesstarr, durch schier unermesslichen Dunst, noch darauf warteten, in rosige Glut getaucht zu werden. Doch nur wenige Bergkämme trennte das Kloster von dem Land der Weisheit der Lamas, aus dessen Schoße einige der Lehrer von Tse-Prong kamen.

Sehr verwundert zeigte man sich ob des frühen Wanderers und Dank seines Schreibens von Lonam-Tse wurde Kunnu-Nao auch umgehend zum Abt geführt, welcher ihm als Raptang-Tse vorgestellt wurde und der, gleich ihm, aus Tibet auszog, um im Reich der Mitte seine Wirkungsstätte zu suchen. Sehr jung war dieser für einen Abt, was er wohl seiner Ausbildung auf dem Eisenberg in Lhasa zu verdanken hatte; damit war er auch der qualifizierteste Arzt und Lehrer. Äußerst selten ist es, dass ein Lama von dort seinen Weg nach Tse-Prong findet.

Großes Bedauern bekundete Raptang-Tse über den Verlust von Lao-Ly-Tschen, über dessen Ankunft und großes Talent er im Traum bereits Kunde erhalten hatte. Dieses Wissen veranlasste den Abt, sogleich einen Suchtrupp auf den Weg zu schicken. Kunnu-Nao hingegen solle sich hier im Kloster einige Tage erholen, ehe er weiter entscheide, was er zu unternehmen gedenke. Kunnu-Nao indes weigerte sich vehement den Knaben jetzt im Stich zu lassen, wo er seine Hilfe am Nötigsten hätte. So wurde es Kunnu-Nao auferlegt, den Suchtrupp zu führen und noch vor Mittag folgten ihm acht weitere, stämmige Mönche über den Pfad dem Talboden zu. Geübt waren die Männer diesen Weg, und hätte Kunnu-Nao mit seiner Wanderung seine Trittsicherheit nicht gestählt, er hätte schwerlich zu folgen vermocht. Noch schneller als ihm je vorstellbar erreichten sie das Tal und jene Stelle, wo weiß ausgebrochener Fels den Ort kennzeichnete, an welchem er Lao-Ly-Tschen verloren hatte.

Hektisch wurde durcheinander gerufen, deren ungewohntem Dialekt Kunnu-Nao wenig Sinn zu entnehmen vermochte, und noch ehe er sich versah, begann einer nach dem anderen über die Abbruchstelle in die Tiefe zu klettern. Kunnu-Nao wollte folgen, doch wehrte man ihn ab und einer von den drei verbleibenden reichte ihm das Ende eines leichten, aber zähen Yakseiles. Damit gesichert wurde ihm dann gestattet, den Abstieg anzutreten. Warmer, griffiger Fels machte es ihm leicht, die Tiefe zu gewinnen, so dass er sich Vorwürfe machte, es nicht bereits am Vortag versucht zu haben. Deutlich war der Einschlag des Felsbrockens noch im dicht mit welkem Laub bedeckten Boden erkennbar und mit Sperberaugen musterte er die Umgebung auf einen Hinweis von Lao-Ly-Tschen, bis schließlich alle den raschelnden Untergrund erreichten. Nun wurde ruhiger gesprochen und mit einiger Anstrengung konnte Kunnu-Nao entnehmen, dass sie ausschwärmen wollen und den ganzen Wald bis zum Fluss hinunter absuchen. Er selbst setzte sich etwas erschöpft an den Fuß der Felswand und lehnte sich an diese, blinzelte in die Sonne und erinnerte sich nochmals ganz genau der gestrigen Geschehnisse. So in seine Gedanken versunken und ohne seiner Umgebung Bedeutung beizumessen, musterte er die einzelnen Blätter des vor ihm stehenden Baumes und die kleinen Bruchstellen von abgebrochenen Zweigen. Da gewahrte er an einem abgebrochenen, morschen Ast einen kleinen braunen Stofffetzen, welcher untrüglich zu Lao-Ly-Tschens Gewandung gehörte. Hoffnung keimte in ihm, dass der Knabe in den Baum gefallen sei und so mehr oder weniger unbeschadet in den recht weichen Waldboden stürzte. Der Waldboden war durch die Mönche schon sehr aufgewühlt, so dass manche Spuren verwischt waren. Bekanntlich war Kunnu-Nao gemächlich im Denken und so hatten die gewonnenen Eindrücke genügend Zeit, sinnvolle Erkenntnisse hervorkeimen zu lassen. Er hielt nun Ausschau nach den Bruchstücken des Astes, von welchen er vermutete, dass sie nicht so weit wie die Felsbrocken rollen würden. Und alsbald fand er auch wonach er suchte. Er ließ sich Zeit die Bruchstücke von allen Seiten zu besehen und diese wie ein Zusammensetzspiel wieder in Gedanken an den Baum zu fügen. An keinem der Brocken waren Blutspuren ersichtlich, was in ihm die Ansicht stärkte, dass der Knabe wohlbehalten sei. Lautes Rufen scholl vom Fluss empor, welches sich anhörte, als sei etwas gefunden worden. Sogleich eilte Kunnu-Nao den Rufen hinterher. Hier oben hatte er genug gesehen.

Lieblich war hier der Fluss, gesäumt von breiten Kiesbänken, aus welchen dann die dichtbewaldeten Böschungen emporwuchsen. In einer der ausgewaschenen Sandbänke hatte ein Mönch Fußspuren gefunden. Frisch waren sie, doch im trockenen Sand war nicht erkennbar, in welche Richtung sie führten. Dennoch war Kunnu-Nao überzeugt, dass sie von Lao-Ly-Tschen herrührten, und dass er flussaufwärts gegangen sei. Seinem Rate folgend suchte man weiter in dieser Richtung, solange es das Tageslicht zuließ, doch keine weitere Spur wurde entdeckt. Ratlos schlugen die Mönche schließlich ein Lager auf, um hier in der Nähe des Flusses zu nächtigen.

Ein weiterer Tag verlief ebenso erfolglos, in dem von abweisenden Felswänden gesäumten Flusstal, von welchem man wusste, dass oben in den Felsbänken der Weg führte. Traurig war Kunnu-Nao gestimmt, doch lebte in ihm die Hoffnung, dass der Knabe sich vielleicht selbst durchbringen könnte. Nachdem die Mönche sich gering nur mit Proviant versehen hatten, wurde am dritten Tage die Suche abgebrochen. Allen war eine gewisse Resignation gemein, mit welcher man den Heimweg antrat. Kunnu-Nao jedoch gedachte noch eine Zeit in Tse-Prong zu verweilen, falls der Knabe doch noch auftauchte.

So war es für Lao-Ly-Tschen, der sich eilte Kunnu-Nao zu folgen, welcher nicht auf der Felsbank nächtigen wollte und danach strebte, wegsameres Gelände zu erreichen, dass der Mönch schon ein gutes Stück vor ihm gerade um eine Kante verschwinden wollte, als unter seinem Fuß der Fels nachgab. Weit katapultierte es ihn von der Felswand weg und in seinem Schrecken vermochte er nicht einmal zu schreien. Peitschenhieben gleich schlugen ihm die Zweige entgegen, bis schließlich mit einem Ruck ihn der morsche Ast fasste und brach, dabei ihm ein Stück aus seinem Umhang reißend, ihn in den Waldboden fallen ließ, auf welchem er abschüssig, zwischen den Bäumen bis auf die den Fluss säumende Kiesbank kollerte.

Blendend blinkten die Sonnenstrahlen durch die Lücken in dem Laubdach als Lao-Ly-Tschen wieder zu sich kam. All zu lange hatte seine Benommenheit nicht gedauert und die Sonne war nicht einmal eine halbe Stunde fortgeschritten. Verwundert betastete der Knabe seinen ganzen Körper, aber abgesehen von dem zerrissenen Umhang war alles unversehrt, nur dass er sich mindestens so abgeschlagen fühlte, wie am Morgen des zweiten Reisetages. Sich erinnernd an Kunnu-Naos Worte beschloss er auch sogleich durch Bewegung seiner Schmerzen Herr zu werden und suchte, ob sich eine geeignete Stelle für einen Aufstieg fände. Bereits nach recht kurzer Zeit erachtete er seine Suche als nicht sehr zielführend und kehrte zu der Absturzstelle zurück, hoffend, sich vielleicht seinem rostroten Mönch bemerkbar machen zu können.

Lao-Ly-Tschens Rufe blieben ungehört, wie laut er auch rief. In den Pausen, in welchen er lauschend verharrte, wanderten seine Blicke der Felswand entlang und sahen bald hier, bald da für Hände und Füße geeigneten festen Halt. So fasste er sich schließlich ein Herz und kletterte zur Abbruchstelle nach oben, die gleichen sicheren Griffe verwendend, welche später seinem Rettungstrupp Halt gewähren sollten.

Manche Stunde war über dieses alles vergangen, dennoch hoffte Lao-Ly-Tschen Kunnu-Nao dort einzuholen, wo jener sein Nachtlager aufschlüge. Und so eilte der Knabe ebenso wie sein rostroter Freund in die Nacht hinein. Im fahlen Mondlicht den Weg nur mehr ertastend und in Unkenntnis, erachtete er das Seitental als eines, wie sie schon einige überwunden hatten und folgte weiter dem Fluss quellwärts. Jenes Seitental, in welches Kunnu-Nao nach dem Kloster Tse-Prong abbog und aus welchem später die Hilfe nahen wollte.

Erfreulich war ihm nur, dass es wegsamer dahinging und nicht mehr ein mühevolles Tasten auf unsicherem Steig die Gefahr eines erneuten Absturzes heraufbeschwor. Das Versinken des Mondes, hinter zackigen Bergkämmen, dämpfte sein Eilen und auch drängte sich eine Müdigkeit in seine Glieder, dass er alsbald mehr tastend eine Stelle suchte, an welcher er, alle Spannung im Körper zerreißend, augenblicks, beinahe einem Toten gleich in Schlaf fiel.

Dem Knaben unbemerkt, verhüllt vom fahlen Mondlicht, hatten Fluss und Weg ihre Richtung nach Norden gewendet, und als nun zwischen den Blättern der Bäume die Sonne durchblinzelte, wähnte er sich bereits in dem Seitentale zu befinden, welches Kunnu-Nao beschrieben hatte. Getrost einige seiner Trockenfrüchte verzehrend fühlte er sich gewappnet mit neuem Mut seinem Mönch zu folgen. Ausschau haltend nach einem erkalteten Herd, welcher ihm als Hinweis auf Kunnu-Nao gegolten hätte, marschierte er wacker drauf los; und kaum dass die Sonne sich eine Stunde weitergeschoben hatte, fand er einen solchen, was ihn in seiner Richtung bestärkte. Freude ließ seinen Schritt beschleunigen, seinen rostroten Freund bald zu treffen, denn warm fand er die Feuerstelle, selbst geringe Glut befand sich noch unter der weißen Asche; also konnte Kunnu-Nao noch nicht weit gekommen sein. Er sah zwar wohl, dass Kunnu-Nao eilte, nachdem er sich nicht einmal Zeit nahm, das Feuer richtig zu löschen, doch hoffte er diesen noch vor dem Kloster einzuholen. Leicht ging der Weg und lieblich, von nun lockerem Laubwald begleitet und der Fluss hatte auch wieder die Höhe des Weges erklommen und zog daneben seine glucksenden Schleifen. Da nun der Pfad, in mehr oder weniger großem Abstand, neben diesen Flussschleifen folgte, war nur eine geringe Strecke zu überblicken und heiter folgte der Knabe den Windungen. Die Sonne stand schon spät im Nachmittag und die Schatten waren eben dabei den Fluss zu überschreiten, da gewahrte der Knabe den feinen Geruch von Rauch, der ihm dem Wasser entlang entgegen getragen wurde. Guter Dinge folgte er nun diesem Duft und freute sich auf Kunnu-Naos Tee, zumal er wusste, dass dieser keine Butter mehr hatte. Und noch eben als er so dachte, da mischte sich auch schon in den Rauch der Teeduft wie er ihn seit Jahren kannte. Lao-Ly-Tschen stutzte: „Wie er ihm seit Jahren bekannt ist?“ Ja, gerade ebenso, und ebenso war in dem Duft die feine ranzige Nuance von Butter wahrnehmbar, und das obgleich Kunnu-Nao diese schon seit Tagen entbehrte.

Lao-Ly-Tschens Freude schlug in wachsame Vorsicht um und bedächtig nahte er sich nun jenem, der da Tee zubereitet. Stets sich nahe dem Unterholz haltend, um sofort dem Unbekannten, von dem er nicht wusste, wie er ihm gesonnen sei, mit Flucht ausweichen zu können. Leise trat er auf, jedes Geräusch vermeidend, so dass er kaum zu atmen wagte. Schließlich beim Näherkommen vernahm er Stimmen und etwas getroster glaubte nun Lao-Ly-Tschen, dass Kunnu-Nao Pilgern begegnet sei. Der Schatten hatte sich bereits über den Wald gelegt und unter den Bäumen schlich unversehens das Grau der Dämmerung dahin, als zwischen dem Unterholz ihm das Feuer grüßend entgegenglühte; dennoch konnte der Knabe sich nicht einer mahnenden Vorsicht erwehren und schlich, gedeckt von den Büschen, dem Herde zu. Mehrere Männer saßen um das Feuer und redeten heftig auf einander ein, doch kein rostrot war in ihrem Kreis zu erblicken. In wüsten, rauhen Worten schrien sie einander an, ohne Furcht, damit die Ruhe hier zu storen und ebenso wüst waren sie auch gekleidet. Mit fettig verklebten Fellen und gleichfalls speckigem, grau-braunem Tuch, das teilweise in Fetzen herunterzuhängen schien. Lao-Ly-Tschen fühlte sich nicht so schmutzig, gleichwohl er schon etliche Tage keine Gelegenheit zu einer eingehenden Reinigung mehr hatte. Wie ein auf Beute ausgehender Tiger pirschte er sich näher an das Lager, um verstehen zu können, was dort gesprochen wird. Und entsetzt wäre er gerne sogleich geflohen, wenn er nicht gefürchtet hätte, sich durch ein Geräusch zu verraten. Die Männer dort um das Feuer zankten sich um die Beute eines vor kurzem verübten Raubes, von welcher, nach Meinung der meisten, der Anführer für sich selbst einen zu großen Teil beanspruche. Dass sie bei diesem Raub, notwendigerweise, auch etliche Menschen töteten, weil jene nicht freiwillig ihre Habe herausgaben, gehörte anscheinend zu ihrem Räuberberuf; und offensichtlich waren sie eben bereit, ein solches auch mit ihrem Anführer zu tun. Angstvoll duckte sich der Knabe und wäre am liebsten im Boden versunken, doch vorsichtig auf Händen und Knien arbeitete er sich rückwärts, eine möglichst große Strecke zwischen sich und die Räuber zu bringen. Alles war nun vergessen: Kunnu-Nao, das Kloster, einzig fieberte in ihm der Gedanke, mit dem Leben davon zu kommen. Längst nicht so schändlich, befand er, sei es abzustürzen und dabei zu Tode zu kommen. Die Dämmerung hatte mittlerweile die Landschaft in eine Schemenhaftigkeit gedrückt, in welcher man weder Licht noch Dunkelheit empfand, sondern nur ein bedrückendes, kontrastloses Dumpf. Darauf wagte Lao-Ly-Tschen einen Gedanken, der ihm verheißungsvoll erschien. Würde er den Fluss überqueren, so wäre er bestimmt vor den Räubern sicher, da diese offensichtlich das Wasser scheuten. Ein anderer Grund wäre ihm nicht verständlich gewesen, dass diese Männer derart vor Schmutz starrten. Noch barg sich der Mond hinter dem Horizont, so dass er ungesehen das andere Ufer gewinnen könnte.

Bitterkalt riss die Strömung an seinen Waden und als sie ihm unerbittlich, bis an die Schenkel, auf dem lockeren, steinigen Untergrund, den Halt zu nehmen drohte, dachte er, was wohl das geringere Übel sei, die Räuber oder der Fluss. Er kam nicht dahin, seinen Gedanken fertig zu denken, da war ihm auch schon die Entscheidungsmöglichkeit genommen und die Strömung hatte ihn erfasst. Des Schwimmens gänzlich unkundig half ihm zumindest die Strömung, dass geringe Bewegungen bereits ausreichten, ihn an der Oberfläche zu halten. Sehr schnell erfuhr er wie er lenken musste, denn der Fluss riss ihn erbarmungslos mit sich und so gewann er recht schnell das andere Ufer, nur eine ungewiss riesige Strecke flussabwärts. Erschöpft und frierend kauerte er sich in einen Laubhaufen, welcher sich hinter einem, in einer Kiesbank eingespülten, angeschwemmten Baumstamm, anhäufte und einen zumindest trockenen Platz bot. Die Erschöpfung raubte ihm das Bewusstsein. Wie lange er gelegen, war ihm unklar, jedenfalls war sein Gewand trocken und im Laubhaufen war es warm. Noch wusste er nicht, dass vermoderndes Laub eine gewisse Wärme erzeugt und ihm dadurch eine so wohlige Umgebung verschafft hatte. Unsagbarer Hunger quälte ihn, dass trostlos er auf seine geringe Habe blickte. Um sich sein spärliches Mahl aufzubessern, ging er so dem Fluss entlang und suchte Essbares zu finden. Einen weiteren Weg gedachte er erst am nächsten Tag zu suchen und sich noch eine Nacht der Hut des gemütlichen Laufhaufens anzuvertrauen.

So während seines Dahinschlenderns fiel ihm in einem der seichten Rinnsale, die in den Bänken den Fluss begleiteten, heftiges Geplantsche auf, dass er darauf zuging. Dort war ein dicker Fisch, welcher, aus welchem Grund auch immer, in einer Untiefe festlag und schon völlig ermattet wahrscheinlich nicht mehr schwimmfähiges Wasser erreichen vermochte. Bedauern packte den Knaben, doch als er den Fisch hochhob, um ihn zu retten, erschlaffte er gänzlich und seine Lebensfarben erloschen. Sinnend betrachtete er den toten Fisch bis er endlich vor sich hinmurmelte: „Verzeih mir, ich habe so großen Hunger, ich werde dich essen."

Nahe seines Laubhaufens machte sich Lao-Ly-Tschen ein kleines Feuer, worauf er sich den Fisch briet. Dazu fand er noch ein paar süße Wurzeln und er befand, dass selbst der Kaiser nicht so gut esse, wie er selbst. Seinem Heißhunger fiel der ganze Fisch zum Opfer, obwohl er erst dachte, einen Teil davon als Wegzehrung mitzunehmen.

Ganz wundersam erholte er sich in seinem Laubhaufen und als am nächsten Morgen vor Sonnenaufgang, die Vögel mit ihrem lautstarken Konzert anhuben, da war er so wohlgestärkt und guter Dinge, dass er glaubte, alles bewältigen zu können. Einzig, wo er sich befand, war ein Rätsel, das er nicht zu lösen vermochte, umso mehr glaubte er dieses mit seinem Tatendrang wettmachen zu können. Alles säuberlich eingepackt und die Feuerstelle mit reichlich Sand bedeckt machte er sich flussaufwärts auf den Weg, vertrauend darauf eine Brücke zu finden, und damit den Weg zum Kloster. Nach einer guten Weile, welche er dem Fluss auf seinen Kiesbänken gefolgt war, kam ihm wieder der Rauchgeruch in die Nase, so dass er es für besser hielt, sich einen Weg durch das Unterholz zu bahnen. Dabei konnte er immer noch den Fluss im Auge behalten. Nach kurzer Zeit erblickte er das Lager, wo er damals am Abend vor den Räubern geflohen und durch den Fluss geschwommen war. Die Feuerstelle qualmte noch, doch ansonsten schien alles menschenleer. Behutsam trat er noch näher ans Wasser, hinter einen Busch und spähte darunter hervor, um sich ganz sicher zu sein, dass ihm von dort keine Gefahr mehr drohte. Bei genauerem Hinsehen rieselte ihm leise das Entsetzen über den Rücken. Er erkannte, dass sich die Räuber auf andere Weise einig geworden seien und nahe dem Wasser zwei ihrer Kumpane zurückgelassen hatten. Mit sonderbaren Verrenkungen lagen sie dort im blutgetränkten Sand. Da nun das Feuer noch qualmte, konnten die Übriggebliebenen nicht all zu ferne sein, also musste sich Lao-Ly-Tschen weiter seinen Weg durch das Unterholz bahnen, wenn er nicht entdeckt werden wollte. Dieses gereichte dem Knaben zum Vorteil, denn auch auf dieser, jetzt seiner Seite, führte ein Pfad dem Fluss entlang. Guter Dinge, doch die Wachsamkeit aufs Äußerste gespannt, folgte er nun diesem Pfad, sich dabei immer weiter von seinem Zielort entfernend. Augen und Ohren hellwach, um rechtzeitig einen Kontakt mit unbekannten Menschen vermeiden zu können. Und ehe es ihm gelang, deren Gesinnung zu erkennen, wollte er überhaupt keinen Kontakt. An Wurzeln und Pflanzen kannte er genügend, dass er sich einstweilen damit durchbringen konnte, ohne hungern zu müssen. Auf etliche Tage hin begegneten ihm keine menschlichen Spuren, auch nicht, als von der anderen Seite des Flusses Rauch herüberwehte. Lao-Ly-Tschen kam langsamer voran, da er doch nebenbei auch stets Ausschau nach Essbarem hielt. Manches Mal, zu seiner Freude, zeigten sich auch die Naturmännchen und wiesen ihn auf Verschiedenes hin, was zum Verzehr geeignet war. Er aß, was ihm gerade so unter kam und gleich, wenn er auch ständig in Bewegung war, so füllten doch nach und nach, wohlgenährte Rundungen sein erst noch recht schlottriges Gewand.

Das Wetter hatte umgeschlagen, kühle Sommerregen ließen den Fluss schwellen, so dass dieser bis nahe an den Weg schwappte und ein erneutes Überqueren ohne Brücke noch unmöglicher wurde, zumal die Fluten vermehrt große Mengen Treibholz mit sich rissen. Es war ein nimmerendenwollender Weg, ohne Möglichkeit sich für eine andere Richtung entscheiden zu können, die weiter von dem Fluss weggeführt hätte. Nirgends zeigte sich eine menschliche Behausung, bei welcher er nach dem Weg hätte fragen können, und schließlich war Lao-Ly-Tschen Tse-Prong gar nicht mehr so wichtig, als überhaupt wieder einen bewohnten Flecken zu finden. Seine größte Sorge galt nun am meisten dem Wunsch, jeweils ein einigermaßen trockenes Nachtlager zu finden. Ein Feuer zu entfachen verstund er ausgezeichnet, so dass er sich zumindest immer wärmen konnte.

Er konnte nicht sagen, wie viele Tage er nun schon diesem Weg flussaufwärts gefolgt war und sich jeden Tag neuen Mut zugesprochen hatte, um sein Vertrauen auf wohlbehaltene Zielankunft zu schüren, als der Weg anfing sich vom Fluss zu entfernen und sich gemächlich an der Bergflanke emporwand. Wohl brauchte der Knabe nicht zu sorgen, denn da waren Naturmännchen, welche ihn lockten. Jene waren es auch, die ihm zu Fleischnahrung geraten und ihm Verzehrbares gezeigt hatten. Daher trug er davon einen guten Vorrat mit sich, dass er sich vor der karger werdenden Gegend nicht zu fürchten brauchte. Gut ausgetreten erschien ihm dieser Weg, doch immer steiniger, glaubte er sich einem Pass entgegenzuwinden.

Feuchter war diese Talseite und dichte Rhododendronhecken säumten den Weg, welche schon mit Fleiß sich mühten, ihre welken Blütenstände abzuschütteln. Erst in größerer Höhe, welche nun mit niedrigen, knorrigen Azaleen bewuchert waren, leuchteten noch vereinzelt die letzten, verspäteten, roten Blüten, von wenigen Wildbienen umschwärmt. Doch auch diese wichen und machten verwittertem Wachholder und unendlich alten Kiefern Platz, bis schließlich ungehemmt der Wind über die gedehnten Gebirgswiesen wehte. Einmal in der Ferne pfiffen Murmeltiere und hoch über allem kreisten zwei Geier, welche wohl einen verendeten Kadaver ausgemacht hatten.

Schon war über die weite Fläche hin der Pass auszumachen. Und da schien jemand zu wohnen, denn ein Gebäude war zu sehen, und dass rundherum auf langen Leinen Wäsche getrocknet wurde. Leider erlosch des Knaben Hoffen auf warmen Tee, denn kein Rauch stieg auf. Jetzt hätte er sogar sehr gerne diesen mit Butter getrunken und sich wohlig zu einem Kaminfeuer geräkelt.

Zumindest konnte er sich dort erkundigen, wo er sich eigentlich befand. Frischer strebte er dem Pass zu und neue Hoffnung beflügelte seinen Schritt, doch schier unendlich dehnte sich die ansteigende Ebene, gleichwohl er glaubte in der klaren Luft den Pass greifen zu können. Der Weg führte nun auch noch zwischen riesigen Felsblöcken entlang, welche von unten wie Kiesel ausgesehen hatten.

Wieder bog er um einen der Findlinge und befand sich nun unversehens am Pass, doch herbe war seine Enttäuschung, denn das Bauwerk war ein Steinturm, an welchem die Wanderer ihre Gebete verrichteten, und die zum Trocknen aufgehängte

Wäsche waren unzählige Gebetsfahnen, welche ihre Weisheiten unablässig in den Wind flatterten. Zumindest war es nach den Räubern der erste Hinweis darauf, dass es noch andere Menschen gebe außer ihm selbst, woran er auf seiner einsamen Wanderung schon allmählich zu glauben begann. Was der Knabe nicht wusste, war, dass er am Pass die Grenze zu Tibet überschritt. Es wäre ihm allerdings auch gleichgültig gewesen, denn sein Sehnen konzentrierte sich immer mehr darauf, überhaupt wieder einem Menschen zu begegnen. Längst war von ihm die Vorstellung über die örtlichen Verhältnisse gewichen und wo sich Tse-Prong oder gar sein heimatliches Kloster befinden könnte. Nur ahnend empfand er, dass sie dort weit hinter dem Sonnenaufgang lägen.

Ernüchtert setzte er seinen Weg talwärts fort, doch zu seiner Freude malte bei einbrechender Dämmerung der Rauch eines Herdes eine weiße Linie vor den rosa bewölkten Himmel. Jetzt war er sogar bereit Räuber in Kauf zu nehmen, nur um wieder einmal eine menschliche Stimme zu hören. Wie oft in der Zwischenzeit der Mond seine Rundungen geschönt und wieder verloren hatte, hätte er nicht zu berichten gewusst. Mehr als drei Mal war es gewiss, doch dankte er dem fast Vollen, dass er auch vor den zahllosen Sternen den Rauch, einer Gebetsfahne gleich, weiß leuchten ließ, denn erst gegen Mitternacht erreichte er die einsame Ansiedlung.

Hunde bellten und alsbald erschien ein bedrohlich wehrhafter Schatten in einer sich öffnenden Tür, welche warmes Licht in die Nacht entweichen ließ. Der Mann rief unwirsch seinen Hunden zu, dass diese schweigen mögen, ehe er Lao-Ly-Tschen in der Dunkelheit bemerkte. Er ging ein paar Schritte auf ihn zu, so dass sich seine Augen schneller an die Finsternis der Nacht gewöhnten. Überrascht erkannte er, anhand der Kleidung, dass sich seinem Haus ein Klosterschüler naht und rief ihm rauh aber freundlich etwas zu, was Lao-Ly-Tschen so fremd klang, dass er kein einziges Wort verstand und ebenso gleichmäßig wie zuvor fortschritt. Dieses machte den Mann stutzig und er wiederholte in gebrochenem Chinesisch seine Worte. Und jetzt begriff sie auch der Knabe, folgte der Anordnung und eilte schnell dem Hause zu.

Als nun der Knabe bei dem Manne anlangte, bestürmte ihn jener gleich mit Fragen: „Woher kommst du in aller Welt? Wanderer gehören gewiss nicht mehr auf den Weg um diese Tageszeit. Bist du denn ganz alleine unterwegs?“

Und in einem fort ging es so, dass Lao-Ly-Tschen nicht einmal Luft holen konnte, um zu antworten. Doch erfuhr der Knabe, dass der Wirt noch zwei weitere Schüler beherberge, er jedoch keinen dritten erwartet hätte. Schließlich hatte der Mann ihn in eine Stube und hinter einen klobigen Tisch geschoben, auf den er alsbald Tee und Tsampa stellte. Dann setzte er sich selbst dazu: „So, und jetzt erzähle einmal wo du hin willst und woher du kommst.“

Lao-Ly-Tschen würgte ein wenig, um seinen vollen Mund leer zu bekommen, doch da begann der Mann schon von neuem: „Jedes Jahr kommen um diese Zeit Klosterschüler. Manchmal einer, manchmal zwei, aber dass je drei gekommen wären, daran kann ich mich nicht erinnern. Sie wollen alle in das Kloster Kin-Tshao-Ling. Das ist halb tibetisch und halb chinesisch; — aber das weißt du bestimmt schon. Warum würdest du sonst diesen Weg genommen haben?“

Lao-Ly-Tschen nahm schnell einen Schluck Tee, um seinen Mund schneller zu leeren. Die Aussicht selbst auch zu Wort zu kommen, war jedoch schon wieder dahin: „Es ist in letzter Zeit von Räubern berichtet worden, die die Grenze unsicher machen, aber so gut wie du aussiehst, bist du ihnen bestimmt nicht begegnet. Ach, es soll ja schrecklich zugehen, die morden alles, was ihnen unter die Finger kommt; — und erst recht, wenn einer nichts dabei hat, wie bei euch Klosterschülern.“

Schneller als Lao-Ly-Tschen seinen Mund leer bekommen konnte, hatte der Mann an seinem Tee geschlürft und fuhr fort:

„So, dann beginnt jetzt auch für dich der Ernst des Lebens. Es ist schon etwas ganz anderes, das Klosterleben, so fern von Mutters Kochtöpfen. Lesen und schreiben lernen, die Lehren Buddhas in sich aufnehmen, und was sie euch sonst noch alles in so einem Kloster beibringen. Na ja, niemand weiß das so ganz genau. Jedenfalls ist von den vielen Schülern kein einziger hierher zurückgekehrt, dass er mir etwas hätte erzählen können."

Just in diesem Moment war des Knaben Mund leer und er konnte antworten: „Ich kann lesen und schreiben, doch meine Mutter ist schon vor langer Zeit gestorben. Seit da lebe ich bereits in einem Kloster. Jetzt soll ich in ein anderes, um mehr zu lernen ..."

Es wollte ihm beim allerbesten Willen nicht der Name Tse-Prong in den Sinn kommen. Diese Lücke nutzte der Mann und redete selbst wieder weiter: „Kin-Tshao-Ling ist ein sehr gutes Kloster. Ich habe sogar gehört, dass einmal von da ein Lama nach Lhasa gerufen wurde und dort eine große Aufgabe erhalten habe. Ach weißt du, hier ist es so abgelegen, dass man selten Neues aus der Welt erfährt und noch seltener, dass einem ein neues Gesicht begegnet. Kin-Tshao-Ling ist da recht offen damit, Neuigkeiten zu erzählen. Manchmal schicken sie nämlich einen Mönch hierher, um die neuen Klosterschüler abzuholen. Dann erfährt man viel Neues. Eigentlich dachte ich ja erst, du seiest der Mönch, der die neuen Schüler hier abholt. Sonst ist da niemand, der nachts die Steige begeht."

Lao-Ly-Tschen beobachtete den Mann, wie dauernd sich die Farben seiner Ausstrahlung veränderten. Eigentlich waren sie überwiegend gelb und braun, doch jedes Mal, wenn dem Mann ein neuer Gedanke kam, wechselten sie ins grün. Das Grün verblasste dann wieder im Laufe seiner Rede. Dieses Wechselspiel war ihm noch nie so aufgefallen und entlockte Lao-Ly-Tschen ein vorsichtiges Lächeln. Dennoch war der Knabe recht müde, so dass er umspült von des Mannes Rede, wie von einem warmen Frühlingswind, während des Essens einschlief.

Zeitig am anderen Morgen erwachte Lao-Ly-Tschen ebenso wie er am Abend an dem Tisch eingenickt war. Vor ihm noch die Schale mit eingetrocknetem Tsampa und dem Becher mit erkaltetem Tee. An der Feuerstelle machte sich eine kleine, dicke und recht schmutzig wirkende Frau zu schaffen, die so beschäftigt war, dass sie sein Erwachen nicht bemerkte. Unablässig murmelte sie etwas vor sich hin, das sich recht unzufrieden anhörte. Schließlich erhob sich der Knabe, um einen Brunnen aufzusuchen.

Lao-Ly-Tschen war eben im Begriff die Tür aufzustoßen, da keifte die Frau, ebenso gebrochen wie der Mann: „Du kannst jetzt nicht raus. Die Hunde sind frei!"

Es kam Lao-Ly-Tschen nichts anderes in den Sinn, als dass sich die Hunde vor ihm fürchten könnten und die Frau nicht wollte, dass er sie erschrecke; also setzte er sich wieder hinter den Tisch und beobachtete die Frau. Ungewohnt war für ihn dieser Anblick einer Frau und wie sehr er auch in seiner Erinnerung kramte, konnte er sich nicht an seine Mutter erinnern, die die letzte weibliche Person war, mit welcher er zu tun hatte. Nachdem das Feuer so richtig in Gang war und über den Flammen Tee und Tsampa warm wurden, holte sich die Frau am Tisch die noch herumstehenden Becher und Schalen, dabei meinte sie: „Du passt gut ins Kloster. Dort muss man auch früh aufstehen. Meinen Mann wirst du vor Mittag nicht mehr zu Gesicht bekommen und die beiden Klosterschüler werde ich schon herausscheuchen, wenn das Essen fertig ist. Die heutigen Schüler sind ja so etwas von nutzlos. Kaum dass sie einmal zwei Schritte gehen mussten, sind sie danach für nichts mehr zu gebrauchen. Wie lange bist du unterwegs?"

Lao-Ly-Tschen missfiel die hohe, krächzende Stimme der Frau und wusste nicht recht, wie er antworten sollte: „Etwas mehr als zwei Schritte waren es schon. Ich glaube es sind etwa acht Tage mehr als drei Monde."

Die Frau lachte schallend: „Wer unternimmt eine so weite Reise? Ich glaube, wenn ich mich beeile, komme ich in dieser

Zeit nach Lhasa. So gut wie du im Futter stehst, glaube ich dir kein Wort. Bürschchen wie du kommen höchstens drei Tage weit von hier. Mit wem bist du hergekommen?“

Etwas verlegen blickte der Knabe die Frau an: „Acht Tage war ich mit Kunnu-Nao unterwegs, dann habe ich ihn verloren.“

Die Frau schüttelte den Kopf: „Für drei Monde Wegzehrung mit sich tragen? Wer soll so etwas glauben. Und Geld hast du ja auch keines dabei.“

Erschrocken griff der Knabe nach seinem Beutel, oder viel mehr nach der Stelle, wo er sein sollte, da krächzte die Frau: „Wir haben ihn einstweilen an uns genommen, nicht dass etwas abhanden kommt, während du schläfst.“ Mit diesen Worten hob sie von einem Krug den Deckel, zog Lao-Ly-Tschens Beutel heraus und warf ihn ihm zu. Verdutzt sah der Knabe zu der Frau und untersuchte sogleich seine Habe, dabei durchwühlte er alles, schließlich fragte er: „Wo ist mein Messer?“

Unwirsch kam die Entgegnung: „Wir wollen keinen Streit im Haus und schon gar nicht eine Messerstecherei!“

„Aber das ist doch ein Messer, um Kräuter und Wurzeln zu schneiden!“, rief der Knabe entsetzt.

„Das ist jetzt egal. Wir behalten es als Bezahlung. Du hast auch gegessen und geschlafen.“

Langsam regte sich Zorn in dem Knaben: „Ich habe nicht darum gebeten. Der Mann hat es mir geradezu aufgedrängt. Hätte ich das gewusst, ich wäre weiter gegangen.“

Überheblich meinte die Frau: „Ja glaubst du denn, dass du irgendwo etwas umsonst erhältst?“

Verständnislosigkeit mischte sich zum Zorn: „Da wo ich herkomme, wäre es noch keinem in den Sinn gekommen, sich eine Schale Tee und Tsampa von einem Wanderer bezahlen zu lassen. Gebt mir sofort mein Messer zurück!“

Höhnisch antwortete die Frau: „Da wo du herkommst ist wohl alles anders?“

Lao-Ly-Tschen stand auf in seiner Entrüstung: „Gebt mir mein Messer!"

Laut lachte die Frau und ging gemächlich zur Tür: „Du glaubst wohl ich werde mit solch vorwitzigen Knäblein, wie dir nicht fertig?", dabei öffnete sie die Türe und schmetterte einen Ruf nach den Hunden nach draußen.

„Gebt mir mein Messer!", forderte Lao-Ly-Tschen ebenso unbeirrt.

Ungestüm stürzten zwei Hunde zähnefletschend durch die Tür und drängten den Knaben an die Tischkante, dass er den Oberkörper zurückbeugen musste. Lachend rief die Frau: „So, was willst du jetzt? Bist du immer noch so mutig?"

Die Hunde waren ebenso schmutzig wie die Frau und stanken aus Fell und Rachen, dabei knurrten sie den Knaben bedrohlich an. Lao-Ly-Tschen erkannte aber sofort die Wesensart der Tiere und rief innerlich die Naturmännchen zu Hilfe, dabei starrte er unverwandt den Bestien in die Augen. Verunsichert ob der Festigkeit seines Blickes, und wer weiß, was aller Augen verborgen noch geschah, jaulten die Hunde plötzlich und flohen mit eingezogenem Schwanz zur Türe hinaus. Lao-Ly-Tschen aber entgegnete ruhig: „Ich bin nicht mutig. Ich will nur mein Messer wieder haben ..."

Die Frau blickte nun bestürzt ob der Flucht der Hunde und der Knabe fuhr fort: „... und die Habe der beiden anderen Schüler gebt ihr auch heraus."

Ratlos begann die Frau bei einigen Krügen fahrig herumzunesteln, aus einem davon sie vorher seinen Beutel herausgeholt hatte und der Knabe erkannte ihre Unsicherheit und seine Macht, also drohte er nun: „Gebt mir mein Messer und die Habe der anderen Schüler, oder ich rufe die Hunde."

Die Frau, die nicht wusste, mit welcher Macht Lao-Ly-Tschen die Hunde in die Flucht geschlagen hatte, kam nun seiner Forderung nach und suchte die Sachen heraus. Da in ihr eine gewaltige Furcht vor Dämonen lebte und sie glaubte, dass der Knabe diese beherrschen könnte, wagte sie nicht zu widersprechen, doch zornig schleuderte sie sein Messer neben ihn auf den Tisch. Lao-Ly-Tschen fühlte die Gunst der Stunde nützen zu müssen und befahl, dass sie jetzt die Schüler wecken solle. Als sie sich entfernt hatte, gedachte er selbst sich noch eine Schale Tee zu gönnen, ehe er weiterwandern wollte. Doch da war unversehens ein Naturmännchen und hob warnend die Hand über den Tee. Erklärend gab es ihm zu verstehen, dass schlafbringende Kräuter in das Getränk gemischt seien. Da wurde dem Knaben klar, warum er abends so schnell den Schlummer gefunden hatte, dass er sich nicht einmal hinzulegen vermochte.

Seine Gastgeber waren also auch Räuber und er beschloss so schnell als möglich mit den anderen Schülern das Weite zu suchen. Für Nahrung konnte er selbst sorgen. Als diese nun recht verschlafen in der Stube erschienen, waren sie nicht wenig erstaunt, dass da noch einer war, und der sie auch noch zum Aufbruch scheuchte. Die Frau unterstützte Lao-Ly-Tschen, denn sie wollte diesen unheimlichen Dämonenbeschwörer so schnell wie möglich loswerden, doch konnte sie sich nicht enthalten, jedem noch einen Becher Tee anzubieten. Lao-Ly-Tschen drehte sich heftig danach um, dabei schlug er den beiden ihre Becher aus der Hand, dass sie am Boden zerbrachen. Zwar entschuldigte er sich für seine Ungeschicklichkeit, doch drängte er vehement zum Aufbruch, da ihnen die Zeit zu knapp werde. Die Frau könne ja selbst den Tee trinken, der übriggeblieben sei. Damit schob er die beiden zur Türe hinaus und drängte zur Eile. Die Hunde blieben ungesehen und erst als sie schon ein gutes Stück sich entfernt hatten, hörten sie sie noch von weitem hinter ihnen her bellen.

Kein Klosterschüler

Schlaftrunken und verärgert stolperten die beiden Schüler Lao-Ly-Tschen hinterher. Beide mochten sie im gleichen Alter sein wie er, doch eben mindestens einen halben Kopf größer. Trotz des Unwillens ließ Lao-Ly-Tschen nicht nach und bestand weiterhin auf ein forsches Marschtempo. Misslaunig trotteten die beiden hinterher und je mehr die Schlaftrunkenheit wich, umso mehr stellten sich Hunger, und noch mehr Durst ein. Allen dreien klebte durstig die Zunge am Gaumen, der in unbekannter Weise abgeschmackt und rauh sich anfühlte. Einzig Lao-Ly-Tschen vermochte sich einen Reim darauf zu machen. Den anderen Knaben schien es genau so klar, nur sie suchten den Grund in dem entgangenen Tee, und darauf aufbauend ließen sie ihren Unmut verlauten.

So gegen Mittag, die Sonne fand selten ihren Weg durch die dichte Wolkendecke, welche träge vom Wind ostwärts getragen wurde, fand Lao-Ly-Tschen endlich einen kleinen Bach, welcher ihrem Durst Einhalt gebieten konnte. Hier ließ er rasten. Er wusch sich jedoch erst, bevor er seine brennende Kehle erfrischte. Die beiden anderen Knaben stürzten sich gierig über das Wasser, und der Bach schien ihnen nicht genügend von dem köstlichen Nass herbeibringen zu können. Nun also reichhaltig mit den Lebensgeistern vereint, stellten sie drohend Lao-Ly-Tschen zur Rede: „Was bist du nur für ein Tollpatsch, den Tee zu verschütten. Wir hätten leicht noch essen und trinken können, ehe wir aufbrachen."

Lao-Ly-Tschen, der sich des Rates der Naturmännchen erinnerte, erwiderte: „Ihr wäret nicht mehr aufgebrochen, nachdem ihr das Zeug zu euch genommen hättet. Wie lange seid ihr schon in dem Haus?"

Verwundert über Lao-Ly-Tschens Frage antwortete der eine getreulich: „Acht oder zehn Tage, ich kann mich nicht mehr so genau erinnern und er ...“, er deutete auf den anderen: „... war schon vor mir da.“

Lao-Ly-Tschen wurde sich mehr und mehr des Ernstes gewahr: „Ihr seid doch auf Reisen, wollt nach Kin-Tshao-Ling, warum macht ihr so lange Rast?“

„Der Mann erzählte uns, dass wir von einem Mönch von dort abgeholt werden.“

„Hat man euch den Weg bis zum Kloster beschrieben?“

„Aber sicher doch. Man kann sich gar schrecklich in diesen Bergen verirren.“

In Lao-Ly-Tschen vervollständigte sich immer mehr ein Bild des Grauens und er sah wie recht er gehandelt hatte: „Wenn ihr doch von einem Mönch abgeholt werdet, wozu braucht ihr mehr von dem Weg selbst zu kennen als bis zu jenem Haus? Der einzige Mönch, der euch dort abholt, ist jener, der euch ins Land der Geister begleitet. Ist euch aufgefallen, dass nebst den Leuten nur die zwei Hunde dort leben? Dass es nicht die geringste Spur von Yaks oder Schafen gibt? Solche Hunde aber, die leben nicht von Gras und Tsampa, ... und diese ganz gewiss nicht.“

Weiter brauchte er die beiden vorerst nicht aufzuklären. Die starrten ihn mit offenen Mündern an, so dass Lao-Ly-Tschen die Gelegenheit nutzte und sich erst jetzt den beiden vorstellte. Die beiden erwiderten, dass sie Khenonasu und Rhi-botsche-Kay hießen. Der zweite war der etwas stämmigere: „Aber alle nennen mich einfach nur Rhi. Doch sag mal, wie kommst du auf solche unsinnige Gedanken? Der Alte war doch ganz nett.“

Lao-Ly-Tschen berichtete: „Ich bin heute sehr früh erwacht und habe gleich bemerkt, dass mein Beutel nicht mehr bei mir war. Auch hinderte mich die Frau, mich am Brunnen zu waschen. Auf meine Frage rückte sie meinen Beutel hervor. Den hatte sie in einem Krug versteckt. Sie hatte ihn komplett durchwühlt und als ich bemerkte, dass mein Messer fehlt, und ich es wiederhaben wollte, hetzte sie die Hunde auf mich. Diese stanken entsetzlich, aber nicht so wie Hunde sonst riechen. Etwas Fremdes war dabei. Schließlich fand ich noch heraus, dass sie dem Tee ein Schlafmittel hinzufügt. Da begann ich langsam zu ahnen, und habe auch eure Sachen herausgefordert. Ich weiß allerdings nicht, ob alles dabei ist.“

„So glaubst du, dass dieser schreckliche Durst von dem Schlafmittel kommt?“, wollte Khenonasu wissen.

„Aber gewiss doch. Vermutlich hat man euch eingeredet, dass dieser Durst von der Höhe käme ...“

Beifällig nickten die beiden und jetzt begann Lao-Ly-Tschen ausgiebig von seiner Reise zu erzählen und welche Erfahrungen er gemacht habe.

Nachdem er geendet hatte, erklärten die beiden bereitwillig, was sie noch von der Wegbeschreibung nach Kin-Tshao-Ling wussten. Lao-Ly-Tschen hatte die Pause kurz gehalten und seine Geschichte während des Weitergehens erzählt, dabei hatten sie ein erkleckliches Stück Wegs zurückgelegt, währenddessen den anderen Knaben die bleierne Müdigkeit, welche ihnen noch von dem Tee verblieben war, so wenig auffiel, dass Lao-Ly-Tschen nur um ein Geringes langsamer ging, als er es für sich alleine gewohnt war. Die Sonne begann bereits eine gelbe Linie unter die beinahe geschlossene Wolkendecke zu malen und eine deutliche Grenze zwischen das Gebirge und das Geschiebe des Himmels zu ziehen, als er erneut Rast anordnete. Hatte er doch eine Stelle ausgemacht, an der sie nächtigen konnten. Zum Verzehr war nur das vorhanden, was Lao-Ly-Tschen in seinem Beutel trug, doch nach kurzer Suche konnte er die Ration mit einigen süßen Wurzeln ergänzen. Er wusste sich einen guten Tagesmarsch von den schrecklichen Leuten fern, dennoch ließ ihn die Wachsamkeit kaum Schlaf finden. Seine Kumpane hingegen schliefen wie die Toten, so dass es ihn einige Mühe kostete, als in dem sich rosa färbenden Grau des werdenden Morgens der Schrei eines Adlers vor unter ihnen liegender Bewegung warnte, die beiden auf die Beine zu bekommen. Unbestimmte

Sorge drängte zum Aufbruch und endlich, als bereits der Himmel in Flammen stund und purpurne Wogen, der eine ebenso purpurne Landschaft nachzueifern suchte, den baldigen Regen kündeten, verließen sie ihre Lagerstätte. Der Wind frischte auf und erhärtete die unbestimmte Sorge zu einer unumstößlichen Gewissheit, denn in seinen Böen spülte er immer wieder fernes, kaum hörbares Hundegebell heran, welches Lao-Ly-Tschen in unangenehmer Weise bekannt war. Zwar wohl sah er, dass es die Knaben noch nicht vernommen hatten, doch eilte und drängte er, hoffend auf den baldigen Regen, der ihre Spur den Hunden verwischen würde.

„Es kommt Regen. Wir müssen Schutz suchen", verkündete Lao-Ly-Tschen und suchend schaute er an den Abhängen entlang, ob sich nicht eine Stelle fände, an welcher sie die Hunde abhängen und den Regen auswettern könnten. Ein kleines Bächlein querte just in diesem Moment ihren Weg, als auch die andern beiden des Hundegebells gewahr wurden und fragend Lao-Ly-Tschen anblickten. Dieser band seinen Beutel los und legte ihn neben den Bach: „Ich glaube auch, dass diese gefährlicher sind als der Regen. Wenn wir durch das Wasser gehen, können die Hunde unsere Spur nicht finden. Wenn aber die Spur hier am Bach endet, haben sie trotzdem einen Hinweis. Ihr geht durch das Wasser so weit hinauf, als dass ihr meinen Beutel sehen könnt. Dort oben, wo der Bach zwischen den Felsen verschwindet, versteckt ihr euch. Ich gehe noch ein Stück weiter und kehre dann zurück. Ich werde euch schon finden. Mir wagen die Hunde nichts zu tun."

Einen Augenblick sah Lao-Ly-Tschen den beiden hinterher, wie sie behende, im Wasser watend, das Bachbett hinanklommen, ehe er selbst seinem Beutel das Messer entnahm und dann gleichfalls dem Weg entlang sich davon machte. Er rannte so schnell er konnte, bis er weder von den Knaben noch von dem Bach etwas sehen konnte. Dabei achtete er darauf, im weicheren Boden möglichst viele Fußabdrücke zu hinterlassen. Für den

Rückweg bevorzugte er jedoch die festen Steine und Felsplatten. Als er wieder am Bach anlangte war das Hundegebell schon deutlich näher gekommen. Er fasste seinen Beutel und hastete dem Bach entlang. Zu seiner Freude begannen erste, schwere Tropfen zu fallen und manchen unbedachten Spritzer wegzuwaschen. Hin und wieder warf er einen prüfenden Blick hinter sich, um nicht unversehens in seinem hastigen Steigen entdeckt zu werden. Völlig außer Atem erreichte er die schützenden Felsen, hinter welchen sich, im Wasser stehend, die Knaben versteckt hielten. Immer schwerer fielen die Tropfen und im Osten verschleierten bereits dunkel wässrige Schwaden unwirtlich die immer grauer werdenden Kämme. In einer kleinen Grube, in der dürr hinter ein paar Wachholderbüschen, unter einem weit auskragenden Findling, noch einige bereits gelbe Grasbüschel den kargen Boden bedeckten, fanden sie Schutz und konnten trotzdem, durch die Büsche spähend, den Weg im Auge behalten. Mit jeder Böe wurde der Regen dichter und umschleierte auch immer mehr den von ihnen beobachteten Pfad, der nach und nach gänzlich durch den eintönig grauen Wasservorhang verhüllt wurde. Das Rauschen des Regens unterband jedes andere Geräusch, als schemenhaft, hastend zwei Schatten den Bach übersprangen, in größerem Abstand gefolgt von einem dritten. „Der Mann mit den Hunden“, dachte Lao-Ly-Tschen, der lauernd unter den Wachholderbüschen lag, während sich die beiden anderen unter dem naturgegebenen Dach aneinander drängten, ungewohnt der schutzlosen Preisgabe der Witterung. Genaues konnte Lao-Ly-Tschen nicht ausmachen in den nun sehr ausgiebigen Güssen, als dass ein gutes Stück nach dem Bach der Mann stehen blieb, der anscheinend schon mehrere Versuche unternommen hatte, nach den Hunden zu rufen und nun wartete bis jene bei ihm eintrafen, worauf sie dann gemeinsam umkehrten und ebenso eilig der entgegengesetzten Richtung zustrebten. Was dort den Mann veranlasst hatte umzukehren und sein Vorhaben abzubrechen, interessierte

Lao-Ly-Tschen wenig. Einstweilen war auf jeden Fall die Gefahr gebannt, doch verharrte er noch so lange unter den Büschen, bis die drei Schatten gänzlich in den Regenschleiern und hinter dem nächsten Kamm verschwunden waren, ehe er sich zu seinen Kameraden gesellte. Lao-Ly-Tschen wagte nicht ein Feuer zu entzünden, um sich zu trocknen und alle warmzuhalten, während in scheinbar unzerreißbaren Fäden monoton rauschend der Regen hinabschnürte und auf den flachen Steinen Luftblasen aufwarf.

Mit dem ersten zaghaften Licht, welches der eigentlichen Dämmerung voraus geht, erwachte er. Der Regen hatte in der Nacht aufgehört und mit immer kräftiger werdenden, frischen Farben erwachten die Hänge und die Geräusche des Tages, nur lautlos hoben sich aus jedem Graben, von jedem Kamm, erfrischt die letzten Tropfen scheuchend, weiße Wolkenfetzen, die sich beim Höhersteigen langsam auflösten. In solcher Umgebung, frisch ermutigt, auch dass sie dank Lao-Ly-Tschens Vorsicht der Gefahr entgangen, setzten sie ihren Weg fort, währenddessen sie sich alle besser kennen lernten, so dass nach drei Tagen ihnen unversehens ein Tschorten, umflattert von zahllosen Gebetsfahnen, das nahe Kloster kündete.

Alsbald grüßten in majestätischer Erhabenheit die Pagoden und Türme von einer nach Südwesten geneigten, kahlen Bergflanke herab, nur spärlich umkräuselt von einigen robusten, knorrigen Büschen. Zwischen den trutzigen Mauern einzig sprießten einige der herbstlichen Färbung zuneigende Pappeln empor. Wie eine wehrhafte Burg, mit Wehrgängen und Söllern gesäumt, schien das Kloster unmittelbar aus der Felswand gehauen, an welcher im Hintergrund das Kloster begrenzend, Schwalbennestern gleich, die Klausen empor wuchsen. Selbst den Zugang gewährte nur eine Fallbrücke, welche aus beträchtlicher Höhe zu einem dem Kloster vorgelagerten Hügel reichte. Mehr als fünf Mann tief war der Graben zwischen der Mauer mit dem Tor und dem mit schweren Quadern befestigten

Hügel. Und selbst noch das Torgewölbe durchschreitend, verschloss ein massiges Bronzetor den Knaben den weiteren Weg.

Die Knaben, welche dem Kloster zustrebten, waren längst schon gesichtet, und so wurden sie bereits in dem Torgewölbe von einem mageren, kahl geschorenen, orange gekleideten Mönch, welcher in einem kleinen Türchen, in den mächtigen Bronzeflügeln, dieses beinahe ausfüllend, erwartet: „Es ist sehr selten, dass Schüler aus dem Reich der Mitte hierher finden“, begann er mit recht hoher Stimme seine Begrüßung. „Ihr habt eine lange Reise hinter euch. Folgt mir ...“ Er lächelte ein undurchdringliches Lächeln, von dem man nicht wusste, ob es hinterhältig oder freundlich gemeint war.

„... wenn ihr dieses Tor durchschritten habt, beginnt eure Ausbildung in Kin-Tshao-Ling.“

Der Mönch durchschritt das Türchen rückwärtsgehend, sich darin umzudrehen hätte selbst für einen außerordentlich Gelenkigen eine Herausforderung dargestellt, gefolgt von den Knaben, die zu ihrer Überraschung, möglicherweise lag es an der massiven, hohen Schwelle, sich ebenfalls bücken mussten, um ins Kloster zu gelangen. Über einen steilen, mit großen Steinköpfen gepflasterten Hof gingen sie in ein Haus, das einem Verwaltungsgebäude glich. Auch hier im Innern waren die Gebäude aus eben den gleichen riesigen Quadern gebaut, aus welchen auch die Umschließungsmauern gefügt worden waren. Das Kloster glich einer Arbeit von Zyklopen, als wäre es mehr für kriegerische Zwecke, denn für eine Bildungsstätte des Geistes errichtet worden. In der Halle dieses Gebäudes, in welches sie eintraten, hieß der Mönch die drei warten, bis dass sie geholt würden von den Personen, welchen sie zugeteilt werden.

Nun standen die drei inmitten eines Raumes, groß genug, dass auch hundert Menschen darin Platz gefunden hätten, in dem sich nach beiden Seiten Fensterreihen erstreckten und hinter ihnen eine schwere, vielfach beschlagene Türe, auf deren

Außenseite heiter die Sonne ihre Metallteile erwärmte, die nun mit einem dumpfen Knall ins Schloss fiel. Kaum dass die drei Knaben zu atmen wagten, geschweige denn sonst irgendeine Bewegung auszuführen. Irrend schweiften ihre Blicke in dem schmucklosen Raum. Einzig gegenüber der Eingangstüre befand sich ein großer, aber sehr niedriger Tisch und dahinter eine mit einer Reismatte bedeckte Bank; eigentlich war es nur ein sehr dickes Brett, das da auf dem glatten Steinboden lag. Hinter der Bank wiederum befand sich eine kleine Pforte, kaum größer als jene, welche in dem wuchtigen Bronzetor Einlass gewährte. Etwas unsicher, um nicht zu sagen eingeschüchtert, harrten die drei und lauschten dem Pochen ihrer Herzen. Ganze Epochen schienen zu vergehen und die Sonne malte bereits helle Streifen quer durch den ganzen Raum, so dass es aussah, als wollten diese auf der anderen Raumseite wieder zu den Fenstern hinaus klettern, als endlich ergiebiges Schlüsselrasseln das Eintreten der Erwarteten ankündete.

Allen voran zwängte sich jener durch die Tür, hinter den Tisch, der sie vor unzähligen Stunden ins Kloster einließ, gefolgt von wesentlich Beleibteren, aber ansonsten genauso gekleideten, von welchen der zweite eine Tasche bei sich trug, aus welcher er ein dickes Buch und Schreibutensilien hervorzauberte. Die drei Mönche nahmen umständlich auf der Bank Platz, auf welcher sie trotz ihrer Beleibtheit, nach einigem Rücken, aus ihrem Lotussitz aufatmeten und den Knaben entgegenlächelten.

Der erste Dicke schien den Vorsitz zu führen und winkte die Knaben herbei. Trocken und hohl hallten die Schritte, und äußerst seltsam fühlte es sich an, die den Raum durchquerenden Lichtbahnen zu überschreiten, fast dass sie ihren Mut zusammennehmen mussten, besonders weil der Vorsitzende sie unentwegt außergewöhnlich freundlich anlächelte. Er lächelte so freundlich, dass man ob der Freundlichkeit beinahe ein schlechtes Gewissen bekam, was in ihm noch mehr Freundlichkeit provozierte. Schließlich nach Beendigung ihrer Reise durch den Raum bedeutete der Magere, dass sie sich ebenfalls niederlassen sollten.

Fast einer Metallglocke gleich begann nun der Vorsitzende, in äußerst gepflegtem Chinesisch zu sprechen: „Meine lieben Schüler aus dem Reich der Mitte! Lange ist es her, viele Jahre sogar, dass Schüler den Mut gefunden haben, den Weg durch das Gebirge zu beschreiten und ihren Fuß in dieses Kloster zu setzen! Mutig auch, dass sie sich einem so jungen Führer anvertrauten."

Ebenso klangvoll, aber eine halbe Oktave tiefer, las nun der Schreiber: „Khenonasu, — Rhi-botsche-Kay!"

Der Magere kam nun mit seiner hohen Stimme dazu, sodass sich aus den unterschiedlichen Stimmlagen der Mönche fast eine Melodie ergab: „Ich bitte den edlen Führer, uns seinen Namen bekanntzugeben."

Lao-Ly-Tschen erschrak, denn offenbar betrachteten die drei Mönche ihn als Führer, von welchem sie erwarteten, dass er alsbald seinen Heimweg antrete, also stammelte er beinahe unverständlich und der Schreiber erfüllte mit tiefstem Glockenschlag den Akkord des Gestotters.

Nun endlich verstanden, ließ der Vorsitzende wieder seine Stimme erklingen: „Edler Lao-Ly-Tschen, erweist uns heute die Ehre und erzählt uns von eurer Reise ..."

Lao-Ly-Tschen sträubten sich ganz sacht seine Nackenhaare und ein Schauer überlief ihn, ob der ungewohnten Anrede. Der Vorsitzende fuhr fort: „... unsere beiden neuen Schüler mögen Kin-Tao folgen", dabei wies er mit der Hand auf den Mageren: „Ihr werdet von ihm nun in eure Pflichten eingewiesen und werdet damit richtige Schüler von Kin-Tshao-Ling."

Kin-Tao erhob sich, verneigte sich flüchtig vor Lao-Ly-Tschen und schritt zur großen Tür, dabei den Schülern winkend, dass sie ihm folgen mögen.

Die Tür fiel ins Schloss und dumpf hallte der Klang im ganzen Raum. Nun erhoben sich die anderen beiden und baten

Lao-Ly-Tschen, ihnen zu folgen. Jetzt ging es aber durch die enge Pforte hinter dem Tisch. Durch einen kurzen, engen Gang betraten sie einen prunkvollen Saal mit niedrigen Tischen den Wänden entlang. Die Mitte des Bodens bedeckte ein filigran gearbeitetes, doch von seinen Abmessungen riesiges Mandala, welches gänzlich aus bunten Sanden bestand. Fast ehrfurchtsvoll umgingen die Mönche das Sandgemälde, um auf der gegenüberliegenden Seite den Saal wiederum zu verlassen. Erklärend erwähnte der Schreiber, dass hier die Mönche üblicherweise speisen, doch für einen besonderen Gast, wolle man auch etwas Besonderes bieten. Ein so junger Führer erregte die Neugierde des Abtes und so sei er mit noch einigen Beratern heute bei ihm zu Gast. Zunächst führten sie aber Lao-Ly-Tschen in ein angemessenes Gemach, aus welchem er einen guten Teil des Klosters überblicken konnte, denn es war eines, das an der Rückseite des Klosters, erhoben darüber, in den Fels gehauen war. Wenn Lao-Ly-Tschen aus dem Fenster sah, sah er sich allerdings umgeben von einer Vielzahl solcher Gemächer. Wasser und Kleidung war bereitgelegt und der Vorsitzende versicherte, ihn für das Gastmahl abzuholen.

Kostbar war auch das Gemach für das Gastmahl ausgestattet, in welchem, in einer großen Nische, eine mächtige Tafel stand. Umringt von an der Wand entlang geordneten Kissen, auf welchen ein gutes Dutzend Mönche dem Beginn des Gastmahles harrend, nun als letzte den Vorsitzenden, den Schreiber und Lao-Ly-Tschen empfingen. Vielseitiges aus Gemüse, Früchten, Nüssen und Reis ist zu köstlichen Speisen bereitet worden, dessen Üppigkeit den tsampagewohnten Knaben etwas befremdete. Ihm wurde der Platz mit dem Rücken zum Raum geboten. Alle anderen bequemten sich in der Nische, wo jeder nach Belieben sich auf die die Wand säumenden Kissen lehnen konnte. Nie zuvor hatte Lao-Ly-Tschen ein solch opulentes Mahl gesehen, geschweige denn, dass er an einem solchen teilgenommen hätte, dass also ihn gewisse Zweifel umfingen, ob der Notwendigkeit dieses essbaren Reichtums. Die Anwesenden waren bereits in angeregte Gespräche vertieft und erwiesen recht flüchtig den Eintretenden die schuldige Höflichkeit.

Die zu besprechenden Themen nahmen die Herren derart gefangen, dass sie zunächst nur mit Blicken vereinzelt dem Knaben Beachtung schenkten, welcher vergebens in einer der zahllosen Schüsseln nach Tsampa Ausschau hielt. Die umgebenden Farben, welche dem Knaben sehr auffällig ins Auge sprangen, zeigten ihm wenig Genießbares, sowohl bei den Speisen wie auch bei den Männern, welche sich ausgiebig an den Schüsseln delektierten. Ihre Farben waren ein seltsames Gemisch aus Weisheit und Begehrlichkeit, überfließend von den Speisen, welche sie gerade zu sich nahmen, und wieder zurück, also dass es Lao-Ly-Tschen kaum verwunderte, nur mit gut gebauten, um nicht zu sagen dicken, wenn nicht gar fetten Mönchen das Mahl zu teilen. Die Farben gemahnten ihn zur Vorsicht, beinahe so wie bei dem Wirt, wo er den beiden Schülern begegnet war. Schließlich weitete sich um den Mönch, der ihm gegenüber saß, er war der dickste von allen, ein unruhig flackerndes Gelb-Grün, doch widersprüchlich dazu klang seine Stimme glockenklar, als er sich an Lao-Ly-Tschen wendete: „Es ist uns immer eine ganz besondere Freude, wenn Schüler aus dem Reich der Mitte zu uns gebracht werden. Wir sind ein armes Kloster und verfügen nur über sehr wenige Ausbildungsplätze, aber ich glaube wir haben gelernt, aus dem Geringen das Beste zu machen ..."

Verhaltenes Gelächter unterbrach den Sprecher, der jedoch unbeeindruckt fortfuhr: „Lhasa ist weit von hier und leider erhalten wir sehr wenig Unterstützung von dort. Deshalb fühlen wir uns auch mehr dem Reich der Mitte verbunden und halten dorthin die stärkeren Kontakte. Leider zwingt uns das auch zu Handeln, und es gibt einiges, das wir zur Linderung unserer Armut bieten können. Insofern sind uns geeignete Führer, welche sicher die Bergwelt durchschreiten, stets willkommen. Fast noch mehr als die Schüler selbst, denn sie bedürfen nur geringer Ausbildung. — Aber was rede ich so lange? Edler Lao-Ly-Tschen, erzählt uns von eurer Reise."

Verlegen schaute Lao-Ly-Tschen auf seine Schale mit Reis, welchen er als einziges genießbares Lebensmittel erachtete, doch der Sprecher ermunterte ihn weiter und fragte nach dem Alter des Knaben. Diese einfache und doch zwingende Frage, löste dann die Zunge. Erst stockend, doch dann immer flüssiger begann Lao-Ly-Tschen zu erzählen, stets von neuen Zwischenfragen ermuntert. Seinen Weg durch die Bergwelt und wie sie sich versteckten, seine Erlebnisse bei dem Wirt am Pass mit den Hunden, und schließlich immer weiter in die Vergangenheit greifend, von seinem heimatlichen Kloster, und dass er auf dem Weg nach Tse-Prong verloren ging, worauf er sich dann bis zum Pass alleine durchgebracht hätte, ohne zu wissen wohin der Weg ihn führe. Bei seiner Erwähnung von Tse-Prong ging ein Erstaunen durch die Versammelten und manch einer wusste den Ruf dieses Klosters zu rühmen, das für seine Heilkunst und Ärzte berühmt sei, und dass dort nur die Erlesensten Aufnahme finden. Umso mehr lobten sie auch Lao-Ly-Tschen, dass er solchen Reichtum in sich berge, dass er für Tse-Prong vorgeschlagen worden sei. Lao-Ly-Tschen genoss die Ehrerbietung, die man ihm entgegenbrachte und mühte sich, den immer schmutziger werdenden Farben der Mönche keine Beachtung zu schenken. Schließlich erzählte er noch, dass er seit dem Pass hoffe hier im Kloster aufgenommen zu werden. Heftig flammte nun eine Kontroverse zwischen den Mönchen auf, weil sich schnell die größere Zahl als Befürworter seines Anliegens äußerten. Der dickste aber, Lao-Ly-Tschen hatte ihn in der Zwischenzeit als den Abt identifiziert, sprach sich vehement dagegen aus. Die Befürworter hingegen, erwogen sogleich viele verschiedene Möglichkeiten, um den Abt umzustimmen und von seinem Vorhaben, Lao-Ly-Tschen als Führer zu verdingen, abzusehen. Manche waren der Ansicht, dass durch die Aufnahme des Knaben dem Kloster größere Vorteile erwachsen. Nach und nach erkannte jedoch Lao-Ly-Tschen aus den Farben, der in der für ihn in unverständlichem Tibetisch geführten Diskussion, dass seine Fähigkeiten und seine ausgiebigen Kenntnisse von einem anderen Kloster eher als Gefahr betrachtet wurden, so dass er bereits wieder seine Entscheidung zu bereuen begann. Den Befürwortern gelang es jedoch den Abt umzustimmen. Nicht dass Lao-Ly-Tschen in das Kloster aufgenommen, sondern dass er einem Eremiten nahe dem Kloster anvertraut werde. So könne er zur Erlernung des Kampfes das Kloster aufsuchen, hätte sonst aber nur geringen Einblick in die inneren Vorgänge.

Heiter wendete sich der Abt wieder an Lao-Ly-Tschen: „Es ist uns leider nicht gegeben, genügend Ausbildungsplätze bieten zu können, doch haben wir eine Möglichkeit, dass du trotzdem an manchen Lehrstunden teilnehmen kannst. Nahe dem Kloster wird sich Lobsang-Tsche-Kum deiner annehmen. Auch er war einst auf dem Weg nach Tse-Prong, konnte dann aber seinen Weg nicht fortführen und hat sich hier niedergelassen. Kin-Tao wird dich morgen dort hin bringen."

Damit schien das Mahl für Lao-Ly-Tschen beendet. Der Schreiber hatte sich erhoben und führte den Knaben in sein Gemach zurück. Nach Lao-Ly-Tschens höflicher Geste gewahrte er noch, wie der Abt in die Hände klatschte, worauf an ihm vorbei etliche, nach Fleisch duftende Schüsseln in das Gemach getragen wurden.

Anderentags, kaum dass die Sterne verblassten und der die Täler verbergende Nebel wallend begann an den Hängen empor zu klettern, betrat Kin-Tao das Gemach von Lao-Ly-Tschen und gemahnte zum Aufbruch. In einem weniger appetitlichen Saal als dem Speisesaal für die Mönche, verköstigte man den Knaben mit einer geringen Portion Tsampa und Tee, welchem die spärliche Butter nur wenige Fettaugen entlockte. Noch war es kalt und in jener Höhe verbrämte Rauhreif die trockenen Grashalme mit weißen, gefiederten Rändern. Die Dämmerung scheuchte die Nebelschwaden und mit Sehnen wurden die ersten wärmenden Strahlen der Sonne erwartet, die doch noch während ihres ganzen Weges bis zu den Berggraten des Horizontes auf sich warten ließen.

Auf einer dem Kloster gegenüberliegenden Kuppe, die den Fuß einer Felswand bildete, blieb Kin-Tao stehen und deutete die Felswand empor. In diese waren grobe Stufen gehauen, welche einen Weg seitlich an einem Überhang vorbei bildeten. Über dem Überhang sei des Lobsangs Klause, wurde dem Knaben erklärt, und dass er den Rest des Weges nun alleine gehen müsse. Sollte Lobsang-Tsche-Kum Fragen haben, die Lao-Ly-Tschen nicht beantworten könne, solle sich Lobsang an den Abt wenden. Jeden fünften Tag, vorerst, solle er im Kloster erscheinen, um den Kampf zu erlernen, sofern ihm daran gelegen sei.

Kin-Tao wandte sich und ließ Lao-Ly-Tschen am Fuße der Wand stehen. Diesem blieb also nichts anderes übrig, als den fast senkrechten Weg zu ersteigen, oder wiederum ins Ungewisse zu ziehen. Zumindest konnte er annehmen, dass da oben ein Mensch sei, mit dem ein vernünftiges Gespräch möglich ist, also entschied er sich für den halsbrecherischen Aufstieg ins ebenfalls Ungewisse. Sich in Rissen und an Kanten festhaltend gewann er die Anhöhe über dem Überhang, und zu seinem Erstaunen bot sich ihm ein sehr hoffnungsvoller Anblick. Eine kleine, ebene Fläche, kaum größer als der Hof des Klosters, bedeckte wie ein Dach den überhängenden Felsen, auf dieser ein zweckmäßiger Garten angelegt, und sogar mit einer kleinen Kiefer beschattet war. Im Hintergrund, kaum sichtbar mit dem Fels verwachsen, war eine Behausung in den Fels geschlagen, auf die der Knabe nun zuging. Herrlich dufteten die Kräuter des Gartens in den ersten Sonnenstrahlen, welche den Garten umspielten und mit sich steigernder Wärme den Tau von den Blättern leckten. Die Behausung erweckte einen sauberen Eindruck, ebenso wie der Garten.

Eine kleine Bank, aus einem grob geschlagenen Monolithen, lehnte, unter dem mit einem Laden verschlossenen Fenster, in einem feingeharkten Kiesbett, gegen die Wand, welche nicht aufgemauert, sondern als unversehrte Felswand der Witterung trotzte. Die Tür war nur angelehnt, doch kein Laut war aus dem Inneren zu vernehmen. Ein gutes Stück über dem, was als Behausung angenommen werden konnte, war eine schmale und kräftig von Ruß geschwärzte Spalte, an deren Fuß sich Farne mühten, in der Kluft Halt zu finden. Lao-Ly-Tschen setzte sich auf die Bank, ließ sich in der Sonne wärmen, folgte mit seinem Blick den Knorren der Kiefer, welche in gewisser Weise an sein heimatliches Kloster erinnerte und fühlte sich seit langem, zu ersten Mal wieder, auf unerklärliche Weise geborgen. Es war ihm, als könne er hier wirklich Sinnvolles finden. Als schließlich nach einiger Zeit sich seine Betrachtungen der Kiefer, des Gartens und der Landschaft erschöpften, entschloss er sich doch, in die nach außen so stille Behausung einzutreten, um festzustellen, ob überhaupt jemand diesen Ort nutze.

Behutsam schob er die Türe auf, die mit leisem Knarren seine Ankunft verkündete. Stickig war die Luft im Inneren und dunkel war der Raum, dass sich Lao-Ly-Tschen erst an die Lichtverhältnisse gewöhnen musste. Aus der Dunkelheit sortierten sich bald ein wuchtiger Tisch mit drei Stühlen, die sehr jenen glichen, welche manche Jahre für Kunnu-Nao und ihn ihre Dienste leisteten, weiters war da eine Felsbank auf Brusthöhe im Hintergrund und daneben, kaum sichtbar eine stark berußte Esse, deren Rußspuren unergründlich in einer Kluft verschwanden. Anschließend an die Esse gewahrte der Knabe, der sich schon allmählich an die Dunkelheit gewöhnte, eine lange, breite Felsbank, die zur Ablage aller möglichen Dinge diente. Da lagen Kochgeräte in nicht ganz so schöner Ordnung, wie sich der Garten präsentierte, zusammengefaltete Decken, die, im Dunkeln matt erscheinende, leuchtend orange Mönchsbekleidung und weiter links lag der Länge nach ausgestreckt und völlig unbekleidet ein Mann, welcher friedlich seufzend die Geräusche wohlverdienten Schlafes aushauchte.

Erschrocken machte Lao-Ly-Tschen einige Schritte zurück, um höflich den Raum wieder zu verlassen und auf der Bank draußen das Erwachen des Mannes abzuwarten, da gab der Mann zunächst schmatzende Laute von sich, bevor er traumwandlerisch zu sprechen begann: „Verweile nur. Ich habe dich längst erwartet, und weil du abends nicht mehr gekommen bist, bin ich wohl darüber eingeschlafen."

Der Mann setzte sich auf, als hätte er eben nur auf diesen Moment gewartet, da gewahrte er erst seine Erscheinung und lachend erklärte er: „Ich hatte deinetwegen eingeheizt und da war es mir viel zu warm." Währenddessen haschte er gelassen nach seinem orangen Tuch, in das er sich einhüllte und unversehens so vorbildlich gekleidet war, wie eben es auch seinem Garten geziemte.

„Wenn ich recht geträumt habe, hat dich deine Mutter ‚Ly' genannt. So will ich es auch halten ...", derweil schritt er zum Fenster und stieß den Laden auf, dass flutendes Sonnenlicht den Raum erfüllte.

„... doch sage mir, wie lautet dein Name, und sag mir auch, was du gerne isst? Es gibt hier fast nur die Früchte aus meinem Garten, doch daraus lässt sich manch Schmackhaftes zubereiten."

Lao-Ly-Tschen fühlte sich zu der heiteren Art des Mönches sehr hingezogen, dass keine Verlegenheit seine Kehle schnürte, als er seinen Namen nannte und fügte diesem gleich hinzu: „... und ihr seid Lobsang-Tsche-Kum?"

„Das ist richtig", er grinste den Knaben herzhaft an: „... aber viel zu lang. Begnüge dich einfach mit Lobsang. — Und jetzt habe ich Hunger. Ich hoffe, du auch!"

Lobsang trat an die brusthohe Felsbank heran und schöpfte aus ihrem Hintergrund einen Kessel voll Wasser. Immer noch lachte er: „Wir Einsiedler leben zwar mit wenig Gesellschaft, trotzdem sind wir nicht alle Asketen. Es gefällt mir zwar nicht, wie im Kloster gelebt wird, doch hungern tu' ich hier auch nicht, genau so wenig wie du, wenn du bleiben willst."

Unter einem Berg von Asche, in der Esse, glimmte noch schwache Glut, welche Lobsang rasch zu neuer Flamme erweckte, um darüber an einer rußgeschwärzten Kette den Kessel aufzuhängen, der bald mit sirrenden Geräuschen seine Erwärmung kund tat. Wurzeln und Kräuter wurden in wildem Durcheinander dem Kessel zugefügt und Ly dachte bei sich, als sie dann draußen in der Sonne, auf der Steinbank, fröhlich plaudernd ihr Mahl verzehrten, noch nie so köstlichen Tsampa gegessen zu haben.

In Lobsangs Garten folgte nun eine Zeit mit dem anbrechenden Herbst, welche der Ernte ihre Aufmerksamkeit widmete. Ly freute sich auch hier, sowohl von den kleinen Naturwesen, wie auch von Lobsang reichen Rat zu erhalten, über alles was da in verschiedenen Nischen in der Klause und in Felsspalten eingelagert wurde. Einmal meinte Lobsang lachend: „Den kommenden Winter wirst du bei mir aushalten müssen, denn es führt kein Weg von hier fort."

Und unversehens, über Nacht, brach dieser auch herein und überdeckte mit weißer Pracht die ganze Landschaft, so dass nicht mehr zu erkennen war, wo der Garten endete. Einzig der kleine Platz um die Steinbank schien von aller Witterung begünstigt, dass kaum die Sonne ihr Gesicht zeigte, die Bank des geringen Schnees beraubte. Dieser war auch der Ort, an welchem täglich die beiden ihre Gewandtheit erhielten, was mit ruhigen Bewegungen das innere, wie auch das äußere Gleichgewicht steigerte. Die Bewegungen glichen jenen, welche Ly im Kloster beim Kampfunterricht gelernt hatte, nur weicher und umfangreicher gestaltete Lobsang die Übungen. Danach setzten sie sich auf die Steinbank und ließen schweigend nachklingen, was die Bewegungen in ihnen anrührten.

Wieder einmal saßen sie so, jeder in seine Gedanken vertieft. Lao-Ly-Tschen erschien die Luft dünner als sonst. Leichter

Dunst verhüllte die Sicht in die Ferne und manchmal wischten Wolkenfetzen von der Kante des Gartens rasch nach dem Gipfel über ihnen. Feine Flocken schienen in der Luft zu stehen, scheinbar regungslos; als kleine, weiße Klümpchen wussten sie nicht, wem sie folgen sollten. Nicht zog die Erde genügend mit ihrer Kraft, noch vermochte der Hauch, an welchem der Dunst seine Kletterspiele ausführte, sie mitzureißen, um tolle Wirbel entstehen zu lassen. Nicht einmal eines Seufzens mächtig, glich der Anblick selbst eingefroren aller Bewegung. Auch Lobsang war so ruhig, dass er nicht zu atmen schien.

Vorne an der Kante des Gartens erschien für Augenblicke ein kleines, blaues Flämmchen. Ly stutzte, doch noch ehe er es versah, eilte vom Berg herkommend eine weitere solche Erscheinung der Kante entlang und verlor sich knisternd im Dunst. In kurzen Abständen steigerte sich dieses Schauspiel, immer lauter werdend, bis schließlich, ihr Hort ganz eingefasst von flammendem Blau, ein gewaltiger Blitz von der Kante abriss und im Donnergetöse verlöschte. Weiß-rauchige Dunstfäden zurücklassend, wirbelten die Flocken, wie in Röhren, der Flammenspur folgend in das Nichts hinaus und flirrten kristallen in dem fahlen Licht. Darin tanzten, den blauen Flammenzungen gleich, ebenso blaue, scharfkantige, liebliche Wesen und trieben ihr neckisches Spiel mit den irrenden Flocken. Lao-Ly-Tschen vermeinte Lachen zu hören und lächelte ebenfalls still vor sich hin. Ein Blick zur Seite verriet ihm, dass sein lächelnder Mönch eben Selbiges erlebte. Zurückschauend auf die heiteren Wesen, welche die Flocken so lustig wirbeln ließen, war das Bild verblasst und der Schnee senkte sich, mit einsetzendem Nebel, auf die matt, grau verschwimmenden Flächen. Lange starrte Ly, ohne dass er noch einmal in dieser Undurchdringlichkeit etwas von diesen Wesen erblickte.

Leise murmelte Lobsang vor sich hin: „Gewahre den Augenblick. Erlebe ihn ganz und lass dich nicht ablenken, sonst ist er verloren, ehe du seiner gewahr wurdest. Dann fasst dich

Reue und du glaubst etwas verpasst zu haben. Doch die Reue kann den Augenblick nicht von neuem auferstehen lassen."

Verwundert blickte Ly zu seinem Mönch, der fortfuhr: „Ja, du hast dann das Kostbarste verloren! Du lebst hinfort in der Vergangenheit und in der Zukunft, weil du die Kraft für die Gegenwart nicht aufbrachtest. Der Augenblick duldet keine Ablenkung, fordert vollste Wachsamkeit und Aufmerksamkeit. Der Augenblick ist der einzige Moment in dem wir leben."

Betroffen starrte Ly auf seine nackten Füße, mit welchen er verlegen im Kies scharrte. In unbarmherziger Weise hatte Lobsang ihm genau sein Handeln und Fühlen vor Augen geführt. Leise, beinahe den Blitzwesen gleich, lachte Lobsang vor sich hin: „Und nun siehst du auch wie schwer es ist, wieder in die Gegenwart zurück zu finden, denn du fühlst dich beklommen, weil ich dir dein Handeln zeigte."

„Sollte ich mir denn nicht zu Herzen nehmen, was du mir rätst?" antwortete Ly unsicher.

Schließlich schubste Lobsang mit seinen Zehen Schnee auf Lys Füße: „Was habe ich dir denn geraten? Jeder Augenblick ist kostbar, dass wir so wenig wie möglich vergeuden sollen. Wenn du einem Rate folgen willst, entscheide dich stets für den weisesten. Das ist selten der aufdringlichste, aber immer der naheliegendste, niemals der bequemste und keinesfalls jener, durch dessen Befolgung du unglücklich bist."

Ly wischte sich mit den Füßen den Schnee weg: „Ich habe Hunger. Bitte, erzählst du mir beim Essen von jenen, die wir eben sahen? Ich fühle, sie kennen nur den Augenblick."

Alsbald saßen sie bei Tisch und löffelten Tsampa, während hinter ihnen leise das Feuer in der Esse knackte, als Lobsang mit einem verschmitzten Lächeln begann: „War es nicht so, dass du auf deiner Wanderung stets von den verschiedensten Naturwesen begleitet warst?"

Mit vollen Backen mampfend nickte Ly nur mit dem Kopf.

„Es ist dir trotzdem nie aufgefallen, wann sie sich dir zeigten? Nie hast du dir Gedanken gemacht, warum du sie sehen kannst, und zum Beispiel Lonam-Tse nicht?“

Ly schaute etwas verwirrt und schüttelte langsam, mehr fragend, den Kopf.

„Heute hast du Wichtiges entdeckt. Es ist so, dass nur wer ganz in der Gegenwart lebt, die Fähigkeit besitzt, die Wesen sehen zu können. Es ist zwar nicht der einzige Grund, aber ein sehr wichtiger.“

Ly verstand noch weniger. Er hatte seinen Löffel hingelegt und hing begierig an Lobsangs Lippen, der heiter fortfuhr: „Es ist ein Hauptgrund, warum hauptsächlich Kinder die Naturwesen sehen. Sie leben ganz in der Gegenwart. Oft ist es so, dass die Menschen mit dem Erwachsenwerden in ihrer Geschäftigkeit die Fähigkeit verlieren, in der Gegenwart zu leben. Sie haben, wie du grad eben, mit Reue und Hoffnung, gelernt in der Vergangenheit *und* Zukunft zu leben. Das kann man beides gleichzeitig. Die Gegenwart ist so kurz, dass sie schwer zu treffen ist. Und je mehr man darüber nachdenkt, umso schwieriger ist es.“

Lobsang erhob sich, um von dem heißen Tee nachzugießen. „Die Naturwesen sind so unmittelbar mit dem Augenblick verbunden, dass sie außerhalb dieses Momentes unsichtbar bleiben müssen. Sie können nur das, was ihnen die Natur vorgibt, ohne dabei eigenes Wollen entwickelt zu haben. Das bindet sie in den Augenblick der Gegenwart.“

Ly schloss die Augen, weil er sich zwingen wollte, gedankenleer die Gegenwart zu finden.

„Sicherlich kommt noch hinzu, dass das, was du um Alles als Farben erkennst, von dir selbst stimmen muss. Das ist die zweite Bedingung. So könntest du vollständig im Augenblick leben, wenn aber deine Farben nicht stimmen, siehst du genau so nichts; ebenso wie umgekehrt.“

Ly, der inzwischen einen äußerst angestrengten Gesichtsausdruck angenommen hatte, sprudelte heraus: „Wie kann ich meine Farben kontrollieren?“ Er sprühte vor Begierde, in jedem Augenblick die Naturwesen sehen zu können.

Lobsang lachte laut: „Wie willst du deine Farben kontrollieren, wenn die Farben dich kontrollieren? Diese Farben werden genau so, aber von einer ganz anderen Art Naturwesen geschaffen.“

„Ich verstehe nicht. Die Farben zeigen doch immer die wirkliche Beschaffenheit einer Sache.“

„Das ist schon richtig. Das beweist aber nur was ich sagte, weil jemand anderer, in jedem Moment dich betrachtet und danach die Farben formt, die dann wieder auf dich zurückwirken. Du fühlst in dir eine Regung. Schwach nur, aber es ist genug, dass entsprechende Wesen die Farbe danach formen. Diese Farbe wirkt dann auf dich zurück und verstärkt deine Regung, bis du sie als das erkennst, was sie ist. Dann erst entscheidest du dich, ob du weiter machst, oder eine neue Regung in dir aufkommen lässt. Das geschieht so schnell, dass du glaubst, es geschieht im selben Augenblick. Und es ist auch so, weil die Naturwesen den Augenblick wirklich vollständig nutzen.“

„So geht doch aber die Regung immer zuerst von mir aus?“

„Schon, aber deine Regung bliebe unsichtbar. Sie muss sich erst durch deine Seele einen Weg bahnen und bedarf dann einer Brücke, um sichtbar zu werden. Für dieses Sichtbarwerden arbeiten die Naturwesen.“

„Dann aber beeinflusst meine Regung meine Farbe?“

„Nicht nur. Siehe einen Wassertropfen, wenn die Sonne darauf scheint. Alle Farben spiegeln sich darin. Wenn du aber einen Tropfen Tee nimmst, werden manche Farben stärker, andere sind wiederum überhaupt nicht vorhanden, obwohl dieselbe Sonne scheint.“

„Ja, aber im Tee wurden Kräuter gekocht!“ begehrte Ly auf.

Lobsang lachte erneut: „Sicherlich. Wir alle gleichen einem Tee durch unsere Erlebnisse.“

In Ly arbeitete es: „Zunächst sind da meine Regungen, welche eine Farbe zeugen, dann aber werden diese Farben durch meine bisherigen Erlebnisse verstärkt, oder abgeschwächt; vielleicht verlieren sie sich ganz und es bleibt nichts mehr von meiner tatsächlichen Regung übrig. Das hieße dann, dass ich gar nicht fühle, was ich ursprünglich wollte, weil ich mir in meinem Leben einen so starken Tee gebraut habe. Wenn ich also viel erlebt habe, kann ich gar nicht fühlen, was sich in mir regt. Es wäre jedes Erlebnis eine Verunreinigung." Entrüstung spiegelte sich in Lys Blick und forderte von Lobsang noch mehr Heiterkeit heraus. „Das kann stimmen, muss aber nicht. Nimm zum Beispiel die Ingwerwurzel und wie ich daraus den Tee zubereite. Sie verstärkt alle Farben gleichmäßig, gibt einen wunderbaren Geschmack und die Farben leuchten sogar beim Schein einer kleinen Lampe. Und je stärker ich den Tee mache, umso leuchtender werden die Farben, umso mehr verstärkt sich seine Heilkraft. Es ist nicht zwingend, dass man sich mit seinen Erlebnissen verunreinigt. Wohl aber soll man mit Bedacht entscheiden, mit welchen Erlebnissen man sich bereichert."

„So müsste man aber von vornherein die Wirkung aller Erlebnisse bereits kennen, um rein bleiben zu können", blieb Ly beharrlich bei seinem Trotz.

„Auch das ist nicht richtig. Oft schon hast du beobachtet, dass ich manch trübem Gebräu besonders starken Ingwertee beigefügt habe und nach einiger Zeit des Kochens, hat sich diese Trübe geklärt, so dass du manchmal gefragt hast, ob ich eben erst Wasser aufgesetzt hätte."

Jetzt machte sich Ratlosigkeit in Lys Gesicht breit und er wollte wissen: „Wie erkenne ich den Ingwer des Lebens?"

„Es ist nicht einzig die Ingwerwurzel. Es gibt viele verschiedene Dinge, die die gleiche Wirkung hervorrufen. Es kommt stets auf die rechte Anwendung an."

„Dann muss ich einfach nur suchen, bis ich meinen persönlichen Ingwer gefunden habe?"

Lobsang lachte in einem fort: „Ganz genau. Du könntest aber die Naturwesen um Hilfe bitten."

Verdutzt verfinsterte sich Lys Blick: „Wenn ich aber schon so getrübt wäre, dass ich die Naturwesen nicht mehr sehen kann?“

„Ja dann kannst du nur noch probieren und wirst viele Fehler machen, vielleicht gelingt es dir überhaupt nicht mehr.“ Nun war auch Lobsang sehr ernst: „Lass niemals Angst in dir aufkommen, denn es erzeugt eine Trübung, die undurchdringlich für die Naturwesen ist. Keines der Naturwesen kennt Angst. Sie ist ihnen zu artfremd.“

Ein anderes Mal, es war bereits Frühling und die Sonne lockte die ersten Blumen und Kräuter neben den verbliebenen Schneeflecken hervor, schritten sie gemeinsam über die ausapernden Flächen, auf der Suche nach heilkräftigen Pflanzen. Ly war ganz in die Gedanken über Tse-Prong vertieft, während er den feinen Hinweisen der Naturwesen folgte, die ihm manche Kostbarkeit zeigten. Lobsang war hoch erfreut über die Schätze, welche sich in Lys Beutel sammelten. Da sprudelte es unversehens aus Ly heraus: „Warum bist du nicht nach Tse-Prong weitergezogen? Warum bist du da oben auf dem Fels und nicht im Kloster?“

Lobsang schritt weiter, als ob er Ly nicht gehört hätte und in dem Knaben kreisten die Gedanken weiter, aber er fragte nicht mehr. Er konzentrierte sich, sorgsam die ihm gezeigten Pflanzen zu ernten und erinnerte sich an die schroffen Hänge, in welchen er mit Kunnu-Nao einst herumgeklettert war.

Während der folgenden Tage verarbeiteten die beiden ihre reiche Ernte. Teils zum Trocknen, andererseits wurden Pflanzenteilen mit unterschiedlichen Verfahren ihre heilsamen Essenzen entzogen, um sie nutz- und haltbar zu machen. Trotz des vielfältig Neuen, das Ly dabei zu lernen hatte, kehrten seine Gedanken unweigerlich zu seinen unbeantworteten Fragen zurück. Immer brennender nagten sie in ihm, doch es gab keine Gelegenheit, dass er sie Lobsang gegenüber hätte wiederholen können. Stets aufs Neue wurde seine Aufmerksamkeit zu Wichtigerem fortgerissen und auch die Naturwesen hüllten sich diesbezüglich in Schweigen.

Bereits war der Frühsommer angebrochen und brütende Mittagshitze lagerte vor der Klause. Wie brennende Nadeln bohrten sich die kleinsten Steine in die Fußsohlen, während Ly auf der Suche nach Antworten allein im Garten auf und ab schritt, aufgewühlt von den nicht minder brennenden Fragen, wanderte sein Blick hin und wieder zum Kloster hinüber, als ob er von dort Antwort erhoffte. Da gewahrte er durch die zittrig flirrende Luft, wie, vom satten Grün der Wiesen abhebend, ein Mönch, in seinem flattrigen, orangen Gewand, den Weg zur Klause entlang eilte. Seinen Bewegungen nach zu schließen, glaubte Ly, Kin-Tao zu sehen, was sich, nach dem er Lobsang herbeigerufen hatte, auch als Wahrheit herausstellte.

Schon am Fuße des Felsens, welchen Kin-Tao hastig erklomm, begann er laut nach Lobsang zu rufen. Völlig außer Atem erreichte er den Garten, doch berichtete er sogleich, dass der Abt seiner Hilfe bedürfe. Dass Ly mit Handreichungen Lobsang-Tsche-Kum unterstützen sollte, stieß bei Kin-Tao hingegen auf Ablehnung. Erst als Lobsang ihm drohte seine Hilfe zu verweigern, wenn Ly nicht mitkäme, fügte er sich.

Lobsang packte in eine große Tasche einige kleine Bündel und verschiedenste heilsame Präparate. Auf Lys Frage hin antwortete er so leise, dass der draußen wartende Kin-Tao es nicht hören konnte: „Nur dafür haben wir diese Essenzen gewonnen. Siehe, du und ich erfreuen uns bester Gesundheit. Wir bedürfen dieser Heilmittel nicht. Jenen aber, die die Gesundheit ihrer Seele vernachlässigen, kann die Genesung des Körpers zur Heilung ihrer Seele verhelfen. Wisse, dass dieses die wahre Aufgabe des Arztes ist."

Unverkennbar fühlte Ly in den Worten des Eremiten die Missbilligung gegenüber der klösterlichen Lebensführung und seinen Unglauben, jene Seelen heilen zu können.

Weit geöffnet stand das wuchtige Bronzetor des Klosters, durch welches Kin-Tao den beiden zielstrebig voranstürmte. Aus den knappen Angaben, die sie unterwegs erhalten hatten, wussten sie, dass der Abt ernstlich erkrankt, und die Kunst der klösterlichen Heilmönche erschöpft war. Kein leichtes Unterfangen kam auf sie zu, galt es doch auch die bereits begangenen Kunstfehler zu beheben.

Über verborgene Treppen und durch muffige, düstere Gänge stiegen sie zu dem höher gelegenen Teil des Klosters. Schließlich durchquerten sie auch jenes Gemach, an welchem noch matte Erinnerungen an ein seltsames Gastmahl hafteten. Dahinter lagen die persönlichen Gemächer des Abtes. Bedrückendes Dämmerlicht umfing sie. Die Fenster waren mit Reismatten verhangen, die nur wenig Licht in den Raum fallen ließen und dumpfig abgestandene Luft beengte schwül den Atem. Auf prunkvollem Lager, zwischen kostbaren seidenen Kissen, nur spärlichste Kleidung aushaltend, lag, alles von sich streckend, mühsam ersterbend röchelnd, der Abt, gleich einem fahl abgehangenen Fleischberg. Schmächtig matte Farben flackerten trübe, grau-gelb mit hässlichen, schmutzroten Punkten, durch seine Aura und er verströmte einen Geruch von fauligem Fisch.

Lobsang-Tsche-Kum befahl Kin-Tao vor der Türe zu warten, falls er etwas bräuchte, verweigerte ihm aber den Raum zu betreten. Ly blieb mitten im Raum, am Fuße des fürstlichen Krankenlagers stehen und ließ die mittlerweile schwergewordene Tasche zu Boden sinken. Lobsang hatte die Türe geschlossen und riss nun entschlossen die Reismatten von den Fenstern, um mit Licht und frischer Luft diese Trostlosigkeit zu vertreiben. Der Abt hüstelte kraftlos, während fiebrige Schauer ihn mit einer Gänsehaut überzogen. Das meiste von dem Prunk auf dem Lager entfernte Lobsang und befahl Kin-Tao saubere Tücher und frisches, heißes Wasser zu bringen. Alsdann beugte er sich dicht über den Kranken, um seine kraftlos gehauchten Antworten auf die ihm gestellten Fragen vernehmen zu können. Ly beobachtete ganz genau jede Bewegung, jede Regung seines Lehrers, dessen erfrischende Farben bereits belebend auf den Abt wirkten. Während des Gesprächs hielt Lobsang des

Abtes Handgelenk fest; wie Ly später erfuhr, konnte Lobsang durch das Erfühlen des Pulses aufschlussreiche Erkenntnisse über die Art und Beschaffenheit des Blutkreislaufes und des Herzens gewinnen.

Angenehm begann allmählich die Sonne den Raum zu erwärmen und Ly fiel es jetzt erst auf, wie kühl es zuvor hier gewesen war. Ein paar Fliegen spielten munter auf den sonnenbeschienenen Flecken des prunkvollen Teppichs.

Lobsang wollte nun die Tasche bei sich haben und Ly musste ihm bald dieses, bald jenes anreichen. Auch forderte er Ly auf, ebenfalls den Puls des Abtes zu erfühlen. Seltsam dumpf, in heißen Wellen stampfte das Blut durch die Adern und die schmutzroten Flecken begannen wieder etwas stärker in seiner Aura zu flackern.

Kin-Tao brachte heißes Wasser. Die Tücher, die er ebenfalls am Fußende des Lagers ablegte, hieß ihn Lobsang jedoch wieder mitzunehmen; er wollte saubere Tücher, schallt er ihn. Auch Ly war deren unangenehmer Geruch aufgefallen. Anscheinend ahnte Lobsang solches und nahm das Tuch, das sie selbst mitgebracht hatten, aus der Tasche. Mit einiger Mühe wuschen nun die beiden den schlaff daliegenden Abt und Ly beobachtete interessiert, wie in dem Farbkranz die schmutzroten Flecken verschwanden, statt dessen tauchten haarfeine, unruhig züngelnde, silberweiße Linien auf, die in ihrem Durcheinander wie ein sich entladendes Gewitter aussahen. Dagegen wurde Lobsang in seinem sich steigernden Grün und Rosa immer schöner.

Nachdem der Abt gründlich gereinigt war, überließ Lobsang die Arbeit des Trocknens der Sonne und der Luft. Er selbst stellte sich an das Fenster und blickte in die Ferne. Ly beobachtete unverwandt weiter, wie es in dem Farbkranz des Abtes unentwegt wogte und tobte, als ringe Leben und Tod gegeneinander. Dazwischen stritten auch noch die Farben der verabreichten Essenzen. Schließlich begann der Abt zu röcheln und verlangte nach Wasser. Jetzt erst wandte sich Lobsang wieder seinem Patienten zu, doch nicht um ihm Wasser zu geben, denn auch dafür hatte er vorgesorgt; er verabreichte ihm Ingwertee. Fieberschauer schüttelten den Abt, dass Ly glaubte, der Abt würde bersten.

Als diese Schauer etwas abebbten fuhr Lobsang mit der Behandlung fort. Er hatte in der Zwischenzeit ein kleines Bündel aus der Tasche gesucht, in welchem sich eine Vielzahl goldener und silberner Nadeln in verschiedenen Längen befanden. Diese steckte er an den seltsamsten Stellen in des Abtes Haut. Faszinierend war dabei zu beobachten, wie für Augenblicke kleine blaue und rote Punkte an den betreffenden Stellen der Haut erschienen, je nachdem, ob er goldene oder silberne Nadeln verwendete. Bei genauerem Hinsehen bemerkte Ly, dass die Punkte schon vorher da waren, nur dass die Farbe beim Stechen aufflammte, sodass er Lobsang auf den einen oder anderen Punkt zusätzlich hinweisen konnte. Lobsang gab sich zufrieden und ermunterte ihn zum genauen Hinsehen. Schließlich waren keine Punkte mehr zu finden, aber der Sturm in der Aura des Abtes war zu neuer Wut entbrannt, obwohl mittlerweile die Farben schon bedeutend weniger schmutzig erschienen.

Die Sonne hatte sich bereits um ein Beträchtliches dem westlichen Horizont genähert, als allmählich Ruhe einkehrte und Kin-Tao doch noch mit sauberen Tüchern erschien. Offenbar hatte er sie sogleich waschen lassen, denn sie dufteten herrlich nach Wind und Sonne. Lobsang deckte den Abt zu und schloss die Fenster, aber ohne sie abzudunkeln. Ly hatte alles eingepackt und nach ein paar kurzen Anweisungen, die Lobsang Kin-Tao erteilte, schritten sie ihrer Klause zu.

Seltsam wortkarg gab sich Lobsang, so dass Lys Fragen für heute wohl immer noch unbeantwortet bleiben würden. Ausgiebig reinigten sie dann noch alles, was sie mitgenommen hatten, ja selbst die Kleidung, und der Mond tauchte alles in ein silbernes Licht, als endlich sie auf der Bank sitzend und schweigend ihren Tsampa verzehrten.

Die Nacht hatte alles Trübe vom Vortag weggetragen, doch die Kleider waren noch feucht und klamm, aber Lobsang war von Heiterkeit erfüllt, wie sie Ly an ihm selten erlebte. Schon vor Sonnenaufgang waren sie bereits im Garten und leisteten ihre morgendlichen Übungen, da begann Lobsang ungefragt: „Hast du die Antworten auf deine Fragen schon gefunden?"

„Ich weiß nicht! Eher habe ich neue Fragen gefunden", entgegnete Ly, der ruhig die gleichen Bewegungen ausführte wie Lobsang.

„Sammle nicht zu viel auf einmal, sonst kann es geschehen, dass du manches ungenutzt wieder verlierst."

„Gut, dann muss ich jetzt fragen, damit ich der Antworten sicher bin." Ly fuhr fort in seinen Bewegungen, während Lobsang sich auf die Bank setzte und seine Füße rieb.

„Warum bist du nicht nach Tse-Prong weiter gezogen?" Ly wollte sich eine Frage nach der anderen von Lobsang beantworten lassen, so dass er aufnehmen konnte, welche Lehren sie für ihn enthielten.

„Ich wäre dir nie begegnet", war Lobsangs kurze Antwort.

„Wie lange lebst du schon hier auf dem Felsen?"

„Das ist eine ganz neue Frage. Habe ich sie dir nicht schon einmal beantwortet? Ich kann mich auch nicht mehr erinnern. Hier lebe ich auf jeden Fall schon doppelt so lang wie du alt bist."

„Und damals wusstest du schon, dass du mir hier begegnen sollst? Es war doch vorgesehen, dass ich selbst nach Tse-Prong komme, dann hättest du mir doch ebenso gut dort begegnen können."

„Ja! Aber ich wusste damals noch nicht, dass du du bist. Offenbar brauchst du eine andere Schule."

„Und wieso lebst du hier und nicht im Kloster?"

„Aus genau eben diesem Grund."

„Wer sagte dir denn damals, dass ich oder ein anderer kommen wird?"

Lobsang richtete sich auf und ging in die Klause, um Tsampa zu kochen. Durch das offene Fenster antwortete er: „Was immer du für ein Gesicht haben würdest, du wirst immer nur du sein und ich habe immer nur auf dich gewartet. Mein Inneres hat es mir gesagt und die Naturwesen haben es bestätigt."

Ly, der nun selbst auf der Bank sitzend seine Füße rieb, sinnierte: „Dann haben ja die Naturwesen verhindert, dass ich nach Tse-Prong komme."

Lobsang lächelte: „Mein Tsampa schmeckt aber sicher besser als jener in Tse-Prong."

„Wenn du so lange auf mich gewartet hast, kannst du mir dann sagen wer ich bin?"

Lobsang beugte sich zum Fenster hinaus, dabei blies er auf einen Löffel voll Tsampa, um diesen vor dem Kosten abzukühlen: „Ja, das kann ich dir sagen. Das tu› ich aber nicht! Das musst du selbst herausfinden."

Dass Ly hierher zu Lobsang gefunden hatte, hatte offenbar einen höheren Sinn, den zwar Lobsang kannte, ihn aber nicht erzählen wollte. Wenn er diesen Sinn fände, müsste er wohl folgerichtig dann auch wissen wer er ist. Das gedachte Ly getrost auf sich zukommen zu lassen, also richtete er seinen Wissensdrang auf das Näherliegende, das mit der Heilung des Abtes zusammenhing und erzählte Lobsang von seinen Beobachtungen.

„Ja, Ly, du hast gut beobachtet und kannst mich mit deinen Fähigkeiten gut unterstützen, aber wisse, der Abt ist noch nicht gerettet. Ich weiß auch nicht, ob es uns gelingen wird. Seine Seele erlitt großen Schaden und nur wenn wir seine Seele zur Mitarbeit bewegen können, besteht Hoffnung auf Erfolg. Wir werden einige Male ins Kloster gehen müssen. Lass uns zum Aufbruch rüsten."

Geschäftig packte Ly in die Tasche, was Lobsang ihm anreichte: „Lobsang, erkläre mir bitte, was diese schmutzroten Flecken zu bedeuten hatten?"

Verwundert schaute Lobsang auf Ly: „Du hast schmutzrote

Flecken in seinem Farbkranz beobachtet? Das ist gut. Ich habe sie nämlich nicht wahrgenommen ..."

„Ja, und später haben sie sich in haarfeine Silberblitze gewandelt", unterbrach Ly.

„Die Silberblitze habe ich auch gesehen. Sie zeigen uns wie die Heilessenzen gegen die Krankheit kämpfen. Die roten Flecken hingegen haben gezeigt, dass dieser Mensch Wut und Ärger empfindet."

„Dann müsste sich der Abt ja noch zusätzlich geärgert haben, als ich ihm seinen Puls fühlte."

Das war ganz gewiss so. Das fühlte ich selbst, auch ohne Flecken sehen zu können." Lobsang schwang sich die Tasche um und beide machten sich auf den Weg zum Kloster. Am Fuße des Felsens war es dann wieder Lys Aufgabe, die Tasche zu tragen. Heute erschien sie ihm jedoch leichter als am Vortag.

Die gleiche Prozedur spielte sich ab wie am Tag davor, nur dass es zu Anfang noch stickiger in dem Raum war und der Abt sich noch mehr ärgerte.

„Das kommt von der bereits ein wenig gesteigerten Lebenskraft", erklärte Lobsang.

„Statt dass er dankbar wäre, dass wir ihm helfen", flüsterte Ly seinem Lehrer zu.

„Ja, und eben dieses ist die Wunde seiner Seele."

So ging es noch weitere Tage. Lobsang hatte Ly auch die Nadeln anwenden lassen; und mit der vorsichtigen Ängstlichkeit des Knaben, stach dieser behutsamer als sein Lehrer.

Am darauf folgenden Tag war wieder einmal für den Knaben der Unterricht in den Kampftechniken angeordnet, so dass Lobsang den Knaben nicht begleitete und Ly den Abt alleine pflegen musste. Die Kampfschule nahm den ganzen Vormittag in Anspruch, so dass Ly seinen Patienten erst mittags aufsuchen konnte. Er war etwas verwirrt und auch verunsichert, als er in das Gemach dieses ärgerlichen Fleischberges eintrat. Getreulich führte er aus, so wie er an den Vortagen mit Lobsang zusammen seine Arbeit leistete, doch als er zur Verabreichung der Heilessenzen kam, blieb sein Denken stehen. Er saß auf dem Rand des Krankenlagers und starrte verständnislos und ein bisschen verzweifelt in die Tasche, in der sich monoton ausdruckslose Behältnisse aneinander reihten. Um dem Abt seine Unsicherheit nicht zu zeigen, suchte er orientierungslos zwischen den irdenen Phiolen herum, hin und wieder einen Blick auf den Mann werfend, dessen Fieberschauer die seltsamsten Farbspiele hervorriefen. Je länger jedoch Ly in der Tasche herum suchte, umso deutlicher begann er die Farbenfülle zu erkennen und zu unterscheiden. Keine Ahnung hatte er mittlerweile mehr, in welcher Phiole sich was befände, doch der dringende Handlungsbedarf ließ ihn nun entschlossen einfach nach den passenden Farben greifen, wovon er dann dem Abt nach Gutdünken verabreichte. Ein halber Gedanke erinnerte sich noch an Lobsangs Worte, nach welchen der Abt mehr tot als lebendig sei; und so legte er es gedanklich in andere Hände, ob der Abt nun lebt oder stirbt.

Schrecken und Angst gingen durch ihn hindurch, ob seiner verantwortungslosen Denkweise, so dass die Behandlung kürzer ausfiel als sonst und er so rasch als möglich den Heimweg suchte.

Bedrängt von Sorgen und von Zagen gestand er Lobsang seine Schmach und wollte sich gleich auf sein Lager verkriechen, doch Lobsang zwang ihn noch, ihm die verabreichten Essenzen zu zeigen. Für Ly bedurfte es seiner ganzen Anstrengung, sich an die verwendeten Mittel zu erinnern. Eine ganze Weile betrachtete er die auf dem Tisch ausgebreiteten Phiolen; und endlich als sich ihm von neuem die Farben offenbarten, fand er zur Erinnerung zurück. Lobsang markierte die Behälter mit Kreide und kein Laut kam von seinen Lippen, der geeignet gewesen wäre, Lys Konzentration zu beeinträchtigen. Erst als längere Zeit der Knabe keine weitere Phiole aussortierte, fragte er ob das alles sei, danach entließ er Ly auf sein Lager.

Lobsang fand keinen Schlaf. Im Schein eines trübe flackernden Kienspanes betrachtete er eingehend die von Ly aussortierten Phiolen, während der Knabe sich unruhig auf seinem Lager hin und her wälzte, als würden die entsetzlichsten Albträume seine gepeinigte Seele in unbarmherziger Weise schütteln.

Ein Windhauch verlöschte den Span, unbemerkt von Lobsang, denn dieser war über seinen Betrachtungen am Tisch eingenickt. Und so kam es, dass der nächste Morgen zwei wenig erholte Gestalten weckte. Trübe und versonnen machten sie sich ans Werk, dass kaum ein Wort fiel. Nicht bis sie in das Gemach des Abtes eintraten. Sprachlos blieben die beiden in der Türe stehen und staunten nicht schlecht, als ihnen, halb aufgesetzt, der Abt freundlich von seinem Lager entgegenlächelte.

Ly flüsterte Lobsang kaum hörbar zu: „Ist das jetzt seine losgelöste Seele, oder ist er tatsächlich gesund geworden?"

Der Abt war wieder voll bei Sinnen und beantwortete Lys Frage, denn er hatte sie deutlich vernommen: „Meine Seele hält sich noch ganz gut an meinem Leib ... und das habe ich dir zu verdanken."

Lobsang schritt nun rüstig auf den Abt zu, setzte sich auf die Kante seines Lagers und fasste den Puls des Mannes. Ly blieb immer noch ziemlich verwirrt in der Tür stehen, der Abt aber fuhr fort: „Du hast mir da eine ziemliche Rosskur verabreicht, aber die war genau das Rechte."

Zaghaft kam nun Ly näher und der Abt begann von der höllischsten Nacht seines Lebens zu erzählen. Ly fasste ebenfalls nach dem Puls des Abtes, welcher wohl schwach aber ruhig und gleichmäßig im Lebenstakt pochte. Der Abt endete mit dem Satz: „Gib mir noch einmal das, was du mir gestern gegeben hast, dann kann ich Bäume ausreißen."

Ly setzte sich die Tasche zu seinen Füßen auf den Boden und warf einen Blick auf die Vielzahl der Behältnisse, dabei erkannte er die Markierungen, die Lobsang am Vorabend angebracht hatte. Wieder schweifte sein Blick zum Abt und zurück

zu den Phiolen, bis er schließlich antwortete: „Nein! Du sollst nicht Bäume ausreißen, sondern deine Seele soll gesunden ..." Und während er tastend mit der Hand über die Gefäße glitt, fügte er hinzu: „... denn diese Arbeit wird von dir gefordert, sonst wäre das Geschenk der Naturwesen umsonst gewesen!"
Der Knabe hatte mit einer solchen Bestimmtheit gesprochen, dass die beiden Männer ihn verwundert anblickten. Ly entnahm der Tasche nun ganz andere Mittel, als jene, welche Lobsang markiert hatte und verfuhr mit diesen so wie am Vortag. Der Abt schluckte widerspruchslos, was ihm der Knabe verabreichte und Lobsang beobachtete mit Staunen, mit welcher Sicherheit der Knabe Essenzen und deren Dosierung bestimmte. In Ly war ein inneres Wissen aufgebrochen und er handelte so selbstverständlich, als hätte er sein Leben lang nichts anderes gemacht, daneben vergaß er gänzlich, dass eigentlich sein Lehrer neben ihm stand; nicht einmal, dass er ihn zu Worte kommen ließ. Er kommandierte den Abt und Kin-Tao, als sei es das Natürlichste der Welt. Und Lobsang konnte daneben nur staunend schweigen. Selbst dem Knaben bisher unbekannte Behandlungsmethoden erschlossen sich ihm und er wendete sie als das Alltäglichste an. Ly arbeitete so zielsicher und schnell, dass sie bereits um die Mittagsstunde den Heimweg antraten. Gemächlich wanderten sie über die stark duftenden Wiesen der Klause zu und Lobsang rief plötzlich begeistert: „Jetzt weiß ich, warum ich gerade auf dich gewartet habe. — Und es hat sich gelohnt!"

Als sie dann frisch gereinigt auf der Bank die Nachmittagssonne genossen erklärte Lobsang: „Bis vor zwei Tagen glaubte ich, meine Lebensaufgabe sei es dich zu lehren, doch nun zeigte mir das Leben auf unfreiwillige Weise, wie wenig ich weiß und dass du der eigentliche Lehrer und ich der Schüler bin."

Ly blickte verlegen zu Boden und sortierte mit seinen Zehen die Kiesel, Lobsang aber fuhr fort: „Du wolltest wissen, wer du bist. Ich weiß es nun mit aller Bestimmtheit. Von dir weiß ich nun aber mit derselben Bestimmtheit, dass du es selbst herausfindest, und dass es gar nicht mehr so lange dauert, bis es so weit ist."

Ohne seinen Blick von den Kieseln zu erheben entgegnete Ly kleinlaut: „Du tust so, als könntest du mich nichts mehr lehren. Ich bin doch noch ein Kind. Sag mir, dass ich noch bleiben kann, und dass du mich alles lehrst, was du weißt."

Lobsang lehnte sich zurück an die sonnenwarme Wand, verschränkte die Hände hinter dem Kopf und sah in den Himmel hinauf: „Ja, es ist wahr, ich kann dich nichts mehr lehren, was nicht schon vollkommen fertig in deinem Inneren schlummert, doch werde ich vielleicht noch das Eine oder Andere aus seinem Schlummer wecken können. Ich werde mich hüten, dich wegzuweisen. Welchen Lehrer hätte ich dann? Auch würde die Welt dir nicht glauben, trotz aller deiner Fähigkeiten, solange du ihr als Kind erscheinst. In dir selbst ist das Wissen, wann du mich verlassen sollst, und dann wird dich dein eigener Drang dahin treiben, wo deine Wirkungsstätte ist."

Am darauffolgenden Tag kam ihnen der Abt bereits ein paar Schritte entgegen; noch recht unsicher zwar, aber aufrecht. Ly behandelte ihn sogleich und mit zunehmender Sicherheit. Schweigend und staunend folgten die Männer seinen Anweisungen, bis schließlich, als Lobsang und Ly bereits aufbrechen wollten, es aus dem Abt hervor brach: „Du sagtest, meine Seele sei krank. Bitte sag mir, was soll ich tun?"

Ly antwortete, aber zu Lobsang gewandt: „Ich weiß es nicht. Lobsang, weißt du einen Weg mich zu wecken?"

„Mein lieber Ly, diesen Weg muss auch ich erst suchen ... und wessen unser Patient bedarf, kann nur ein wirklicher Arzt sagen. Seit drei Tagen weiß ich jedenfalls, dass ich keiner bin."

Ly seufzte etwas enttäuscht und meinte zum Abt: „Du kannst nun wieder gehen. Geh außerhalb des Klosters spazieren, ich werde dich begleiten."

Lobsang und Ly verließen den Raum, da wandte sich der

Knabe noch einmal um: „Morgen bei Sonnenaufgang werde ich vor dem Kloster warten.“

Erschrocken ob der frühen Stunde starrte der Abt auf den Knaben, wagte aber nicht zu widersprechen. Wenn Ly als Arzt sprach, hatte seine Rede so etwas Zwingendes, dass Widerspruchsgedanken gar nicht aufkommen konnten.

Ly war niedergeschlagen für den Rest des Tages. Er wusste wie notwendig es war, dem Abt die rechten Hilfen zu seiner Bereitschaft, an sich zu arbeiten, beiseite zu stellen und fühlte sich hilflos in seiner Ahnungslosigkeit. Und Lobsang, ebenso wenig wie dem fröhlichen Hüter der Kiefer im Garten gelang es, das Kind aufzuheitern.

Lys Bedrückung wurde auch nicht durch den lastenschweren, unerquicklichen Schlaf hinfortgetragen, und nur mit einer gering bepackten Tasche stahl er sich im verblassenden Mondschein davon. Lobsang, der währenddessen noch schlief, würde schon wissen, wo er sei.

Zarte Farben verzauberten den dämmernden Himmel und hauchten gleich verlöschenden Kerzen die Sterne aus. Dröhnend wurde neben Ly, der auf der Hügelkante sitzend, die Füße baumeln ließ, die Zugbrücke heruntergelassen und wuchtig schwang das Bronzetor auf. Geführt von zwei dicken Mönchen, ließ sich der Abt über die Brücke geleiten. Ly war aufgesprungen und harrte des Mannes, der sichtbar abgenommen hatte.

„Nur wir zwei!“, rief Ly scharf dem Abt entgegen und als der Abt den festen Grund erreicht hatte, stützte Ly den Genesenden, worauf sich die Mönche ins Kloster zurück begaben. Der Abt war jetzt schon außer Atem, also rastete der Knabe mit dem Manne eine Weile, dass dieser wieder zu Kräften kommen möge. Staunend sah dieser in die Runde des werdenden Tages und des ungewohnten Anblickes, da bisher die Sonne ausgiebig auf sein Prunklager scheinen musste, ehe er die Augen öffnete. Grad just als er des Knabens Blicke folgend nach Osten blickte, brach der erste Strahl, alles Matte zerreißend, von den Zinnen der Bergkette. Geblendet zuckte der Mann zusammen, doch wagte er nicht den Blick abzuwenden, denn unnennbare Kraft flutete durch ihn hindurch.

Leise flüsterte der Knabe: „Gedenke dessen, der diese Schönheit geschaffen, dann weißt du, was du zu tun hast."

Gebannt sahen beide wie sich die gleißende Scheibe über die zackigen Ränder des Horizontes rang, alles Trübe der Täler scheuchend, um sich jubelnd und schwerelos in die Höhe zu schwingen.

Behutsam führte nun Ly den Staunenden den Hügel hinunter zu den sanft geneigten Matten. Bei einem großen Stein am Wegrand, der geeignet war sich darauf zu setzen, ließ er den Abt erneut wieder zu Atem kommen, während er ihm die Schuhe auszog. Nur wenige Schritte führte das Kind den Mann in die taunasse Wiese, und dann noch weiter auf einen morgenkühlen Sandflecken. Wieder flüsterte der Knabe nur: „Du erinnerst dich, wie du Kind warst? ..."

Er flüsterte so leise, als ob er verhindern wollte, dass ihn jemand hörte, außer dem Abt: „... damals gedachtest du des Erschaffers der Schönheit, ohne daran zu denken. Du warst einfach nur glücklich und dankbar. Dankbar für die Sonne, den kühlen Sandflecken, eine Schüssel Tsampa."

Der Abt machte Anstalten, sich in das Gras setzen zu wollen und Ly half ihm dabei. Heiter beobachtete Ly wie der Abt, gleich ihm, die Zehen in den Sand grub. Rasch trocknete die Wiese in der immer wärmer scheinenden Sonne und der Sand verlor seine feuchte Kühle. Unweit sah Ly wie einige der Naturwesen ihren Schabernack trieben, doch bemerkte er auch, dass der Abt, der in dieselbe Richtung blickte, sie nicht sehen konnte. Der Mann gab diesem unbestimmten Ahnen auch Ausdruck, in dem er fragte: „Siehst du dort etwas?"

Durch den Anblick erheitert gab Ly fröhlich zur Antwort: „Ja, es sind dort ein paar von den Naturmännchen, die diese

Bergwiese hüten und Schabernack treiben.“ Ly wies mit der Hand danach und der Abt mühte sich auch etwas zu sehen: „Ich kann dort nichts sehen.“

Ly lachte leise, denn er wollte die lustigen Spieler nicht stören: „Du bist ja auch noch nicht gesund. Wenn deine Seele ganz gesund ist, wirst du sie auch sehen können.“

Der Mann und der Knabe saßen noch eine geraume Zeit an der Stelle, bis schließlich die Naturwesen lachend den Abhang herunterkollerten und endlich verschwanden. Ly empfahl nun den Rückweg anzutreten, und obwohl sie sich nicht aus der Sichtweite des Klosters entfernt hatten, brauchten sie länger als gedacht. Mit kindlicher Freude betrachtete nun auch der Abt die oft so heiteren, unscheinbaren Dinge am Wegrand.

Ly wollte gerade eben den Abt über die Zugbrücke in das Kloster zu seinen Gemächern führen, da hielt ihn der Mann zurück. Ernst sah er dem Kind in die Augen, als er sprach: „Wahrlich, du bist ein Arzt!“

Wortlos behandelte Ly den Abt und wortlos verließ er ihn auch. Der Abt rief ihm noch verabschiedend hinterher: „Sonnenaufgang“, doch Ly nickte nur. Eine unfassbare Angst beklomm ihn vor der Größe der Verantwortung, wenn er tatsächlich ein Arzt wäre, so wie es der Abt und Lobsang gemeint hatten.

Wieder in der Klause bei Lobsang machte er seiner Verzagtheit Luft: „Ich bin doch ein Kind ...“ rief er verzweifelt.

Lobsang strich ihm über den Kopf. Er fühlte des Knaben Verzweiflung und sprach tröstend: „Ja äußerlich bist du ein Kind, doch in deinem Innern bist du bereits ein vollständiger, ganzer Mensch. Das fühlst du und deine gegenwärtige Unfähigkeit, dieses Menschtum zu handhaben macht dir Angst. Es dauert nur noch kurze Zeit, bis du voll bewusst auf alle dir innewohnenden Fähigkeiten aufbauen kannst. Dein bisheriges Leben hat dich schneller reifen lassen, als es bei den meisten Menschen geschieht.“

Lobsang strich noch einmal behutsam über des Knaben Kopf, er blinzelte dabei in die Sonne, deren Strahlen jede Lücke in der Kiefer füllten und fuhr fort: „Genieße die letzten Tage deiner Kindheit unbeschwert. Ich werde an deiner Stelle morgen bei Sonnenaufgang auf den Abt warten. Er wird es verstehen."

Ly fühlte sich nun etwas getröstet, doch ein unsagbares Schutzbedürfnis griff Raum in seiner Seele und so kuschelte er sich so dicht an Lobsang heran, wie es nur irgendwie möglich war. Lange währte es nicht, da war der Knabe eingeschlafen, doch diesmal hüllte erholsamer Schlummer ihn in seine Decke.

Lobsang ließ den Knaben gewähren und ihn seiner kindlichen Verträumtheit nachgehen. Vielleicht war es das erste Mal in seinem Leben, dass Ly wirklich Kind sein durfte. Sommer und Winter vergingen in ihrem lebendigen, farbenfrohen Wechsel. Lobsang wurde nun öfter zu Kranken ins Kloster gerufen, doch erst wenn er selbst nicht mehr weiter wusste, holte er Ly zur Hilfe. So war nun Lys einzige Verpflichtung, am Kampfunterricht teilzunehmen. Dieser fand jedoch jeden zweiten Tag statt, und auf Begehren des Abtes, mussten seine Lehrer ihm ganz besondere Aufmerksamkeit angedeihen lassen.

Manch heiteres Spiel übten Lobsang und Ly, so dass der alternde Eremit selbst noch einmal ein Stück Kindheit erlebte.

Wieder kündete ein Frühling mit brechendem Eis und früh sprießenden Blumen, auf den bereits schneefreien Flecken, sein Kommen. Viele Lawinen waren im vergangenen Winter abgebrochen und die Berghänge zeigten dort ihre braunen Narben. Ly war mittlerweile fünfzehn Jahre alt und die Kindheit war fast zur Gänze abgelegt.

Unter der Vorgabe, dass er von neuem erkrankt sei und Lys Hilfe bedürfe, ließ der Abt den nun sehr kräftigen Knaben ins Kloster rufen. Seine Absicht war, Ly trotz seiner Jugend als künftigen Abt heranzubilden, das jedoch ohne das restliche Kloster davon in Kenntnis zu setzen. Mit einer wohlbepackten

Tasche machte er sich auf den Weg. Noch nie so früh im Jahr hatte er die Klause verlassen und der Abstieg war äußerst gefährlich. Auf den meisten Stufen lagen noch Schnee und Eis, und es bedurfte größter Umsicht, wohlbehalten den sicheren Boden zu erreichen. Im Kloster angekommen wurde er jedoch zuerst an ein anderes Krankenlager gebeten. Khenonasu war wirklich so ernstlich erkrankt und fieberte und phantasierte, dass selbst Ly wenig Hoffnung sah. Zwar atmete er ruhig, doch als Ly ihm sein Ohr auf die Brust legte, war ein heftiges Rasseln vernehmbar. Es war beinahe schon ein Gurgeln, woraus Ly schloss, dass die Lunge des Kranken mit Wasser gefüllt und schwer entzündet sei. Er war ratlos, denn in des Knaben Farbkranz stand schon deutlich der Tod geschrieben und es kämpfte seine Seele, sich von dem zerrütteten Leib loszulösen. Ly sprach zu niemandem darüber und verabreichte dem Patienten nur fiebersenkende und schmerzstillende Mittel, dass ihm ein Loslösen erleichtert werde. Er erklärte nur Rhi-botsche-Kay gegenüber, der am Lager seines Freundes bangte: Er müsse erst die Mittel wirken lassen, ehe er weiter behandeln könne. In der Zwischenzeit wolle er den Abt aufsuchen und nachsehen, was jenem fehle.

Der Abt war sichtlich bestürzt über die Notlage von Khenonasu und bat Ly, nach ihrem Gespräch über den Kranken zu wachen. In des Abtes Aura war nicht die geringste Spur von Krankheit zu entdecken, und während des Gesprächs eröffnete er Ly seine Absicht, und dass er dafür wünschte, dass Ly ins Kloster übersiedelte und neben seinen Privatgemächern Quartier bezöge. Ly erschrak ob der neuen Wendung und erwog eine Möglichkeit, Lobsang zu überzeugen, ebenfalls im Kloster Wohnung zu nehmen. Lange berieten sich der Abt und Ly, dem es ganz und gar nicht wohl in seiner Haut war.

Erst gegen Abend konnte er zu seinem Patienten zurückkehren. Khenonasu schien zu schlafen. Ruhig atmete er, doch das Rasseln in der Lunge hatte noch zugenommen. Seine Farben waren so matt, dass Ly jeden Augenblick damit rechnete, dass die Seele den Körper verlassen würde. Er entzündete eine kleine Lampe, um während der Nacht bei dem Kranken zu wachen. Friedliche Ruhe war in dem Gemach und durch das nur angelehnte Fenster rieselte kühle Nachtluft herein. Hin und wieder flackerten die Farben noch einmal auf und schienen den Sterbenden mit neuer Lebenskraft zu erfüllen. Lange nach Mitternacht nickte auch Ly ein.

Grob schüttelte ihn jemand an der Schulter und als er endlich die Augen aufschlug, flutete bereits der Sonnenschein in das Gemach. Wütend schrie ihn Rhi-botsche-Kay an, ob er dieses Wachen nenne: „Da hätte ich auch selber hier sitzen können."

Im Hintergrund war da auch Kin-Tao, der mit der Decke dem Knaben auf dem Krankenlager das Gesicht bedeckte. Khenonasus Farben waren erloschen und nur ein dünner, kaum sichtbarer Nebel schien ihn zu umgeben. Doch bei dem Fenster stand ein farbenprächtiger Schleier, der aussah wie Khenonasu als erwachsener Mann, und der ihm freundlich zuwinkte, ehe er auflösendem Nebel gleich verschwand. Rhi-botsche-Kay hingegen schimpfte und fluchte unablässig auf die Unfähigkeit von Ly, und dass dieser zu verantworten hätte, dass sein Freund gestorben sei.

Wortlos hing sich Ly die Tasche um und verließ das Gemach. Rhi-botsche-Kay verfolgte ihn und wetterte und fluchte unaufhörlich und lautstark, dass etliche Mönche und Schüler herbeigelaufen kamen, als der Wütende Ly im Hof stellte. Seine Haltung und seine wütenden Schreie forderten unmissverständlich den immer noch einen Kopf kleineren zum Kampf heraus. Auch machte er deutlich, dass er zur Vergeltung Ly töten wollte. Uninteressiert an einem Kampf rief nun auch Ly recht laut: „Für jeden Menschen gibt es eine vorbestimmte Lebenszeit und darauf habe ich keinen Einfluss. Vielleicht wäre es dir aber lieber gewesen, bereits oben am Pass als Hundefutter geendet zu haben!"

Blitzschnell schleuderte Rhi-botsche-Kay seine Faust gegen Lys Kopf und rief noch wütender: „Dann wisse, dass jetzt und hier deine Lebenszeit abgelaufen ist!"

Ly konnte sich gerade eben noch rechtzeitig ducken und einen Schritt rückwärts springen, so dass der Schlag ins Leere ging. Weiter rückwärts gehend rief er: „Du willst es offenbar herausfinden?"

Ohne seinen Gegner aus den Augen zu lassen legte er die Tasche ab, da schmetterte bereits der nächste Schlag gegen Lys Kopf. Und weil er bereits in geduckter Haltung war, gelang es ihm nicht mehr auszuweichen. Benommen kauerte sich Ly zu Boden, während Rhi-botsche-Kay zu einem neuen Angriff Anlauf nahm. Mit einem gewaltigen Sprung, die Füße voraus, stürzte er wieder auf den Kauernden. Nun aber vermochte sich Ly rechtzeitig zur Seite zu rollen und dabei so behende aufzurichten und selbst einen gezielten Sprung gegen den anderen zu führen, dass es einer einzigen Bewegung glich. Der ins Leere gesprungene Rhi-botsche-Kay strauchelte, und noch im Straucheln traf Ly ihn mit der Ferse im Nacken, dass dieser so heftig auf dem Pflaster aufschlug, dass man glaubte, Knochen bersten zu hören.

Der Geschlagene blieb auf dem Pflaster liegen und Blut sickerte unter dem Liegenden hervor. Ly hängte sich die Tasche wieder um und schritt dem Tor zu. Die Zuschauer drängten sich herbei, um sich des Liegengebliebenen anzunehmen. Ly hatte kaum das Tor hinter sich gelassen, da verfolgten ihn auch schon die Rufe, dass er Rhi-botsche-Kay getötet habe und einige Mönche warfen ihm faustgroße Steine hinterher, um ihn für immer zu verjagen.

Ly eilte davonzukommen, obgleich ihm die Tasche schmerzhaft, klebrig um die Schulter schnürte. Am Fuße des Felsens griff er dann endlich danach und bemerkte, dass er stark aus dem Ohr blutete. Auch hämmerte sein Kopf so heftig, dass es ihn höchste Anstrengung kostete, den Felsen sicher zu erklimmen. Schließlich in der Klause stürzte er sogleich zum Wasserbehälter, um sich das Blut abzuwaschen. Jetzt erst nahm er sich die Zeit nach Lobsang Ausschau zu halten. Als er ankam stand die Tür zwar offen, aber Lobsang war im Garten nicht zu erblicken. Sich in der Klause umsehend fand er Lobsang auf seinem Lager. Dieser hatte in seiner Abwesenheit, ebenso wie seine beiden Mitschüler, den Weg ins Land der Geister auf sich genommen. Starr und kalt lag er da und Ly floh entsetzt ins Freie. Er wollte schreien, doch entwich seinen Lippen kein einziger Laut. Bei seinem verzweifelten Blick zum Kloster hin sah er wie einige Mönche stark gestikulierend dort das Tor verließen. Er ahnte, dass diese Rechenschaft fordern wollten und es blieb ihm nichts anderes übrig, als sofort die Flucht zu ergreifen.

Gerade eben, dass er sich auf der abgewandten Seite in einem sicheren Versteck bergen konnte, als er hörte, wie die Mönche aufgebracht rufend am Felsfuß eintrafen. Er verstand nur, dass er noch nicht weit gekommen sein könnte.

So kauerte er in seinem Versteck ohne Habe und ohne vernünftige Kleidung und brütete den trüben Gedanken: „Erst bin ich nach Tibet geflohen und jetzt muss ich auch von da fliehen."

Ly kannte die umliegende Landschaft weit besser als die Mönche und so wartete er die Dunkelheit ab, um sich davonzustehlen. Einzig geblieben war ihm sein kleines Messer, das er stets in den Falten seines Gewandes barg, als er sich aufmachte um vielleicht, wenn er es fände, in seinem heimatlichen Kloster Unterschlupf zu finden, — wenn diese einem Mörder überhaupt Unterschlupf gewähren.

Mian-Tsian-Hay

Lao-Ly-Tschen schlug den Weg zum Pass ein, weil er annahm, dass die Mönche denken, dass er eben diesen Weg meiden würde. Er wanderte des Nachts und versteckte sich tagsüber. Das Gehöft des dubiosen Wirts, an den er sich gut erinnerte, umwanderte er in weitem Bogen, darauf hoffend, dass auch die Hunde ihn nicht bemerken würden. Nicht dass er sich vor ihnen gefürchtet hätte, sondern dafür, keine Spur zu hinterlassen. Weit entfernt von all diesem Geschehen hoffte er ein unerkanntes Leben neu beginnen zu können. Die gute Konstitution, die er bei Lobsang erhalten hatte, wie auch seine früheren Erfahrungen gereichten ihm hier zum Vorteil, schnell in unbekannte Gegenden vorzudringen. Am Pass hatte er einen neuen Weg Richtung Süd-Osten eingeschlagen und dieser führte ihn auch bald auf eine belebtere Straße. Nicht dass er jemandem begegnet wäre, doch sah er, dass diese Straße auch von Wagen und Reitern benutzt wurde. Das nährte in ihm die Hoffnung bald auf eine Ortschaft oder zumindest auf eine größere Ansiedlung zu treffen. Er gedachte eine Arbeit anzunehmen, die geeignet sei, seinen Lebensunterhalt zu bestreiten.

Nach etlichen Nächten, während welcher er der Straße gefolgt war, zeigte sich im Morgengrauen schließlich eine kleine, befestigte Stadt auf einer am Fuße bewaldeten Hügelkuppe. Zwischen nicht allzu hohen, aber schroffen Bergen bildete die Kuppe eine Stufe in der Talsohle, durch welche sich ein Flüsschen schlängelte, das in weiten Mäandern seinen Weg um den Hügel suchte.

Lao-Ly-Tschen gedachte den Tag und auch die kommende Nacht sich noch zu verbergen, ehe er sich zur Stadt begebe; währenddessen hätte er die Möglichkeit von einem geeigneten Platz aus das eine oder andere Stadttor zu beobachten. Wenig

Bewegung war an dem ostwärts gelegenen Stadttor zu bemerken, woraus er schloss, dass sich die Bewohner nicht hauptsächlich mit Handel beschäftigten, und das kam ihm sehr gelegen.

Guten Mutes verließ er also sein Versteck, nachdem bereits sich ein paar Menschen am Stadttor gezeigt hatten, darauf vertrauend, hier eine einfache Arbeit zu finden.

Kleine Felder umgaben die Stadt, deren Name sich als Xiin-Tscheng herausstellte. Über dem Stadttor hatte ein Künstler ein grandioses Relief gestaltet, das darauf hinwies. Zwei prächtig gekleidete und schwer Bewaffnete bewachten das Tor und überprüften jeden, der es durchschritt.

Eine kleine Karawane hatte eben das Tor verlassen und dazu geführt, dass er unbemerkt so plötzlich davor stand. Streng wurde er sogleich von einer der Wachen nach seinem Begehr und Grund des Besuches angesprochen. Lao-Ly-Tschen stockte im ersten Augenblick, doch als die Fragen wiederholt wurden, stellte er erschrocken fest, dass ihm die Stimme gänzlich versagte und er außerstande war, auch nur einen Ton hervorzubringen. Nur heftig schnaufendes, zischendes Geräusch, aus welchem kein Wort zu verstehen war.

„Du bist stumm?“, herrschte die Wache ihn an und Lao-Ly-Tschen, dem die zunehmende Verzweiflung in die Augen trat, nickte mit dem Kopf. Wie sollte er Arbeit finden, wenn er unfähig war zu sprechen?

Die Wache deutete beiseite und befahl ihm, sich an die Mauer zu setzen: „... Wir werden sehen, was wir mit dir machen. Vielleicht bist du auch nur ein guter Schauspieler.“

Er wandte sich zum Tor und besprach sich dort mit der anderen Wache. Lao-Ly-Tschen blieb hocken, wo es ihm angewiesen wurde.

Heute hingegen erlebte er ein dauerndes Ein und Aus an dem Tor, was sein Urteil von einem geruhsamen Städtchen zunichte machte. In kurzen Abständen kamen oder verließen mehr oder weniger kleine Karawanen die Stadt. Einmal duftete es nach fremdartigen Gewürzen, dort glitzerte ein Zipfelchen Seide hervor und wieder einmal ließ sich das dumpfe Scheppern von wohlverstauten Metallgegenständen vernehmen. Allmählich hockte sich, wie eine brütende Henne, die Tageswärme in die Mauernischen und scheuchte die bis dahin erfrischende Morgenkühle.

Gegen Mittag, als die Schatten der Erker schon beinahe den Boden berührten, wurden die Wachen von zwei anderen abgelöst. Diese unterhielten sich kurz und warfen dabei vielsagende Blicke zu Lao-Ly-Tschen herüber, ehe sich die Vormittagswachen entfernten. Die Mauer fiel in den Schatten der trockenen Nachmittagshitze. Das Tor atmete die heiße Luft aus, die sich in der Stadt in den Gassen fing. Nur noch wenige Karawanen betraten das Tor und vereinzelt kehrten die wenigen Bauern von ihren Feldern zurück, welche sie bei Tagesanbruch aufgesucht hatten. Lao-Ly-Tschen beobachtete nun genauer die Menschen, das verzehrte die Langeweile. Eine so lange Zeit der Tatenlosigkeit hatte er noch nie zugebracht, wo hingegen sich in den Gesichtern der Bauern rechtschaffene Müdigkeit spiegelte. Von fern betrachtete er, wie ein alter Mann und eine junge Frau ihre spärliche Ernte dem Tor zutrugen.

Doch plötzlich, wie sie Lao-Ly-Tschen gewahr wurden, ließ die Frau ihr Bündel fallen und rannte auf Lao-Ly-Tschen zu. In besorgtem Tonfall rief sie ihm schon aus einiger Entfernung entgegen: „Wo hast du nur gesteckt? Wir haben dich die ganze Zeit gesucht! ...“

Inzwischen war sie herangetreten und umarmte und küsste Lao-Ly-Tschen stürmisch. Dieser versuchte zu erklären, dass es sich hier um einen Irrtum handeln müsse, aber seiner Kehle entrang sich ein nur tonloses Röcheln.

„... Komm, lass uns nachhause gehen. Mutter ist in ernster Sorge um dich“, fuhr die Frau fort und legte herzlich ihren Arm um seine Schultern. Inzwischen war auch der Mann, nun mit beiden Bündeln beladen, herangetreten. Dieser war nicht gar so herzlich und warf sogleich mürrisch Lao-Ly-Tschen das zweite Bündel auf die Schultern.

„Besser als hier an der Mauer zu sitzen ...", dachte Lao-Ly-Tschen, „... gibt es mir doch die Möglichkeit in die Stadt zu kommen", und beschloss vorerst bei diesem Spiel mitzuspielen.

Der Mann und die Frau waren den Wachen gut bekannt, und nachdem sie ihn den beiden zugehörig erachteten, sah sich Lao-Ly-Tschen unversehens in einem unübersehbaren Gewirr von Gassen. Aufmerksam versuchte er sich den Weg zu merken, welchen sie, immer wieder abbiegend, dahergingen, bis sie endlich bei einem ungepflegten Hoftor ihr Ziel erreicht hatten. Hinter dem Tor befand sich eine beachtliche, wuselnde Kinderschar, die aber sofort verstummte, als sie dem Manne angesichtig wurde. An der gegenüberliegenden Seite betraten sie eine eher schäbige Behausung. Zwar waren da offenbar kostbare Schmuckgegenstände, doch der Mangel an Reinlichkeit hatte sie ihrer Zier beraubt. Die Frau befreite nun die beiden von ihren Bündeln und kramte daraus allerhand Essbares hervor. Es war sogar ein Huhn dabei. Zusammen mit den Kindern begann sie sogleich zu kochen. Jedes hatte seine Aufgabe: das eine holte Wasser, ein anderes machte Feuer und wieder ein weiteres rupfte das Huhn.

Lao-Ly-Tschens erster Eindruck hatte sich verwischt, zu viele neue Eindrücke stürmten auf ihn ein und sein Stimmverlust machte ihm auch zu schaffen.

Der Mann hatte sich hinter den schmutzigen Tisch gesetzt und winkte Lao-Ly-Tschen herbei: „Ich war grade mit dabei, als dich die Wachen aufhielten", begann er träumerisch. „Du kannst nicht sprechen? ... Schade, dann kannst du mir gar nicht erzählen, wer du bist und woher du kommst."

Ein vielsagendes, dünnes Lächeln glitt über seine schmalen Lippen; umrahmt von einem mehr als schmächtigen Bart blinkten dabei seine gelben Zähne hervor. Seine Haut war straff bis auf die unzähligen Lachfalten, die seinen Blick noch verschlagener erscheinen ließen. Nicht konnte er jedoch sein Alter schätzen, wenn man von den grauen Haaren absah, hätte der Mann ebenso gut vierzig wie auch hundert Jahre sein können, doch freundlich fuhr er fort: „... Vielleicht ist es auch besser so. Doch wollen wir jetzt sehen, einen anständigen Menschen aus dir zu machen. Es ist verdächtig sich als Mönch zu verkleiden, obwohl ich sagen muss, dass dir das sehr glaubwürdig gelungen ist."

Er klatschte in die Hände, worauf ein Kind eilfertig einige Kleidungsstücke herbeibrachte.

„Sicherlich willst du aber wissen, mit wem du es zu tun hast?"

Lao-Ly-Tschen nickte, woraus der Alte ersah, dass er ihn gut verstand.

„Nun denn, man nennt mich Lyn-Lee. Ich habe es mir zur Aufgabe gemacht, mich um elternlose Kinder zu kümmern und ihnen eine Ausbildung zu geben. Selbstverständlich kann ich nicht alle ausbilden, darum helfen mir dabei die Kaufleute der Stadt."

Wieder glitt das besondere Lächeln zwischen den Barthaaren hervor, dabei schob er die gebrachten Kleider zu Lao-Ly-Tschen herüber mit einer Handbewegung, dass er aussuchen solle. Ratlos betrachtete dieser die Stücke, die wohl eher unbeabsichtigter Weise auch zur Reinigung des Tisches herangezogen worden waren. Lyn-Lee forderte Lao-Ly-Tschen auf, sein Mönchsgewand dem Knaben zu geben, welcher die Kleider gebracht hatte, worauf jener diese im selbigen Schrank verstaute.

Mit der neuen Kleidung glich er nun eben jenen Bauern, welche vor der Stadt ihre kleinen Felder bestellten. Alles war etwas zu kurz, aber er konnte sich gut darin bewegen. Nur welche Farbe der Stoff der Kleidung hatte, war unbestimmbar unter dem Schmutz.

Ein anderer kleiner Knabe stellte Holzschüsselchen auf den Tisch. Lao-Ly-Tschen zählte neun Holzschalen und alsbald rief die Frau, dass das Essen fertig sei. Dabei stellte sie den schweren gusseisernen Kessel auf die sehr stark berußte Tischmitte. Schnell waren die Kinder herbeigeeilt und saßen nun der Größe nach abgestuft hinter ihren Holzschalen, die die Frau mit einem großen Holzlöffel füllte; ein seltsamer Eintopf mit Reis, Gemüse und gekochtem Hühnerfleisch, der aber angenehm duftete. Vorsichtig begannen alle zu essen, denn keiner wollte sich die Finger verbrennen, und Löffel oder Ähnliches waren nicht vorhanden. Lyn-Lee ließ sich noch mehr Zeit und begann die Schar vorzustellen: Den kleinsten, jener welcher den Tisch gedeckt hatte, bezeichnete er mit Whu. Diesem folgte ein Mädchen, wohl eben so alt, aber etwas größer, mit schulterlangem, schwarzem Haar und knochendürr, das er Lai-Yeng nannte. Weiter ging es mit Quan-Hao, nicht größer als Lai-Yeng hatte er eine geringe Ähnlichkeit mit Lao-Ly-Tschen, denn der Mangel an Haaren machte sein schmales Gesicht noch länger. Pong, der neben ihm saß, war die besondere Erscheinung. Aus ihm hätte es auch zwei Knaben geben können, und ebenso aß er auch, während an Whao noch deutlich die Spuren des Hühnerrupfens erkennbar waren. Er schien das Fleisch nicht zu mögen, denn er legte die Stücke neben der Schale auf den Tisch, wo sie von Pong Beachtung fanden. Pyqueii, der größte von allen, Lao-Ly-Tschen schätzte ihn auf elf Jahre, gab sich sehr selbstsicher und erzählte unablässig, was in der Stadt an Neuigkeiten vorkam. Leider tat er das ständig mit vollem Mund, so dass nur wenig zu verstehen war.

Und schließlich war da die Frau, welche Lyn-Lee das Wort aus dem Munde nahm. Lao-Ly-Tschen bemerkte erst jetzt, dass sie wesentlich jünger und auch hübscher war, als es die erste Begegnung vermuten ließ. Sie hatte ihr Haar auf ihrem Kopf zu einem Knoten hochgesteckt, der lustig im Eifer ihrer Rede hin und her wippte: „Ich bin Mian-Tsian-Hay. Bald werde ich fünfzehn. Ich halte hier alles am Laufen. Ich bin schon sehr lange bei Lyn-Lee und spiele hier ein bisschen die Mutter ...“

Lyn-Lee wehrte mit einer heftigen Handbewegung: „Du musst nicht gleich alles erzählen, dazu habt ihr noch lange Gelegenheit. Zunächst braucht unser stummer Freund selbst einen Namen.“

Versonnen malte Lao-Ly-Tschen mit dem Finger seinen Namen in die Schmutzschicht des Tisches, aber Lyn-Lee kam ihm zuvor und zur Runde gewandt verkündete er: „Was haltet ihr davon, wenn wir unsern Freund Xin-Xiin nennen?“

Beifällig klopften alle mit der Faust auf den Tisch, während Lao-Ly-Tschens Namenszug unbeachtet blieb und der ab heute heißende Xin-Xiin daraus schloss, dass keines der Kinder lesen konnte. Falls sich Lyn-Lee jemals die Fähigkeit erworben hatte, vermochte er sie jedenfalls geschickt zu verbergen.

Mittlerweile war das Essen auch kühl genug, das alle gierig in sich hinein schlangen, bis auch das letzte Reiskorn einen Mund gefunden hatte. Selbst Xin-Xiin, dem auf der Reise warmes Essen mangelte, griff kräftig zu. Mian-Tsian-Hay erhob sich und begann den Tisch abzuräumen. Xin-Xiin entschloss sich ihr zu helfen, so wie er es auch bei Lobsang gewohnt gewesen war. In einem speckigen Holzeimer wurden der Kessel und die Holzschalen dürftig abgespült und das Mädchen flüsterte ihm zu: „Nenn mich Mian, das mag ich lieber. Lyn-Lee nennt mich Hay, das finde ich schrecklich.“

Der sprachlose Xin-Xiin lächelte nur hilflos, worauf Mian fort fuhr: „Oh, verzeih, ich habe schon beinahe vergessen, dass du stumm bist. Deine Augen sind so lebendig, als sprächen sie mit uns.“

Lyn-Lee hatte sich von den Kindern deren Tageserlebnisse berichten lassen und wandte sich nun an Mian: „War es nicht gut, dieses Essen heute? Hay, morgen kannst du mit Xin-Xiin auf das Feld gehen und ich werde mich um die Kinder kümmern, dass es mit ihrer Ausbildung weiter geht.“

Mian antwortete nur mit einem verächtlichen Blick und klatschte dann in die Hände, dass die Kinder sich auf den Ofen begeben; darauf das Nachtlager für alle war. Auch Xin-Xiin fügte sich und nach dem das Gerangel um Decken endlich verstummt war, erfüllte bald das friedliche Seufzen von Schläfern den Raum. Ein wenig von der Geborgenheit in Kunnu-

Naos Stube beschlich Xin-Xiin. Nur Lyn-Lee hatte sich einen Talgstummel entzündet und kramte in einer Truhe.

Lyn-Lee schlief am Tisch und schnarchte markerschütternd. Xin-Xiin wurde trotzdem erst vom anbrechenden Tag geweckt. Neben ihm seufzten noch die Kinder den Schlaf der Unschuld. Leise erhob er sich, schlang sich die Decke um die Schultern und schlich in den Hof, doch entgegen seiner Erwartung fand er dort keinen Brunnen. Aufmerksam musterte er die Umgebung. Da war noch ein kleiner Stall, doch lange nicht mehr von Haustieren bewohnt, war der Mist darin beinahe glänzend getreten. Eine Hand legte sich auf seine Schulter und als er sich wandte, flüsterte Mian: „Lass uns aufbrechen."

Sie selbst hatte sich ebenfalls in ihre Decke gehüllt und barg unter dem Arm die Tücher für die Bündel. Leise huschten sie aus dem Tor in das schlafende Gassengewirr und schließlich aus der Stadt, die eben ihre Tore öffnete. Dort waren dieselben Wachen wie am Vortag und der eine meinte weise: „Ah, da gehörst du also dazu. Na ja, wenn du nicht sprechen kannst, wie soll ich das wissen?"

Mian und Xin-Xiin gingen dem Tal zu und als die Sonne sich über den Bergkamm schob, erreichten sie den Fluss. Aufatmend setzte sich Mian auf einen Stein und blinzelte in die Sonne. In Xin-Xiin widerhallte das Aufgehen der Sonne wie Posaunenklang und er gedachte die Gelegenheit zu nützen, während sie hier verweilen. Rasch deutete er auf den Fluss und ehe Mian verstand was er meinte, war er bereits entkleidet und in den Fluss gesprungen. Dort, bis an den Nabel im Wasser stehend, wusch er vergnügt seine Kleider und die Decke. Überrascht und staunend beobachtete sie eine Weile Xin-Xiin, ehe sie sich entschloss, seinem Beispiel zu folgen. Er hatte bereits seine Sachen auf große sonnenbeschienene Steine zum Trocknen gelegt und nahm sich jetzt auch noch ihrer Decke an. Danach setzte er sich selbst auf einen Stein und wandte sich der Sonne zu, schloss die Augen und erinnerte sich an Lobsang, wie sie sich oft zum Trocknen auf die Steinbank setzten und unversehens die wunderbarsten Weisheiten aus Lobsang hervorbrachen. Wie gern würde er jetzt diese Erinnerungen teilen.

Wunderbar warmer, frischer Geruch verströmte die Kleidung als Mian zum Aufbruch gemahnte, Xin-Xiin hatte in Erinnerungen völlig die Zeit vergessen.

Nach einem kurzen Marsch quer durch den Wald kamen sie zu einigen kleinen, ungepflegten Feldern. „Dieses sind Lyn-Lees Felder", erklärte Mian. Xin-Xiin, der den Gartenbau von Lobsang kannte, überschaute mit einem Blick, woran es am meisten gebrach. Auf allen Feldern waren vereinzelt Früchte, aber keines war ergiebig angelegt. Mian hatte inzwischen aus einem Versteck bei einer Mauer ein wenig Werkzeug hervor geholt und erkläre dann, was sie zu tun gedachte. Xin-Xiin wehrte fuchtelnd und versuchte nun seinerseits mit Deuten und Sandmalereien seine Vorstellungen zu erklären. Rasch hatten sie einen Weg gefunden, dass Mian ihn verstand und sie zeigte sich einverstanden. Xin-Xiins Erfahrungen trugen Früchte. Ein einzelnes Feld wurde nun vollständig gerodet; teils ernteten sie und teils pflanzten sie manches in ein anderes Feld um, doch brauchten sie drei weitere Tage bis dieser Flecken zur Aussaat bereit war.

Am Abend beim Essen erzählte Mian begeistert Lyn-Lee von dem reichen Wissen vom Feldbau, über welches Xin-Xiin verfügte und Lyn-Lee entschied, dass die beiden sich erst nur um die Felder und die Ernte kümmern sollen. Er werde sich später mit Xin-Xiins Ausbildung befassen.

Als sich Xin-Xiin und Mian dann später auch zur Ruhe begaben, entdeckten sie, dass die sauberen Decken bereits andere Liebhaber gefunden hatten. Es blieb ihnen nichts anderes übrig, als die übriggebliebenen zu verwenden, doch gewöhnten sie sich sogleich an, jeden Tag ein paar Stücke mitzunehmen. Dass nach und nach alles sauberer wurde erleichterte es ebenfalls, die Kinder zu mehr Reinlichkeit anzuhalten. Bald war der Tisch, der Eimer, ja selbst der Stall sauber. Xin-Xiin war es gelungen Lyn-Lee zu überzeugen, dass sich der Stallmist trefflich als Dünger eigne, um den Feldertrag zu steigern. Und so brachten die Kinder nach und nach in Bündeln den Dünger zu den Feldern.

Nach einer kurzen Zeit hatte er auch die versandete Rinne für die Bewässerung freigelegt und es konnte zwar spät, aber doch noch ein Teil der Felder mit Reis bestellt werden. Xin-Xiin erfreute sich sehr der Felder und diese Freude übertrug sich auf Mian.

„Noch nie ...“, verkündete Mian, „... noch nie, seit ich bei Lyn-Lee bin, gaben die Felder so reiche Ernte.“

Der Herbst begann die Blätter zu färben und jeden Tag trugen die beiden so viel sie zu tragen vermochten von der Ernte nachhause. In dem kleinen Raum, in dem früher das Viehfutter lagerte, richteten sie eine Vorratskammer ein, die sie einem wohlgesättigten Winter entgegenblicken ließ.

Lyn-Lee hatte sich nie auf den Feldern gezeigt und erklärte, dass ihn die Ausbildung der Kinder so sehr in Anspruch nähme. Mian hatte sich zum Sprachrohr von Xin-Xiin entwickelt und betonte immer wieder die Notwendigkeit, da sie offenbar am liebsten auf die Felder ging. Bald gab es aber weniger dort zu tun und Xin-Xiin schlug vor, während dieser Zeit auf der Straße Dünger sammeln zu gehen, da sie ja keine Haustiere hätten.

Lyn-Lee überlegte, als er einmal mit Mian alleine zusammen saß: „Eigentlich wollte ich ihn für etwas anderes gebrauchen.“

Mian fuhr zornig dazwischen: „Noch nie haben wir so reichlich gegessen. Keines der Kinder hat seit Xin-Xiin hier ist über Hunger geklagt, selbst Lai-Yeng hat etwas auf die Rippen bekommen und Quan-Hao wachsen sogar Haare!“

„Mag sein ...“, knurrte der Alte, „... aber wenn er woanders eben so gut ist wie auf dem Feld, dann brauchen wir uns dort nicht abrackern.“

„Du weißt nicht, ob er woanders ebenso gut ist. Das, was er auf den Feldern zuwege bringt, ist dir doch sicher. Ich möchte einmal einen Winter ohne Frieren und Hungern verbringen können.“

Lyn-Lee fügte sich widerwillig; gegen Mians Bestimmtheit anzukämpfen hielt er für unklug.

Xin-Xiin hatte sich aus Weidenruten einen Korb geflochten, den er sich an den Rücken hängen konnte. Damit zog er jeden Tag die Karawanenstraßen entlang und sammelte den Tierdung ein, den er, wenn sein Korb voll war, zu den Feldern trug. Danach sammelte er Holz, das er zuhause im Stall unterbrachte. Es war so viel Holz vorhanden, dass er mit der Hilfe von Mian einen Teil davon verkaufen konnte. Den Erlös verwendeten sie aber unmittelbar und kauften davon Schuhe und warme Kleidung für die Kinder und auch für sich selbst. Seit Xin-Xiin da war achtete Mian auch streng darauf, die Behausung rein zu halten. Lyn-Lee schimpfte zuweilen, was da für ein neuer Wind Einzug gehalten hätte, doch ließ er sich rasch besänftigen, wenn wohlige Wärme die Stube erfüllte und abends ein dampfender Topf auf dem Tisch stand. Und manches Mal fand sich auch ein Huhn oder ein Fisch darin. Mian konnte seine Tiraden oft auch mit dem Satz unterbinden: „In diesem Winter ist noch keines der Kinder erkrankt. Uns geht es besser als je zuvor. Du solltest zufrieden sein und hättest eher Grund, Xin-Xiin zu danken.“

Lyn-Lee entpuppte sich als immer mürrischer, während die Kinder immer mehr zu Xin-Xiin und Mian hindrängten. Sie hatten Xin-Xiin ein lustiges Spiel gezeigt, bei welchem er einen kleinen Gegenstand in seinen Kleidern verbarg und die Kinder wollten ihn finden, ohne dass er es bemerke. Lyn-Lee ließ sie gewähren, denn offenbar schien er von diesem Spiel Nutzen zu haben. Manchmal überraschte Xin-Xiin damit, dass er gar nichts versteckte, aber auch wenn er mehrere Gegenstände versteckt hatte gelang es den Kindern nie, sie ihm unbemerkt wegzunehmen. Und jedes Mal, wenn er ein Kind erwischte, tollten sie heiter herum.

Kaum dass der Schnee zu schmelzen begann, begaben sich Xin-Xiin und Mian wieder auf die Felder. Der Dünger wurde verteilt und gemeinsam verbesserten sie die Rinne für die Bewässerung. Der Frost hatte manchen Schaden angerichtet, so dass sie mit Lehm und Steinen die Stellen abdichten mussten. Xin-Xiins Reis war der erste in diesem Jahr in der Umgebung von Xiin-Tscheng, der aus den überfluteten Feldern empor spross. Die Ernte versprach noch reicher auszufallen als im Vorjahr.

Eines abends als Mian und Xin-Xiin müde mit den ersten Feldfrüchten nachhause kamen – Xin-Xiin hatte dazu auch noch einige Pilze gefunden – und sich an den Tisch setzten, fehlte Whao. Betretenes Schweigen herrschte und offenbar wollte niemand darüber sprechen. Einzig Xin-Xiin drängte Mian, dass sie herausfinden möchte, was vorgefallen sei. Mian gab dem Drängen nach: „Wo ist Whao?"

Aber die Mienen verrieten, dass alle es wussten außer Xin-Xiin. Schweigend aßen sie und stierten auf ihre Holzschüsseln. Schließlich brummte Pong stoisch: „Es hat ihn erwischt."

Pyqueii machte eine Drohgebärde, dass Pong schweigen möge. Xin-Xiin war noch ratloser als zuvor, doch ließ sich nichts Weiteres in Erfahrung bringen. Die Geheimniskrämerei störte ihn. Er beschloss nun ebenfalls heimlich Mian das Lesen und Schreiben beizubringen, damit sie sich klarer verständigen konnten.

Also begann am nächsten Tag Xin-Xiin, während sie auf dem Feld waren, in den Sand zu malen. Zunächst malte er seinen Namen in den Sand, worauf Mian erfreut ausrief: „Du kannst schreiben? Oh, bitte bringe es mir auch bei."

Xin-Xiin nickte heftig und Mian fuhr fort: „Aber verrate es niemals Lyn-Lee, das wäre gar nicht gut."

Xin-Xiin nahm nun einen Gegenstand und malte daneben das Wort in den Sand. Schnell hatte Mian begriffen und brachte selbst Gegenstände herbei und stellte Fragen. Mühevoller gestaltete es sich für Mian die Schriftzeichen nachzumalen oder Geschriebenes von Xin-Xiin vorzulesen.

Über den Verlust von Whao wurde nie wieder gesprochen. Einen Monat danach war ein neuer Knabe in der Herde und

Lyn-Lee benannte ihn Whei-Whao. Er war etwas jünger als Pong und sehr schmächtig, aber er hatte leuchtende, flinke Augen, und bei dem Spiel, welches Xin-Xiin mit den Kindern spielte, erwies er sich als der Geschickteste. Manchmal gelang es ihm tatsächlich den versteckten Gegenstand zu finden, ohne dass Xin-Xiin es bemerkte.

Der Sommer ging vorüber und brachte überreiche Ernte. In Heiterkeit hatte Mian schon beachtliches Schreiben gelernt und freute sich an der immer besseren Unterhaltung mit Xin-Xiin. Sie hielt es aber für vernünftiger, Xin-Xiin als Namen beizubehalten. Im Spätherbst wollte Lyn-Lee nun endlich Xin-Xiin in Ausbildung nehmen, aber Mian wusste es mit der Drohung abzuwenden, dass sie davonlaufen und Xin-Xiin mitnehmen würde. Die Ernte war so großartig ausgefallen, dass davon sogar ein Teil verkauft werden konnte, das beschwichtigte Lyn-Lee einigermaßen. So freute sich Xin-Xiin im Winter wieder auf der Landstraße und in den Gassen der Stadt den Dung aufzusammeln.

Wieder einmal, es schneite, obwohl es bereits gegen Frühling zu ging, gab es außerordentlich viel Dung in den Gassen, so dass Mian sehr bald mit ihrem Korb zu den Feldern aufbrach. Xin-Xiin wollte seinen Korb noch mehr füllen, ehe der Dung unter dem Schnee nicht mehr zu finden war. Auf beinahe jedem Schritt fand er gefrorenen, als er durch die Gassen dem Tor zu schlenderte. Vor sich bei einem Händler erkannte er Pong und Whei-Whao und winkte ihnen zu, diese schienen ihn aber nicht zu kennen.

Gerade als er an ihnen vorbei ging, stürzte Pyqueii aus dem Laden heraus und die Gasse hinauf, die beiden andern folgten so schnell sie konnten. Und beinahe im selben Moment kam der Händler wutschnaubend aus seinem Geschäft und rief lauthals. „Diebe! Diebe!“

Xin-Xiin wusste nicht, was er davon halten sollte, da aber sein Korb nun gut gefüllt war, schritt er rüstig dem Tor zu. Von oben in der Gasse hörte er das Getrampel und Waffengeklirr der Wachen, die dem sich noch immer wiederholenden Ruf „Diebe! Diebe!“ folgten. Er war schon im Tor, da hörte er hinter sich schreien: „Der da gehört auch dazu“, und eine andere Stimme rief: „Schließt das Tor!“

Xin-Xiin wandte noch einmal seinen Blick und gewahrte, dass die Schreie ihm galten und mit gezückten Waffen die Wachen ihm hinterherliefen. Xin-Xiin erschrak und ergriff sofort die Flucht. Geschickt genug war er, dass ihn die Torwachen nicht greifen konnten. Er rannte so schnell er konnte und munter hüpfte ihm dabei der gefrorene Dung aus dem Korb. Rufe und Waffengeklirr waren hinter ihm, aber sie wurden leiser und ferner, bis sie schließlich ganz verstummten. Xin-Xiin aber rannte weiter den Feldern zu, dabei hätte er am Fluss beinahe Mian überrannt.

Mian hielt ihn an den Armen fest und rief: „Was ist geschehen?“, und schüttelte Xin-Xiin dabei. Als sie ihn endlich wieder losließ schrieb er zwei Worte in den Schnee: Dieb, und Wache. Bereits war wieder Waffengeklirr zu vernehmen, bis Mian die Worte entziffert hatte. Sie packte ihn bei der Hand und rannte nun auch den Feldern zu. Dort warfen sie die Körbe so wie sie waren neben eine Mauer und rannten dann weiter bis sie völlig außer Atem waren. Xin-Xiin deutete auf die Spuren im Schnee und dann deutete er zum Fluss. Mian verstand: „Du meinst, dass sie uns zu leicht folgen können. Was hast du vor?“

Xin-Xiin ging auf den Fluss zu, entkleidete sich und band die Kleider in einem Bündel zusammen. Mian schaute entsetzt: „Ich kann nicht schwimmen!“

Xin-Xiin lächelte, zuckte mit den Schultern, trat auf sie zu und griff ihr unter die Arme. Die sich bereits wieder nähernden Geräusche der Verfolger machten sie dann aber schnell entschlossen. Alle Kleider wurden in ein Bündel gepackt und schnell wateten sie ins Wasser. Xin-Xiin lächelte und erinnerte sich an seine Flucht vor den Räubern. Als sie tief genug im

Wasser waren gab er Mian das Bündel und zeigte ihr, wie sie sich verhalten solle, dann packte er sie von hinten um die Brust und ließ sich ins Wasser sinken. Mian konzentrierte sich so sehr auf das Bündel, das sie so weit als möglich über das Wasser hielt, dass sie nicht bemerkte, wie sehr sie von der Strömung fortgetragen wurden. Von fern hörten sie noch das Gefluche der Wachen, als jene bemerkten, dass sie ihnen entkommen waren.

Ein gutes Stück flussabwärts und völlig durchfroren gewann Xin-Xiin auf der gegenüberliegenden Seite schließlich wieder festen Grund, wo sie ans Ufer stiegen. Beide zitterten vor Kälte, doch bevor er sich ankleidete, machte er ein Feuer. Schneller wurde ihm warm, so wusste er von Lobsang, wenn er die Kleider und sich getrennt wärmte. Mian schaute zwar ungläubig, doch folgte sie seinem Beispiel, schließlich war seine Idee zur Flucht auch erfolgreich. Sie wusste, dass die Wachen sie unablässig gehetzt hätten.

Als ihnen warm genug war drängte Xin-Xiin zum Aufbruch; er wollte eine möglichst große Entfernung zwischen sich und den Wachen bilden. Glaubte er doch, dass diese zurückgehen und die westlich der Stadt gelegene Furt nehmen, um sie weiter zu verfolgen. So konnte er ihnen beiden wenigstens einen Tagesmarsch Vorsprung verschaffen. Der Schneefall wurde dichter und bedeckte ihre Spuren. Mian aber begann zu erzählen: „Damals, als du beim Tor angekommen warst, haben wir dich schon beobachtet. Lyn-Lee meinte, dass du sehr geschickt seiest und wenn du nicht in die Stadt dürftest, dass wir dich am Abend mitnehmen wollten. Wir hatten uns einen guten Plan zurechtgelegt, aber am Abend warst du so ganz anders als alle Menschen, die ich bis dahin kennengelernt hatte. Auch am nächsten Tag warst du so früh wach – meine Leute schliefen immer fast bis Mittag – und als du anfingst dich und alle deine Kleider im Fluss zu waschen, was bei uns noch niemand getan hatte, nahm ich mir vor dich zu schützen ...“

Xin-Xiin schaute sie fragend an und Mian rief gequält: „... Wir sind Diebe! — Und das wollte ich vor dir verheimlichen."

Xin-Xiin zuckte die Schultern, dann nahm er ihre Hand und drückte sie sanft. Sie aber fuhr fort: „Ich hoffe, dass es mir bis heute gelungen ist. - Die Wachen werden uns töten, wenn sie uns fangen. Wahrscheinlich gehen sie jetzt zu Lyn-Lee, die Wachen haben schon lange darauf gewartet, dass sie ihm etwas beweisen können. Du warst einfach zu bekannt in Xiin-Tscheng, denn niemand sonst hatte je Dung von den Straßen aufgesammelt. Dass du mit den Kindern gesehen wurdest, hat sie verraten."

Xin-Xiin blieb stehen und malte den Namen „Whao" in den Schnee. Mian antwortete: „Sie haben ihn erwischt."

Er nickte, sie sprach weiter: „Sie haben ihn erwischt heißt, dass sie ihn beim Stehlen gefangengenommen haben. Dann wird er mit dem Bestohlenen vor den Mandarin gebracht. Der Bestohlene erzählt was geschehen ist, natürlich so, dass es zu seinem Vorteil ist. Der Dieb darf nichts dazu sagen. Vielleicht werden auch noch Zeugen gebracht, aber für Geld findet man immer solche. Danach wird der Dieb verurteilt. Zuerst wird ihm die rechte Hand abgeschlagen. Ist der Bestohlene zufrieden, war es das. Ist er es nicht, wird ihm auch noch die Linke abgeschlagen und schließlich der Kopf."

Xin-Xiin schaute sie bestürzt an, doch Mian erzählte weiter: „Seit ich bei Lyn-Lee war wurde jeder, den sie erwischten, getötet, so vermutlich auch Whao."

Xin-Xiin starrte fassungslos vor sich hin. Schweigend gingen sie weiter in die Nacht hinein. Kein Mond vermochte die dicke Wolkendecke zu durchdringen und es schneite unaufhörlich dicke Flocken. Xin-Xiin stapfte voraus. Er hatte irgendwo eine Rute abgeschnitten, an der sie sich beide festhielten, um einander nicht zu verlieren. So wenig in dem Garnichts man sehen konnte, sah Xin-Xiin vor sich doch dauernd ein Naturmännchen gleich einem Irrlicht, das ihn führte. Er freute sich und dankte im Innern für diese unschätzbare Hilfe. Sie trotteten die ganze Nacht hindurch, eigentlich nur mechanisch, als würden sie während des Gehens schlafen, doch nicht ein einziger Fehltritt hatte sie straucheln lassen; nur hungrig wurden sie allmählich.

Als es dämmerte bemerkten sie, dass die schroffen Berge steilen, hohen Hügeln gewichen waren und das Tal wirkte viel breiter. Es schneite immer noch ganz leicht. Mit müder Stimme fragte Mian: „Wohin gehst du? Ich bin sehr hungrig."

Xin-Xiin drehte sich um und versuchte zu lächeln, dann deutete er auf den Wald, der vor ihnen lag. Es war ein sehr dichter Kiefernwald und der Boden war teilweise sogar schneefrei. Xin-Xiin folgte zuversichtlich seinem Führer, der in das Dickicht abbog. Hier und da hörte man nur das Poltern des Schnees, der von den schwer beladenen Kiefern herunterfiel. Immer tiefer ging es in den Wald und den Hügel hinan, bis endlich vor einer kleinen Felsengrotte der Führer verschwand. Im Grunde war es nur eine Nische, in der sich die herangewehten, dürren Kiefernnadeln verfangen hatten. Als Mian es erblickte, ließ sie sich gleich in diesen Nadelhaufen fallen. Xin-Xiin machte vor dem Zugang ein kleines Feuer, das bald die ganze Nische wohlig wärmte.

Plötzlich stand ein ganz unbekanntes Naturwesen vor ihm und hieß ihn zu folgen. Nur wenige Schritte von ihrem Lager entfernt verschwand es wieder, aber da lag verendend ein Reh, das über die Felswand abgestürzt war und ersterbend atmete. Xin-Xiin wusste nun worauf er hingewiesen werden sollte. Schnell hatte er sein Messer hervorgeholt und dem Reh die Kehle durchgeschnitten. Innig bedankte er sich bei dem Reh und den Helfern, denn es war offensichtlich, wie sehr sie ihnen beistanden. Wenig später brieten zwei gute Stücke Fleisch an einem Stock über dem Feuer. Durch den Duft wachgeworden frug Mian schlaftrunken: „Wie lange habe ich geschlafen?"

Xin-Xiin lächelte sie nur an, während er mit dem Messer in das Fleisch stach. Köstlich sah es aus und duftete auch so und vor allem das Wichtigste, es sättigte prima. Danach ließ sich auch Xin-Xiin auf das Lager fallen und schlief augenblicklich ein. Mian war etwas unruhiger und wurde immer dann wach, wenn das Feuer auszugehen drohte. Dann legte sie Holz nach, welches hier in rauhen Mengen herum lag und schlief daraufhin gleich wieder ein.

Erst am späten Nachmittag erwachte Xin-Xiin. Er schürte das Feuer stärker und briet den Rest des Fleisches. Aus der Haut fertigte er einen Beutel, in dem das Fleisch mitgenommen werden konnte. Wohlgesättigt machten sie sich bei Einbruch der Nacht wieder auf den Weg. Bald war die Straße gefunden, der sie talabwärts weiter folgten. Sie wanderten nur in der Nacht und tagsüber schliefen sie in einem Unterschlupf; meist jedoch ohne ein Feuer zu entzünden.

Je weiter sie ostwärts dem Tal folgten, umso mehr hielt der Frühling Einzug. Gar manche Ortschaft umwanderten sie dabei während der Nächte. Auch Hunger brauchten sie nicht zu leiden, denn immer wieder fand Xin-Xiin Essbares, das sie zum sparsam verwendeten Fleisch genießen konnten. Die Zeiten vor dem Schlaf nutzten sie auch immer, um Mians Lesen und Schreiben zu verbessern.

Der Mond hatte sich wohl dreimal geleert und wieder gefüllt als sie beschlossen, in einer der nächsten Ortschaften eine Arbeit zu suchen. Viele Reisfelder hatten sie in den letzten Nächten durchwandert und so vermuteten sie, dass auch Tagelöhner gebraucht würden.

Einmal während einer Nacht erinnerte sich Xin-Xiin seiner vielen Wanderungen und wie er gerne damals mit jemandem gesprochen hätte. Nun konnte er nicht sprechen. „Sollte er vielleicht“, so dachte er weiter „das Schweigen erlernen?“

Ein dankbares Lächeln verklärte seine Züge. Er blieb stehen und umarmte Mian einfach vor Freude, weil ihm dieses in den Sinn gekommen war. Etwas Seltsames rieselte durch ihn, wie auch durch Mian, etwas völlig Unbekanntes, noch nie Dagewesenes, obgleich sie nun schon sehr lange Zeit stets nebeneinander geschlafen hatten. Mian lächelte verlegen. Xin-Xiin strich ihr übers Haar und ging dann weiter.

Schließlich kamen sie zu einer Ortschaft, die sie für geeignet hielten, um dort zu arbeiten. Sie beschlossen jedoch vorher genau zu beobachten und sich etwas auszuruhen.

Als sie tags darauf, wie schon so oft, im Fluss sich und ihre Kleider wuschen, war es wieder da, dieses geheimnisvolle Rieseln. Sie warfen sich verstohlene Blicke zu und lächelten dabei verlegen. Xin-Xiin eilte sich zum Trocknen auf einen großen Stein zu setzen und mit geschlossenen Augen zu meditieren. Den Zweck, damit das befremdliche Rieseln zu bannen, erreichte er jedoch nicht. Auch Mian tat ähnliches, doch je mehr sie sich konzentrierte, umso brennender wurde in ihr die Unruhe. „Müsste man irgendetwas dazu sagen?“, dachte sie unbestimmt, bis schließlich sie leise und unsicher anfing: „Lao-Ly-Tschen ...“

Dieser fuhr wie von der Hornisse gestochen herum und starrte sie an.

„... Du solltest wieder deinen richtigen Namen tragen.“ Verlegen scharrte sie mit ihren Zehen im Sand und nach einer geraumen Pause ergänzte sie hastig: „Der andere Name könnte verdächtig sein.“

Eine riesengroße, einzige Frage stand in seinem Blick, worauf sie zu antworten versuchte: „Bestimmt kennt uns hier niemand, doch Boten sind oft sehr schnell und wir sollten keine Vorsichtsmaßnahme außer Acht lassen.“ Sie malte immer noch mit ihren Zehen im Sand. Jetzt war es Lao-Ly-Tschens Name: „Das war das erste Schriftzeichen, das du mir zeigtest. Ich habe es mir gemerkt und immer wieder geübt. Ich dachte, es sei bedeutsam.“

Xin-Xiin, der nun der Vergangenheit angehörte, wandte sich nun wieder als Lao-Ly-Tschen Mian zu und er schrieb seinerseits in den Sand, ob sie selbst einen anderen Namen möchte. Mian schüttelte den Kopf: „Du kannst ja doch nicht sprechen, — obwohl ich gerne einmal deine Stimme hören würde.“

Über Lao-Ly-Tschens Namen malte sie nun langsam und immer wiederholend das Ying-Yang-Zeichen. Lao-Ly-Tschen stand auf und kauerte sich daneben in den Sand, um diesem Zeichen mit seinem Finger die Punkte hinzuzufügen. Vorsichtig blickte er zu Mian auf und sah ihr lange in die Augen, und obwohl Mian über und über errötete, hielt sie dem Blick stand.

Niedrige, grasüberwucherte Wälle umgaben die Ortschaft, die sie aus der Ferne beobachteten. Den oberen Abschluss der Wälle bildete eine niedrige Steinmauer und auf den grasbewachsenen Flanken weideten einige Ziegen. Umgeben war das Dorf von einer überschaubaren Anzahl von Reisfeldern, aus deren spiegelnden Fluten sich bereits die frischgrünen Spitzen der Reispflanzen erhoben. Hier und da sah man einige strohbehütete Bauern, die auf den Feldern arbeiteten. Mian gedachte der kleinen Felder in Xiin-Tscheng, die mit ihrer Arbeit und Liebe so wunderbar gediehen waren und die, so vermutete sie, jetzt wieder erbärmlich verkommen werden: „Ich denke, dass es nun auch Lyn-Lee erwischt hat. Er war sein Leben lang ein Dieb gewesen. Ja selbst das Huhn, welches wir an deinem ersten Abend bei uns aßen, war gestohlen. Wir waren nur kurz auf dem Feld, um etwas Gemüse zu holen. Zur Hauptsache waren wir zum Stehlen unterwegs."

Mian schaute traurig zur Ortschaft hinüber: „Wie wunderbar ist es doch, ein rechtschaffenes Leben zu führen und sich seinen Unterhalt mit redlicher Arbeit zu verdienen."

„Niemand weiß, dass du eine Diebin warst", schrieb Lao-Ly-Tschen in den Sand.

„Warst? Meinst du, dass man so etwas einfach hinter sich lassen kann?", antwortete Mian bitter.

„Hast du es gerne getan?", stand nun im Sand zu lesen.

„Niemals! Ich hatte immer ein schlechtes Gewissen."

Lao-Ly-Tschen blickte ihr ins Gesicht und machte Bewegungen aus denen Mian ersah: „Was soll es? Das ist Vergangenheit."

Ein dünnes Lächeln huschte über Mians Mund: „Danke, dass du mich trösten willst.“

Eifrig schrieb Lao-Ly-Tschen: „Ich habe dich nicht als Diebin kennengelernt. Ich habe keinen Grund anderes zu denken.“

Noch zwei weitere Tage beobachteten sie die Ortschaft, ohne dass sich merklich etwas im Tagesablauf verändert hätte. Dann brachen sie auf, um nach Arbeit zu fragen. Mian hatte zuvor noch Lao-Ly-Tschens Haar geordnet und ein kurzes Zöpfchen geflochten, das aber kaum über den Haaransatz hinaus reichte.

Etliche Leute fragten sie, ehe sich ein alter Bauer bereiterklärte, ihnen Arbeit zu geben; er fügte aber gleich an: „Wenn die Ernte eingebracht ist, habe ich keine weitere Arbeit mehr und ihr müsst weiter ziehen.“

Klein, alt und runzlig war er, selbst die Glatze war runzlig und die wenigen weißen Strähnen, die sie umrahmten, waren im Nacken zu einem dünnen, strohigen Zopf geflochten. Seine Haltung war aufrecht und seine Augen gütig. Tsong-Yao wurde er genannt. Er hatte auch eine Frau, welche sehr gebrechlich und bettlägerig war. Wie sie hieß, war nicht herauszufinden, denn er nannte sie immer nur Weib. Tsong-Yao war froh um die Hilfe, so konnte er sich um die Pflege seiner Frau kümmern. Noch in der Abenddämmerung führte er Mian-Tsian-Hay und Lao-Ly-Tschen zu seinen Feldern. Sie lagen nahe dem Wall, der das Dorf umgab, aber man sah ihnen an, dass des Bauern Aufmerksamkeit auf anderes gerichtet war. Beim Zurückgehen erklärte er ihnen weiter, dass er keine Bezahlung geben könne, sondern nur Obdach und Essen: „Wenn euch das zu wenig ist, könnt ihr immer noch gehen“, erwog der Alte vorsichtig.

Mian-Tsian-Hay wechselte mit Lao-Ly-Tschen einen Blick und sie waren sich einig. Beide dachten sich, dass genau dieser Mann der meisten Hilfe bedürfe, also nahmen sie die Arbeit an.

Lao-Ly-Tschen und Mian-Tsian-Hay sahen, wie sehr die Felder des Alten im Hintertreffen lagen und manches sogar arg vernachlässigt war. Teils waren die Bewässerungsrinnen wie auch die Felder selbst undicht und mussten repariert werden, andererseits wurde schon lange kein Dünger mehr auf die Äcker getragen. Die beiden arbeiteten fleißig, begannen schon vor Sonnenaufgang und oft kamen sie müde erst spät in der Nacht zurück. Wann immer es ging sammelten sie den Dung auf den Straßen, um den Feldern noch ein bisschen etwas zu Gute kommen zu lassen. Das wirkte sich erfreulich auf Reis und Gemüse aus, so dass diese üppig gediehen und Tsong-Yao sich gänzlich um sein Weib kümmern konnte. Trotzdem sah er täglich nach den Feldern und wusste immer wieder zu rühmen, was die beiden daraus gemacht hatten.

Nachdem alles so trefflich in Stand gebracht war, bemühten sich die beiden für Tsong-Yao und sein Weib auch einen guten Vorrat an Brennholz anzulegen, so dass die beiden einem sorgenfreien Winter entgegenblicken konnten.

Lao-Ly-Tschen hatte nebenbei den Farbkranz von Tsong-Yaos Weib beobachtet und immer wieder heimlich das Notwendige den Essen beigefügt, was er in der Umgebung an Kräutern und sonstigen sinnvollen Zutaten entdeckte. Nur Mian-Tsian-Hay gestand er, dass diese Frau im Winter den Weg in das Land der Geister antreten würde.

Der Herbst und die Ernte kamen. Die Vorratskammern von Tsong-Yao füllten sich beträchtlich, so dass selbst ein außergewöhnlich langer und harter Winter sie nicht zu leeren vermocht hätte, auch Brennholz war im Überfluss vorhanden. Die beiden hatten ja noch viel mehr gesammelt und einen Teil davon verkauft. Dadurch konnte sich Tsong-Yao auch noch über ein Dutzend Hühner erfreuen, die munter im Hof herumscharrten und den Hahn, der Ordnung in der Herde hielt und sie bei Tagesanbruch weckte.

Die Ernte war eingebracht, der Reis gedroschen und die Felder bereits wieder ausgiebig gedüngt, da sprach des Morgens, als die beiden vom Fluss zurückkehrten, Mian-Tsian-Hay zu

Tsong-Yao: „Unsere Arbeit ist getan, so wie wir es besprochen hatten. Ich denke, wir werden nun weiter ziehen.“

Erschrocken starrte Tsong-Yao der jungen Frau ins Gesicht: „Gefällt es euch bei mir nicht? Ich habe gehofft, dass ihr bleiben würdet. Habt ihr doch Ernte eingebracht, dass es ohne weiteres für uns alle reicht.“

Lao-Ly-Tschen und Mian-Tsian-Hay tauschten einen Blick, worauf sie antwortete: „Wenn wir dir von Nutzen sein können, so wollen wir bleiben.“

Rasch entgegnete Tsong-Yao: „Wenn ich euch schon nichts bezahlen kann, will ich mich auf diese Weise erkenntlich zeigen. Bleibt bei mir! Es gibt zwar wenig zu tun über den Winter, aber der nächste Frühling kommt bestimmt. Seht doch selbst, wie die Felder eure Liebe vergelten.“

Lao-Ly-Tschen nahm des Alten Hände und drückte sie sanft und Mian-Tsian-Hay legte die ihren oben drauf. Der Alte aber sprach gerührt: „Tausend Worte können nicht sagen, was du Stummer mir mit deinem Händedruck erzählst. Ich danke dir und deiner Frau.“

Lao-Ly-Tschen lächelte und warf einen verstohlenen Blick Mian-Tsian-Hay zu. Sie erwiderte seinen Blick und errötete.

Um nicht untätig zu sein kümmerte sich Mian-Tsian-Hay nun um die Hausarbeit, während draußen bereits die ersten dicken Schneeflocken fielen. Lao-Ly-Tschen saß unter dem Dach vor dem Hühnerstall und machte aus dem Reisstroh allerlei Flechtwerk. Körbe, Hüte und was sonst noch nützlich war. Auch Besen band er und als er stolz den Erlös für die Waren Tsong-Yao brachte, begann dieser zu schimpfen: „Alles habt ihr für mich gemacht, und selbst im Winter findet ihr überreich Arbeit und seid nützlich, wo immer ihr Hand anlegt. Nehmt ihr jetzt das Geld und kauft euch Schuhe oder Kleidung oder was euch sonst gefällt. Ich will das Geld nicht.“

Wie schon oft drückte Lao-Ly-Tschen dem Alten die Hände, doch dieser entriss sie ihm sogleich und wandte sich ab. Heimlich wischte er sich eine Träne der Rührung von der Wange. Er dachte bei sich: „Ach könnten doch alle Menschen so sein, so gäbe es keine Not auf der Welt. Oder wäre doch wenigstens mein missratener Sohn ebenso wie diese beiden.“

Er hatte ihnen nie erzählt, dass er einen Sohn hätte. Es hätte auch nicht viel zu erzählen gegeben, zumal er weder wusste wo er ist, noch wovon er lebt. Er wusste ja nicht einmal, ob er noch lebte. Das Letzte was ihm von seinem Sohn bekannt war, war dass er sich mit irgendwelchem Gesindel herumtrieb und das Opium mehr schätzte als die Arbeit.

Kurz vor der Wintersonnenwende verstarb das Weib des Tsong-Yao. Lao-Ly-Tschen hätte auch nichts dagegen unternehmen können, denn er sah, dass ihre Zeit gekommen war. Vor Sonnenaufgang war es. Lao-Ly-Tschen und Mian-Tsian-Hay hatten mit ihrer Arbeit schon begonnen, aber der Alte schlief noch. Mian-Tsian-Hay war draußen, um die Hühner zu füttern und Lao-Ly-Tschen räumte die Asche aus dem Ofen, dessen Steine noch wohlige Wärme verbreiteten. Also war er alleine und sah flüchtig nur, wie sich die Frau des Tsong-Yao wunderhübsch, jugendlich zeigte, ihn grüßte und dann, wie er es schon bei Khenonasu erlebt hatte, nebelhaft von ihrer Umgebung löste. Er ließ den Alten schlafen und entfachte neues Feuer im Ofen. Bald sirrte der Tee im Kessel und das einfache Frühmahl stand bereit. Mian-Tsian-Hay kam vom Hühnerfüttern herein und ließ auch gleichzeitig die ersten Sonnenstrahlen des Tages durch die Türe fallen.

Der Alte erwachte und schnupperte nach dem Tee, räkelte sich noch einmal zur Seite und blickte dabei zu den beiden, welche am Tisch Platz genommen hatten, dabei sprach er leise und schlaftrunken: „Wir bestatten sie auf einem der jetzt so schönen Felder. Wir werden im Frühling dann Blumen pflanzen.“

Sanft schaute Lao-Ly-Tschen und Mian-Tsian-Hay sehr erschrocken, Tsong-Yao aber fuhr fort: „Ich habe geträumt, dass mein Weib heute Nacht gestorben ist, — und alles was ich bisher von meinem Weib geträumt hatte war wahr.“

Lao-Ly-Tschen stand auf und kauerte sich neben das Lager von Tsong-Yao und drückte ihm die Hände. Tsong-Yao aber sprach: „Ja, du mein stummer Freund verstehst mich gut. Ich bin nicht traurig, denn sie hatte ein gutes, erfülltes Leben und ich weiß, dass ich ihr bald folgen werde, denn meine Aufgabe ist jetzt auch erfüllt. Ihr beiden aber nehmt den Hof und die Felder, so kann ich euch doch noch etwas geben.“

Mian-Tsian-Hay war ebenfalls herzugetreten und ihre Tränen tropften auf die versammelten Hände.

Bereits nach wenigen Tagen hatten die beiden Jungen auf dem dem Wall zunächst gelegenen Feld eine genügend tiefe Grube in die gefrorene Erde gegraben und das Weib von Tsong-Yao wurde bestattet. Lao-Ly-Tschen erkannte in dem sonnendurchfluteten Flirren der Schneekristalle in der Luft, dass auch sie anwesend war und liebevoll auf Tsong-Yao blickte. Dieser aber sprach schlicht: „Weiß ist es auch, Weib, aber einstweilen musst du mit Eisblumen vorlieb nehmen.“ Dann entfernte er sich stumm. Tsong-Yao schien in den wenigen Tagen um Jahre gealtert, doch tat das keinen Abbruch an seiner aufrechten Haltung.

Der Winter verging, Mian-Tsian-Hay kümmerte sich um das Heim, Lao-Ly-Tschen beschäftigte sich mit seinen Flechtereien und Tsong-Yao sorgte für die beiden Hühner; die übrigen waren bereits dem Kochtopf zum Opfer gefallen. Auch die Vorräte waren beträchtlich geschmälert, denn vieles davon hatte Tsong-Yao weitergegeben, wo er sah, dass es in der Not anderer Menschen hilfreich war. Er sprach dann immer: „Bald ist Frühling und da gibt es neues Gedeihen. Solange ich lebe, bin ich noch nie verhungert.“

Tsong-Yao war überhaupt sehr nachdenklich geworden, seit sein Weib gestorben war. Stundenlang konnte er im Hof sitzen und die Hühner füttern, welche ihm aus der Hand pickten.

Eines Tages kam kurz vor Mittag ein reichgekleideter Mann in den Hof. Er war geschmacklos mit vielen Goldketten behangen, die über die kostbaren Pelze herabbaumelten. Tsong-Yao, der sich mittlerweile mit einem Stock das Gehen erleichterte, stand auf und ging auf den Mann zu. Lao-Ly-Tschen konnte hinter seinem Flechtwerk hervor die beiden gut beobachten. Der Mann begann herrisch mit einer rauchigen Stimme: „Mir ist zu Ohren gekommen, dass Mutter tot sei. Ich will mein Erbe!"

Jetzt erst erkannte Tsong-Yao den Mann und wütend drang er sogleich auf diesen ein: „Du warst nutzlos für das Leben, du bist nutzlos für den Tod, du nichtsnutziger, nichtsnutziger, nichtsnutziger, nichtsnutziger, nichtsnutziger ..." Damit prügelte er mit seinem Stock den Mann aus dem Hof hinaus und als das Tor ins Schloss fiel, endete er mit: „... nichtsnutziger Sohn!"

Lao-Ly-Tschen hielt es für ratsam, so zu tun, als hätte er nichts davon bemerkt. Es wurde auch nie darüber gesprochen. Wenige Tage darauf verstarb auch Tsong-Yao, und Lao-Ly-Tschen und Mian-Tsian-Hay bestatteten ihn neben seinem Weib. Mit dem Erlös der Flechtwaren erwarben sie sich Knollen weißer Päonien. Sie kosteten um diese Jahreszeit ein kleines Vermögen, aber die beiden dachten, dass Tsong-Yao ebenso gehandelt hätte. Der anbrechende Frühling hatte bereits den meisten Schnee geschmolzen, so dass sie es wagten, die Knollen gleich zu pflanzen.

Wenige Tage nach Tsong-Yaos Bestattung tauchte sein Sohn wieder auf und wollte bei Mian-Tsian-Hay und Lao-Ly-Tschen einen freundlichen Eindruck erwecken. Er wusste nicht, dass ihn Lao-Ly-Tschen bereits schon einmal beobachtet hatte. Er stellte sich als den Erben des Hofes vor und rühmte, dass er von den Nachbarn erfahren hätte, welch Geschick sie im Landbau haben. Weiters bot er ihnen an, den Hof an sie zu verpachten. Der Pachtzins der ihm jedoch vorschwebte, so schätzte Lao-Ly-Tschen, wäre nicht einmal mit der doppelten Fläche zu erwirtschaften, so dass ihnen noch selbst etwas zum Essen bliebe. Dennoch dankte Mian-Tsian-Hay für das Angebot, erklärte aber dazu, dass sie die Sache gerne überschlafen wollen. Tsong-Yaos Sohn zeigte sich zufrieden und beschloss in einer Woche wiederzukommen, um ihre Entscheidung zu hören. Sollte er in der Zwischenzeit allerdings einen Pächter finden, der schneller zusagt, müssten sie selbstverständlich gehen.

Zwei Tage später trat ein Mann in den Hof, welchem Tsong-Yao im Winter schon einmal geholfen hatte und bat erneut um Unterstützung: „Es ist zwar nur kurze Zeit bis wieder etwas wächst, doch bitte ich, ob ihr mir nochmals mit etwas Reis helfen könntet?"

Lao-Ly-Tschen lächelte und drückte Mian-Tsian-Hay einen leichten Strohkorb in die Hand. Zu dritt gingen sie zur schon ziemlich leeren Vorratskammer. Kaum waren sie drinnen, fing der Mann von neuem an: „Ihr habt ja selbst kaum mehr etwas. Nein, ich nehme euch nichts mehr weg."

Ängstlich schaute er in den Hof hinaus, ehe er fort fuhr: „Eigentlich bin ich aus einem ganz anderen Grund hier. Mein Schwager ist bei der Wache und er hat mir erzählt, dass dieser ... dieser Nichtsnutz beim Mandarin vorsprach und das Gerücht verbreitete, ihr hättet den alten Tsong-Yao umgebracht, um seinen Hof an sich zu reißen. Der Mandarin hat ihm zwar nicht geglaubt, aber es wird nicht lange dauern, dass er es offen ausspricht und dann muss der Mandarin handeln."

Kaltblütig hatten Mian-Tsian-Hay und Lao-Ly-Tschen zugehört. Lao-Ly-Tschen erkannte in dem Farbkranz, dass der Mann die Wahrheit sprach und begann aus vollen Händen den Korb zu füllen. Mian-Tsian-Hay verstand seinen Hinweis, sprang in den Hof und drehte dem letzten Huhn die Gurgel um. Das Huhn fand auch seinen Weg in den Korb. Alles was sie noch hatten, verstauten sie in den noch vorhandenen Körben. Der Mann wehrte: „So viel kann ich ja gar nicht tragen."

Mian-Tsian-Hay antwortete ernst: „Wir werden dir helfen für das meiste, doch tu› uns auch einen Gefallen. Hole dir in den nächsten Tagen die letzten Körbe. So kann man von außen glauben, dass wir noch hier wären. Du hast uns das Leben gerettet, und so bitte ich dich, rühre sonst nichts an; es genügt, wenn wir wegen Mordverdachtes gesucht werden, wir brauchen nicht auch noch als Diebe gelten."

Der Mann ergriff Mian-Tsian-Hays Hand und würgte hervor: „Es tut mir so weh, euch als Freunde zu verlieren. Möge euch woanders mehr Glück beschieden sein."

Mian-Tsian-Hay lächelte: „Und vergiss nicht, immer das Tor zu schließen. So verschaffst du uns einen kleinen Vorsprung."

Verlegen fügte der Mann hinzu: „Ich weiß, dass euch Tsong-Yao keinen Lohn gegeben hat, — und jetzt verschenkt ihr auch noch alles ..."

„Wir geben es gern. Es würde uns nur behindern", gab Mian-Tsian-Hay zurück.

In der Dunkelheit verließen die beiden den Hof des Tsong-Yao, um von neuem der drohenden Verfolgung zu entfliehen. Mian-Tsian-Hay flüsterte, als sie das Tor zuzog: „Hat sich denn die ganze Welt gegen uns verschworen?"

Lao-Ly-Tschen packte sie bei der Hand und zog sie abseits durch dunkle Gassen zu einer versteckten Stelle, an welcher sie den Wall übersteigen konnten. Damit war die Möglichkeit ausgeschlossen, dass sie von einer Wache entdeckt werden konnten. Noch einmal huschten sie in der Dunkelheit an den Feldern des Tsong-Yao vorbei, danach folgten sie dem Fluss abwärts. Das Schicksal war ihnen zumindest insofern gnädig, als dass der Frühling und die warme Witterung die Reise begünstigten. Sie bevorzugten wiederum des Nachts zu reisen, aber das war ihnen ja schon bekannt. In wenigen Tagen konnten sie schon so weit sein, dass sie auch zu Pferd nicht mehr so leicht eingeholt werden konnten.

Wieder verließ sich Lao-Ly-Tschen vollständig auf die Führung der Naturwesen, die ihm kurz vor der Dämmerung einen schmalen, kaum begangenen und wild verwucherten Pfad — dem nördlich gelegenen Gebirge zu zeigten. Und weil die

Spuren der Zivilisation auf diesem Pfad kaum wahrnehmbar waren, gingen sie darauf in den Tag hinein. Bald zeigte sich der Pfad derart wild zerklüftet, dass sie sich vor schnellen Reitern nicht mehr zu fürchten brauchten.

Nicht sehr steil, doch unbezähmbar wand sich der Pfad teilweise durch sperriges Buschwerk den Gebirgszug empor. Es war nur möglich hintereinander zu gehen, wobei Lao-Ly-Tschen vorweg den Weg bahnte. Gelegentlich blickte er zurück und warf Mian-Tsian-Hay einen schalkhaften Blick zu. Er hatte sich damit abgefunden, erneut fliehen zu müssen. Einmal, als sie lagerten, versuchte er Mian-Tsian-Hay zu erklären, dass das Schicksal offenbar eine andere Wirkungsstätte für sie ersehen hat, und wenn nicht freiwillig, dann würden sie mit Gewalt dort hin getrieben. Mian-Tsian-Hay antwortete nur, ob denn so viel Gewalt notwendig sei. Lao-Ly-Tschen nickte eifrig mit dem Kopf und schrieb in den Sand: „Bei Tsong-Yao war es schön. Wir wären geblieben."

Sie ergriff seine Hand und streichelte darüber, Wehmut lag in ihrer Stimme: „Ja, bei Tsong-Yao war es schön."

Wochen streiften sie durch das Gebirge, in welchem der Pfad manchmal gänzlich verschwand und nur mit Hilfe der Naturwesen ein Weiterkommen möglich war. Sommer war es bereits und die Natur bot reichlich Nahrung an Früchten und Pilzen. Das Gebirge senkte sich bereits nach Norden hin und öffnete ausladende Täler. Die beiden mieden sie jedoch und hielten sich den Kämmen entlang. Auf der gegenüberliegenden Talseite auf einer Anhöhe erblickten sie von fern ein Kloster und Lao-Ly-Tschen empfand heimwehartige Sehnsucht an sein heimatliches Kloster. Er dachte an Kunnu-Nao und wie es ihm jetzt wohl ginge.

Die weiten Täler schlossen sich immer mehr zusammen und gingen schließlich in eine weite Ebene über, in welcher zwischen unübersehbaren Feldern ein breiter Strom dahinwälzte, auf dessen, von gelber Erde gefärbtem Wasser, sich munter eine Vielzahl verschiedenster Boote tummelten. Teils Fischerboote, teils behäbige Lastkähne, welche von einer Anzahl Menschen oder Büffeln an langen Seilen vom Ufer aus flussaufwärts gezogen wurden. Andere ließen sich von der Strömung treiben; diesen gedachten sich die beiden anzuschließen. Vielleicht dass sie von einem solchen Lastkahn mitgenommen würden, hoffte Mian-Tsian-Hay. Lao-Ly-Tschen hatte seine Bedenken, er konnte sich jedoch nicht verständlich machen und fügte sich.

In einem kleinen Ort, bei welchem etliche der Lastkähne anlegten, erkundigten sie sich, aber es dauerte lange bis sie jemanden fanden, der gewillt war, eine Frau mit an Bord zu nehmen. Endlich an Bord, der Kahn trieb bereits der Flussmitte zu, frug Mian-Tsian-Hay nach der Besonderheit dieses unscheinbaren Ortes. Der Schiffsführer sah auf die Wellen hinaus und brummte nur, was sie denn wolle. Mian-Tsian-Hay ließ nicht locker: „Die meisten Kähne legen dort an, man sieht aber kaum, dass Schiffe beladen würden."

Unwillig antwortete der Mann: „Dort endet die Straße durch das Gebirge. Es ist die westlichste Verbindung mit dem anderen Fluss. Hauptsächlich werden Nachrichten verschifft."

Rauh, grobschlächtig, mit riesenhaften Händen und breiten Schultern stand der Mann am Ruder. Sein mächtig breiter Kiefer kaute andauernd auf einem Reishalm herum und mit seinen scharfen, zu dünnen Schlitzen verengten Augen blickte er konzentriert auf jede Besonderheit des Wassers.

Mian-Tsian-Hay wollte weiter wissen: „Gibt es denn so viele Nachrichten, die befördert werden müssen?"

Unwirsch, weil in seiner Konzentration gestört, brummte der Mann: „Auf dieser Strecke des Flusses erhebt der Kaiser eine Steuer. Man kann sich ihr entziehen, wenn man Nachrichten befördert."

„Würde da nicht jeder Nachrichten befördern wollen?", meinte Mian-Tsian-Hay fröhlich.

„Nein, denn vorher wird das ganze Schiff untersucht, die ganze Ladung. Das wollen viele vermeiden und bezahlen lieber die Steuer. Manches, was an die Küste gefahren wird, gefällt dem Kaiser nicht sonderlich. Opium zum Beispiel, oder gesuchte Verbrecher.“

Erschrocken entfuhr es Mian-Tsian-Hay: „Wer würde denn Verbrecher auf seinen Kahn nehmen?“

Ein hämisches Lächeln glitt über des Mannes Gesicht: „Sie bezahlen gut. Zum Beispiel die ganze Steuer oder mehr.“ Wieder zeigte sich das Lächeln: „... und wenn sie nicht bezahlen können, gibt es von des Kaisers Befugten ein ansehnliches Kopfgeld. — Manchmal auch beides.“

Lao-Ly-Tschen kauerte etwas abseits und beobachtete die beiden. Er fühlte sich unwohl, doch Mian-Tsian-Hay fuhr fort: „Und was transportierst du heute“, und versuchte ihrer Stimme Heiterkeit zu verleihen. Sie brannte innerlich darauf Neues zu erfahren.

Wieder lächelte der Mann, doch sein Gesichtsausdruck entspannte sich, denn mittlerweile hatte er mit seinem Kahn die Fahrrinne erreicht und ließ sich nunmehr treiben: „Nachrichten gewiss ... vielleicht auch Verbrecher.“

Mian-Tsian-Hay gab sich ahnungslos: „Ich verstehe deine Antwort nicht.“

„Nun, Nachrichten habe ich heute an Bord genommen, kurz darauf aber auch noch euch beide. — In der Nachricht steht, dass im anderen Tal zwei Mörder gesucht werden. Ein Mann und eine Frau, etwa so alt wie ihr. Sie sollen einen alten Mann umgebracht haben, um sich seines Hofes zu bemächtigen. Jetzt werden die beiden gesucht, und der Sohn des Mannes hat ein hohes Kopfgeld ausgesetzt.“

Entrüstet entgegnete die Frau: „Sehen wir zwei vielleicht wie Mörder aus?“

„Von außen ist schwerlich zu sehen, was in einem Menschen vorgeht. Doch was er einmal getan hat, kann er ohne weiters ein zweites Mal tun. Selbst bin ich aber nicht scharf darauf, mich einer solchen Gefahr auszusetzen."

Das Gespräch war beendet. Schweigsam und mürrisch gab sich der Mann etliche Tage, während der Kahn gemächlich mit der Strömung mitschlingerte und die umgebende Landschaft immer flacher wurde. Schließlich begann er wieder zu lächeln, woraus Lao-Ly-Tschen schloss, dass sie sich ihrem Ziel näherten. Der Mann hatte während der ganzen Zeit nirgendwo angelegt, wodurch sie eine riesige Strecke zurückgelegt hatten. Eines Morgens wandte er sich an Mian-Tsian-Hay: „Ich weiß gar nichts von euch, wollt ihr mir nicht erzählen wohin ihr wollt, woher ihr kommt?"

Auch Mian-Tsian-Hay war das Lächeln des Mannes verdächtig geworden, so dass sie knapp antwortete: „Wozu sollte ich erzählen, da du uns als Mörder verdächtigst?"

„Ich verdächtige niemanden. Ich weiß, dass ihr es seid, denn der gesuchte Mann ist auch stumm, und das wäre zuviel Zufall. Ich will nur wissen, ob ihr euer Kopfgeld wert seid."

Sein Lächeln wurde noch etwas breiter: „Solange ihr an Bord seid, seid ihr sicher. Genießt noch euer kurzes Leben."

Der Mann sprach mit solcher Häme, dass Mian-Tsian-Hay auf ihn losging. Der Mann schrie entsetzt: „Ich wusste es vom ersten Augenblick an."

Lao-Ly-Tschen hatte Mühe Mian-Tsian-Hay von dem Manne fernzuhalten, dabei umfing er sie um Bauch und Schultern. Und als dieses den Wutausbruch nicht zu besänftigen vermochte, ließ er sich mit ihr einfach über Bord fallen. Kräftig ruderte er mit den Beinen, sie immer noch umklammernd, soweit wie möglich unter Wasser von dem Kahn weg. Keuchend tauchten sie bereits ein beträchtliches Stück vom Kahn entfernt auf und Lao-Ly-Tschen ruderte aus Leibeskräften gegen den Strom, Mian-Tsian-Hay mit sich ziehend, so gut es ging, während der Mann fluchend versuchte das Boot beizudrehen. Glücklicherweise wurde er weit schneller abgetrieben als die gegen den

Strom Schwimmenden, so dass er alsbald sein Vorhaben wieder einstellte, um nicht zu kentern. Mian-Tsian-Hay schwamm ebenfalls nun nach Kräften mit, das ferne Ufer zu erreichen. Der Mann fluchte laut. Er wusste wohl, dass er selten Menschen begegnet war, welche schwimmen konnten, so dass er die Wahrscheinlichkeit gleich unmöglich erachtete, dass jemand aus der Mitte des Stromes das Ufer erreichen könnte und brüllte den beiden ihren nahen Ertrinkungstod hinterher.

Mit ihren Köpfen kaum aus dem Wasser ragend war es den beiden nicht möglich das Ufer zu erblicken und für den Mann waren sie nach kurzem nicht mehr vom Treibholz in den gelben Fluten zu unterscheiden.

Lao-Ly-Tschen steuerte kraftvoll auf einen dahintreibenden Baum zu, an dessen Geäst sie sich festhalten und etwas ausruhen konnten. Sein Versuch, den Baum etwas in Richtung Ufer zu lenken, erwies sich jedoch als undurchführbar. So reckte er sich im Geäst so gut es ging empor und hielt nach der nächsten Schwimmhilfe Ausschau. In dieser Art arbeiteten sie sich nach und nach dem Ufer zu, das sie am späten Nachmittag erreichten. Restlos durchfroren und erschöpft krochen sie über eine Sandbank an Land, und erfreulicherweise war es auch das Land und nicht eine der zahlreichen Inseln, die ausgedehnt in der Strömung ihre Bastionen hielten. Möglich, dass die eine oder andere Insel bewohnt war, doch für Flüchtende eindeutig ein zu kleines Refugium darstellten. Wenig Wald war in dieser Gegend, aber der hochstehende Reis bot einigermaßen Deckung. Wieder wanderten die beiden des Nachts, zugleich waren sie sich aber auch einig, die Küste erreichen zu wollen, um in der großen Stadt unterzutauchen. Die große Stadt an der Küste hatte der Mann erwähnt, bevor sie sein Boot bestiegen hatten; und allzuweit konnte es nun nicht mehr sein, zumal der Fluss, gleich einem Baume in immer mehr Seitenarme sich verzweigte. Zuweilen führte ihre Wanderung wieder an den Fluss zurück, denn zwischen den Reisfeldern war es schwieriger Nahrung zu beschaffen. Sie schliefen dann tagsüber in den Auwäldern.

Eines Morgens, sie waren in dieser Nacht bis weit nach Sonnenaufgang gewandert, fand Lao-Ly-Tschen unweit ihres Lagers ein angeschwemmtes Boot. Es musste schon lange da liegen, denn es war zu einem guten Teil in den Sand eingeschwemmt. Als er es Mian-Tsian-Hay zeigte, rief sie erfreut: „Lass uns sehen, ob es noch tüchtig ist. Damit kommen wir leichter in die Stadt."

Mit bloßen Händen und mit Treibholzstücken scharrten sie das Boot aus dem Schwemmsand. Mehrere Tage dauerte diese Arbeit, und als sie es endlich so weit freigelegt hatten, dass sie es ans Ufer ziehen konnten, wäre Mian-Tsian-Hay am liebsten in Tränen ausgebrochen. In dem Boden des Bootes klaffte ein beachtliches Loch. Lao-Ly-Tschen fand hingegen dieses Wrack noch recht brauchbar. In den nächsten Tagen setzte er aus Treibholzstücken das Boot wieder instand. Er fand auf seinen Streifzügen dem Ufer entlang nach und nach alles, was dazu nötig war, und nach erfolgter Reparatur erwies sich der Rumpf auf Anhieb dicht.

Dennoch verblieben sie einige Tage an der Stelle und legten sich einen geringen Lebensmittelvorrat an. Während dieser Zeit kamen auch noch Ruder dazu, mit welchen das Boot auch in ruhigem Wasser vorwärts bewegt werden konnte; selbst ein Segel fand sich. Ausgerüstet und wohl versorgt schoben sie ihren Kahn zu Wasser, doch erwies sich das Handhaben dieses Gefährts als weit schwieriger als vermutet. Auch musste ein Weg aus dem Inselgewirr gefunden werden, aber mit Erreichen des Hauptstromes befand Mian-Tsian-Hay sie beide bereits als passable Schiffsleute. Hier und da trieben größere und kleinere Boote mit dem Strom und die beiden fügten sich in den Reigen, der sich dem Meer zuwälzte.

Das Boot gab ihnen Obdach und war Fortbewegungsmittel zugleich und sie fühlten sich sicher, zumal die Boote um sie herum immer zahlreicher wurden. Wenige Tage ließen sie sich treiben, bis eines Abends am Horizont die Gebäude der Stadt auftauchten und sich nach und nach immer dichter ans Ufer schmiegten. Für Handel war eben diese Stadt das Rechte. Überall lagen die Boote, oft in mehreren Reihen, dass wer das Ufer erreichen wollte, über die anderen Boote klettern musste. Lao-Ly-Tschen wollte dieses dichte Gedränge meiden und hoffte auf eine einsamere Anlegestelle.

Milder Mondschein hüllte den Fluss in ein milchiges Licht und von den Gebäuden herüber starrten die beleuchteten Fenster, gleich den glühenden Augen von Drachen, auf das Wasser, so dass sie sich hundertfach in den Wellen spiegelten. Am Ufer herrschte reges Treiben, doch die Boote wurden immer weniger, auch jene, welche bei den Seiten anlagen. Hier fand Mian-Tsian-Hay sei ein geeigneter Platz um an Land zu gehen. Sachte ruderten sie dem nächtlichen Ufer entgegen, wo eine niedrige Mauer Möglichkeit zum Festmachen bot. Unter ihnen knirschte Sand am Bootsrumpf, als vor ihnen sachte das Boot an der Mauer anstieß.

Da, plötzlich aus der Schwärze einer im Schatten gelegenen Gasse, sprang ein Mann hervor und sprang ins Boot. Nur mit einer Hose bekleidet, trug er am Oberkörper die Spuren eines Messerkampfes. Das Blut tropfte herab und er fuchtelte mit seinem blutverschmierten Messer vor Lao-Ly-Tschens Nase herum. Aufgebracht zischte er ihn an: „Gib mir dein Boot!“

Doch ehe Lao-Ly-Tschen und Mian-Tsian-Hay eines Widerspruchs fähig gewesen wären, hatte er die beiden über Bord gestoßen und abgelegt.

Mehr verdutzt als erschrocken wateten die beiden durch das knietiefe Wasser und erkletterten die Mauer. Mian-Tsian-Hay nahm Lao-Ly-Tschen bei der Hand, sie unterdrückte ihre Tränen und flüsterte ihm zu: „Ich habe so genug! Lass uns irgendwo hinziehen, wo niemand uns kennt und wo wir ein friedliches Leben führen können.“

Lao-Ly-Tschen drückte kräftiger ihre Hand und zog sie fort. Er hoffte einen Schlafplatz zu finden, ehe sie weiter zögen. Doch da waren nur unwirtliche, schmutzige, dunkle Gassen, kein Busch, wo man sich hätte darunter legen können. So stolperten sie ziellos durch die nächtlichen Gassen, bald links, bald rechts abbiegend, ohne in einer Weise fündig zu werden. Aus dem Gewirr einer sich nun öffnenden Gasse sahen sie Wasser und Mian-Tsian-Hay flüsterte: „Sind wir im Kreis gegangen?“

Lao-Ly-Tschen schüttelte den Kopf und blieb stehen. Da vernahmen sie ganz in ihrer Nähe leise, aufgebrachte Stimmen. Die inneren Empfindungen standen alle auf Warnung und Lao-Ly-Tschen drückte Mian-Tsian-Hay und sich ganz dicht an eine Hausmauer in den Schatten.

Zwei Männer rannten dem Ufer entlang an ihrer Gasse vorbei, doch die Stimmen wurden noch aufgeregter. Dazu mischte sich das Geräusch eines Schreiers, dessen Mund zugehalten wurde. Ganz offensichtlich war hier jemand in Not, dass Lao-Ly-Tschen leise bis zur Hausecke schlich, um eingreifen zu können. Mian-Tsian-Hay blieb an seiner Seite. Auf der Uferstraße waren mehrere Männer, die einen festhielten und seiner Kleider entblößten. Es waren zu viele, als dass Lao-Ly-Tschen es gewagt hätte dazwischen zu fahren. Das Opfer vollführte alle erdenklichen Anstrengungen, um sich zur Wehr zu setzen in diesem hoffnungslosen Kampf. Plötzlich riss einer ein Messer heraus und durchschnitt dem Opfer die Gurgel. Es begann ein Gemetzel und jeder stach und hieb und schnitt auf das Opfer ein und fahl blitzten die Messer im Mondlicht. Lao-Ly-Tschen zog sich ruckartig um die Ecke zurück. Unwillkürlich hielt er sich die Hand vor den Mund und es entfuhr ihm ein unterdrückter Schrei des Entsetzens. Fester drückte er die Hand gegen den Mund. Es war ihm übel und er kauerte sich zu Boden. Mian-Tsian-Hay, die von dem Geschehenen nichts gesehen hatte, kniete neben ihm, hielt seine Hand und sah ihn sorgenvoll an, doch wagte sie auch nicht einen Ton von sich zu geben. Beide kauerten sich zu einem Abfallhaufen, um nicht gesehen zu werden.

Auf der Uferstraße wurde es still. Noch einmal gingen hastig ein paar Männer vorbei, glücklicherweise ohne sie zu bemerken.

Die Schritte verhallten in der Ferne und nur noch das sanfte Plätschern des Wassers drang an ihr Ohr.

Geraume Zeit später wagten sie sich hervor, um diesen Ort des Schreckens zu besehen. Der Mann der da lag, war bis zur Unkenntlichkeit verstümmelt. In weitem Kreis um ihn herum lagen seine Kleider. Es musste ein äußerst vornehmer, reicher Herr gewesen sein, denn alle Kleidung war aus feinster Seide.

Mian-Tsian-Hay flüsterte: „Zieh es an, zieh es an. Damit können wir leichter untertauchen."

Lao-Ly-Tschens Gedanken wurden laut: „Und was ist mit dir?"

Erschrocken wandte sie ihren Blick: „Hast du gerade gesprochen?"

Selbst überrascht, entgegnete er: „Ja, ich glaube schon."

Sie umarmte ihn und küsste ihn inbrünstig: „Oh, mein lieber Lao-Ly-Tschen, du sprichst."

Er versuchte sich von ihr zu befreien: „Sachte, sachte. Ich freue mich ja auch, aber lass uns besser erst von hier verschwinden."

Eilig ging sie nun und sammelte die Kleider zusammen, während er sich seiner entledigte. Unbeschädigt und kaum beschmutzt hatte Lao-Ly-Tschen noch nie in seinem Leben solch vornehme Kleidung erhalten. Mian-Tsian-Hay stellte fest: „Des Geldes wegen ist dieser nicht getötet worden", und schüttelte einen Beutel prall voll Münzen.

„Das ist gut, dann gibt es auch Kleider für dich", war Lao-Ly-Tschens Antwort. Dabei rückte er seinen Gürtel zurecht und barg das Schwert zwischen den Falten seiner neuen Kleidung. Beide suchten sie noch einmal die nähere Umgebung ab, ob sie nicht etwas Auffälliges vergessen hätten, da bemerkte sie, dass eben da wo dieses Verbrechen verübt worden war, beinahe wie durch ein Wunder, an der Ufermauer ihr Boot lag. Der Mann, der sie über Bord gestoßen hatte, war von den Verbrechern darin ermordet zurückgelassen worden.

Schnell entschlossen war Mian-Tsian-Hay ins Boot gesprungen

und hatte die Leiche über Bord geworfen: „Das ist die beste Möglichkeit hier wegzukommen.“

Lao-Ly-Tschen lächelte, während er ins Boot sprang: „Meine liebe Mian-Tsian-Hay, es macht den Anschein, als hätte sich nun endlich unser Blatt gewendet. Lass uns irgendwohin fahren und glücklich sein.“

Mian-Tsian-Hay drückte ihm zuversichtlich die Hände, dann aber legte sie sich kräftig in die Ruder: „Ein solch vornehmer Herr hat ja Bedienstete“, begründete sie.

Nicht gar so leicht, wie erhofft, war es dem Labyrinth der Kanäle zu entfliehen, doch schließlich erreichten sie das Meer und mit diesem grüßte sie grau und diesig ein matter, wolkenverhangener Sonnenaufgang, der von fern die nahenden Regenschauer kündete. Also nahten sie von neuem vom Meer her der Stadt, doch steuerten sie den nördlichen Teil an, dort wo große Schiffe lagen. Sie erwarteten dort in einer Herberge Unterkunft zu finden und alles Weitere zu überlegen.

Falscher Ruhm

Die Regenschauer nahten schneller als erwartet. Aufkommender Wind und der damit aufkommende Wellengang erschwerten ein Vorwärtskommen und bald spritzten die ersten Schaumkronen in das Boot hinein. Die im Hafen liegenden großen Dschunken gaben die klatschenden Geräusche der an deren Rumpf sich brechenden Wellen von sich, dabei zerrten sie bald hier, bald da an den Festmachtauen und gaben knarrend ihren Unmut kund. Emsig eilten ganze Rudel von Hafenarbeitern durcheinander, von welchen keiner dem unscheinbaren Nachen Beachtung schenkte. Schon auf dem offenen Wasser war es nicht so einfach, zielgerichtet den Kahn zu steuern, ungleich schwieriger erwies es sich, zwischen den großen Meerschiffen an einer kleinen Steintreppe neben der Hafenmauer anzulegen. Der Hafen war für so kleine Boote nicht gebaut und die Treppe schien die einzige Möglichkeit, um die Hafenmauer zu erklimmen. Doch auch wieder zu der beiden Glück, denn eben an jener Stelle prahlte eine Herberge mit ihren Vorzügen für reiche Handelsherren und Kaufleute.

„Hier wird uns keiner suchen; weder ein Mörder noch ein Kopfgeldjäger, oder gar ein Soldat", beschloss Lao-Ly-Tschen und Mian-Tsian-Hay ergänzte: „Der Beutel, den du trägst, enthält mehr als wir für eine lange Zeit brauchen."

Fröhlich lächelnd traten sie also auf die Herberge zu, dessen Türwache ebenso fröhlich ihnen entgegen zu lächeln schien. Es zeigte sich aber gleich, dass das Lächeln nur Lao-Ly-Tschen gegolten hatte und erst seine unmissverständliche Drohgebärde und das Freilegen des Schwertgriffes öffnete beiden die Türen. Im Innern trat gleich ein vornehm gekleideter Diener auf sie zu, verneigte sich und sprach: „Willkommen, edler Herr, in Tschang-Hay. Leider muss ich Ihnen bekanntgeben, dass es in diesem Hause nicht gestattet ist, dass unsere Gäste selbst Freudenmädchen in unser Haus bringen, deswegen muss ich Euch demütigst anflehen, diese wegzuschicken oder selbst eine andere Herberge zu suchen, die dieses gestattet."

Lao-Ly-Tschen hielt es für geboten sich herrisch zu geben, also antwortete er unwirsch: „Würde der edle Diener die Güte haben, uns dem edlen Herrn Wirt vorzustellen? Ich vermute, dass dem edlen Diener durch das schlechte Wetter der Blick etwas getrübt ist, dass er nicht erkennen kann, dass meinem Weibe großes Ungemach zugestoßen ist und ich ihn nun selbst bitten muss, Schneider für meine Gemahlin in meine Gemächer zu schicken."

Jäh erstarrte das Lächeln des Dieners und obgleich er weiter lächelte, erfasste Bestürzung jede Faser des Mannes: „Ich bitte den edlen Herrn mich zu züchtigen, da der trübe Himmel auch meinen Blick zu trüben vermochte. Wenn Ihr mich töten müsst, dann gedenkt dabei meiner Frau und meiner zwölf Söhne."

Lao-Ly-Tschen war innerlich erheitert, doch ließ er den Diener nichts davon bemerken. Inzwischen goss es draußen in Strömen und der Kai war leergefegt. Ernst fuhr er fort: „Der edle Diener möge ohne Arbeit sein, weil er in meinen Gemächern keine Wanzen zu finden vermag. Wenn der edle Diener uns zu führen beliebt."

Ohne ein weiteres Wort, rückwärts gehend mit unaufhörlichen Verbeugungen, führte der Diener die beiden zu prachtvollen Gemächern in einem Obergeschoß, und als hinter ihnen die Ture ins Schloss fiel, tauschten sie erheiterte Blicke.

„Machen die vornehmen Kleider, dass du dich also vornehm auszudrücken vermagst?"

Lao-Ly-Tschen musste die Antwort schuldig bleiben, denn es klopfte und vier über und über mit Seide bepackte Schneiderinnen traten ein, die sich alsogleich um Mian-Tsian-Hay bemühten. Vier weitere Damen, ebenso beladen, die den ersten unmittelbar gefolgt waren, verwendeten ihre Aufmerksamkeit für Lao-Ly-Tschen.

Die Gemächer bevölkerten sich mit immer mehr Dienern, die erlesenen Tee und seltene köstliche Speisen servierten, die Kleider zur Reinigung mitnahmen und überhaupt den beiden jede erdenkliche Bequemlichkeit angedeihen ließen. Und Mian-Tsian-Hay und Lao-Ly-Tschen mühten sich, sich so zu geben, als wäre es für sie alltäglich.

Zuletzt erschien auch noch der Wirt und grüßte mit vielen tiefen Verbeugungen: „Edler Herr, ich bitte Euch, Eure Wünsche von den Augen ablesen zu dürfen. Und wenn die Trübung des Himmels auch nicht meine Augen befallen hat, werde ich diesen nichtsnutzigen Diener für seine Untaten auspeitschen lassen."

Lao-Ly-Tschen erinnerte sich der übertriebenen Höflichkeit in Kin-Tshao-Ling als er antwortete: „Edler Herr Wirt, mögen die Wolkenbrüche alle Blicke wieder reinwaschen und lasst den edlen Diener seine zwölf Söhne zu Edelsinn erziehen."

Der Wirt verbeugte sich wiederholt: „Großherziger Fremdling, es möge Euch ein glückliches Leben beschieden sein. Der Besitzer dieses Hauses pflegt die Wünsche seiner großherzigen Gäste zu erfüllen und ihnen so weit als möglich weiter zu helfen. Ich bitte demütigst zu erfahren, wo das Ziel Eurer Reise sein möchte, damit ich Euch meine Dienste angedeihen lassen kann."

Mian-Tsian-Hay und Lao-Ly-Tschen stutzten. Dass sie dahin wollten, wo niemand sie kennt, wäre sicherlich eine verfängliche Antwort gewesen, doch kam ihm die rettende Idee: „Edler Herr Wirt, so ihr mir helfen wollt, rühme ich eure Aufopferung. Lange schon haben wir unsere Reise begonnen, dessen Ziel die unermessliche Weisheit von Tse-Prong krönt."

Ehrfurchtsvoll verbeugte sich der Wirt von neuem: „Oh, großherziger Herr, unser Haus ist über alle Maßen geehrt, einen so berühmten Arzt beherbergen zu dürfen. Wissen doch alle im Reich der Mitte, dass nur die Fähigsten und Größten Tse-Prong nahen dürfen, ihre Erkenntnisse zu erweitern", und unter Verbeugungen verließ der Wirt die Gemächer.

Die Diener waren noch lange mit den beiden beschäftigt, ehe sie sich neu gekleidet zur Ruhe begeben konnten. Ganz ruhig wurde es jedoch in der Nacht nicht, denn selbst die geringste Regung zauberte einen der Dienstbeflissenen hervor. So gab es keine Möglichkeit, sich ungestört zu unterhalten. Von einem Moment auf den anderen waren die beiden für ihre Umgebung gänzlich andere Menschen geworden, mit neuen Kleidern und neuen Gesichtern.

Am nächsten Tag klopfte der Wirt an der offenen Tür, während beinahe lautlos die Diener herum huschten: „Oh, die Sonne möge den Tag segnen, an welchem Ihr unser bescheidenes Haus beachtetet. Ich bitte ergebenst eintreten zu dürfen, um mich nach dem werten Befinden der edlen Gäste zu erkundigen."

Der Höflichkeit geziemend antwortete Lao-Ly-Tschen, denn die Damen der Gesellschaft üben sich in Schweigen Fremden gegenüber: „Tretet ein, edler Herr Wirt, und lobet der Sonne Glanz, der sich in ihrem Hause spiegelt."

„Oh, edler Herr, ich bitte ergebenst mir meine Ungebührlichkeit zu verzeihen. Da Ihr mir von Euerm hohen Ziele berichtetet, erlaube ich mir zu fragen, wie lange Ihr unser Haus zu beehren gedenkt."

„Wir streben danach, alsbald weiterzuziehen. Zu lange dauert schon die Reise, dass unser Sehnen das Ziel erreichen möchte."

Der Wirt wurde blass um seine Lippen, doch die Ohren glichen Purpurschnecken, dass eifrig er weiter sprach: „Edler Herr, noch nie habe ich mit einem Anliegen mich meinen Gästen genaht, doch heute will ich es untertänigst wagen."

„Edler Herr Wirt, ein Anliegen ist stets ehrenhaft, sobald es ausgesprochen; unausgesprochen wird es immer ein Geheimnis bleiben."

„Ich danke, dass Euer offenes Ohr meinem Anliegen geneigt ist. Zu lange hält Euer Sehnen Euch in seinem Bann. Ich biete Euch Pferde und Geleit, um schneller Euer Ziel zu erreichen."

„Edler Herr Wirt, dankend empfange ich eure Großzügigkeit, doch Ausgleich will ich zum Pfand euch überlassen. Mit welcher Liebestat kann euch gedient sein?“

„Großherziger Herr, Eure Anwesenheit ist Ausgleich genug, doch Hilfe braucht meine ehrenwerte Frau Mutter, bei welcher bisher jede Ärztekunst versagte.“

Lao-Ly-Tschen erschrak, doch wollte er vermeiden, seine eben geschenkte Tarnung auffliegen zu lassen, also entgegnete er freundlich: „Der edle Herr Wirt scheint nicht zu bedenken, dass ich mich auf dem Wege nach Tse-Prong befinde und nicht von dort. Meine Kunst ist an ihrer Grenze, so dass ich Grund genug habe, meine Nichtigkeit zu erkennen.“

Bestürzt wehrte der Wirt: „Mein edler Herr, wer in Tse-Prong aufgenommen wird, ist mitnichten nichtig zu nennen. Gewährt, es zumindest zu versuchen.“

Lao-Ly-Tschen stimmte zu, ohne jemanden sein Unbehagen bemerken zu lassen. Auf sein Begehren zu der Frau geführt zu werden erklärte der Wirt: „Oh, großherziger Herr, meine ehrenwerte Frau Mutter befindet sich nicht in Tschang-Hay und sie ist auch so arm, dass sie nicht hierher kommen könnte. Für Eure Reise nach Tse-Prong bedürfte es nur eines geringen Umweges in die Stadt Guandao, sie liegt wenige Tagesreisen südlich der Hauptstadt. In der Obhut Eurer Begleiter werdet Ihr rasch dorthin finden. Gewiss überlasse ich Euch auch die Pferde für die Weiterreise.“

Lao-Ly-Tschen erblickte einen Hoffnungsschimmer. Könnte es doch sein, dass des Wirtes Mutter – unter der Annahme, dass bisher alle Ärztekunst versagt hatte – bereits verstorben ist und sie könnten ungehindert weiterziehen. Für den nächsten Tag wurde zum Aufbruch gerüstet. Wohl versorgt und mehrfach gekleidet, also mit reichem Gepäck, um welches sich sechs Söldner kümmerten, verabschiedeten sie sich vom Wirt: „Edler Herr Wirt, nunmehr ausgiebig haben wir Eure Dienste in Anspruch genommen. Jetzt will ich entlohnen, was Aufopferung und Mühe uns an Annehmlichkeiten bescherten.“

Der Wirt verneigte sich tief: „Oh, großherziger Herr, nehmt zum Geschenk, was Ihr bereits mit Freude und Barmherzigkeit lohntet. Ich bin gesund und kann dem Arzt vergelten, dass es stets so bleibe. Dem Kranken fehlt es an allem, dass nur Genesung Euer Verdienst sein wird. Möge immer der Drache der Barmherzigkeit sich um Euch schlingen." Noch einmal verbeugte sich der Wirt, so dass sein Zopf den Boden berührte. Lao-Ly-Tschen entgegnete die Verbeugung, dann brachen sie auf.

Mian-Tsian-Hay hatte in einer kleinen, komfortablen Sänfte Platz genommen, welche von zwei Pferden getragen wurde. Das vordere Pferd wurde von einem der Söldner geritten, das hintere trottete einfach der Sänfte nach. Schwieriger war die Reise für Lao-Ly-Tschen, dessen Gewicht sich zum ersten Mal in seinem Leben einem Pferd anvertraute. Zu seinem Glück ging es nur sehr langsam durch die große Stadt und deren ausgedehnte Vororte, so dass er sich allmählich an die Bewegungen des Pferdes anzupassen lernte. Die Söldner gaben sich schweigsam und auch Lao-Ly-Tschen war zu sehr mit seinem Pferd beschäftigt, dass er ein Gespräch hätte beginnen können. Ausgezeichnet war die Reise organisiert und überall, wo sie nächtigten, waren zahllose dienstbare Menschen zugegen, um den beiden allen erdenklichen Komfort angedeihen zu lassen. Nach zwei Wochen im Sattel hatte jedoch Lao-Ly-Tschens Gesäß einen derartigen Schmerzpegel erreicht, dass er kaum noch gehen, geschweige denn auf einem harten Stuhl sitzen konnte. Glücklich darob, Guandao endlich erreicht zu haben, beschloss er in nächster Zukunft wieder zu Fuß zu gehen.

Die Mutter des Wirtes hauste in einem kleinen Häuschen ein Stück außerhalb der Stadt, wo die Söldner und die beiden eine Herberge aufsuchten. Der nächste Tag brachte sie zusammen, worauf die Söldner wieder den Rückweg antraten.

Ein nicht besonders alter Mann begrüßte sie, scheinbar kaum älter als der Wirt, erwies sich als Vater des Wirtes. So war auch die Mutter wesentlich jünger als erwartet. Ly-Lenang war sein Name, doch sein Weib begnügte sich damit ihn Lenang zu rufen. Liu-Longau war mehr als nur ein seltsames Weib zu nennen, während er mit unzähligen Lachfalten, einem rabenschwarzen Zopf bis zum Gürtel und gepflegt gekleidet, mit ausgezeichneten Umgangsformen bestach. Sie hingegen vernachlässigte ihr Äußeres, um ihr ehemals schönes Gesicht wirrten ungepflegt die Haare, ihre Haut war schlaff und farblos, um die Hüften hatte sie fahrig ein derbes Tuch gebunden. Der Oberkörper war unbedeckt und ihre schlaffen Brüste hingen beinahe bis zum Nabel herunter. Hässlicher Tonfall ihrer Sprache und auch hässliche Worte, die sie verwendete, ergänzten erschreckend ihr Erscheinungsbild.

Ly-Lenang empfing seine Gäste beschämt und seine Ohren wurden ganz rot, nachdem einer der Söldner ihm Lao-Ly-Tschen als Arzt vorgestellt hatte.

„Ehrenwerter Ly-Lenang“, begann Lao-Ly-Tschen, „Euer Sohn, der ehrenwerte Herr Wirt aus Tschang-Hay, bat mich seiner Mutter zu helfen. Bitte erzählt mir, was sie leiden lässt.“

Ly-Lenang räusperte sich, doch ehe er beginnen konnte, wurde er bereits von einer Salve von Flüchen seiner Frau unterbrochen. Er begann nicht, sondern winkte den beiden, dass sie ihm in den Garten folgen möchten. Dort schien er vor seinem Weibe sicher, denn der Garten war ebenso gepflegt wie er. Ein kleiner Pavillon mit Sitzgelegenheiten verbarg sich zwischen Kiefern, Ahornen und Kirschbäumen und eine Vielzahl blühender Gewächse schafften lauschige Idylle.

„Ehrenwerter Lao-Ly-Tschen ...“, hub er an. Beinahe flüsternd: „Mein Weib ist von einem Dämon besessen! Wenige Jahre nach dem unser Sohn geboren wurde, sie war damals sechzehn, fing es an, dass sie nachts durch die Stadt ging. Ich baute dann dieses Haus, denn obwohl ich es versuchte, war es nicht möglich sie einzusperren. Sie sagte stets, dass sie es tun müsse und der Lama, der es ihr befehle, drohe mit schrecklichen Strafen. Selbstverständlich war es ein Lama, den nur sie sehen und hören konnte. Hier ging es etwas besser, bis schließlich ihr dieser Dämon riet, es kann dieser Lama nur ein Dämon sein, nur noch nackt einher zu gehen."

Lao-Ly-Tschen nickte schweigend und Mian-Tsian-Hay schauderte.

Verhalten fuhr Ly-Lenang fort: „Das alles wäre vielleicht erträglich gewesen, doch plötzlich befahl ihr der Dämon schreckliche Worte zu benutzen und noch etwas später, sich mit Kot zu beschmieren. Es war grauenhaft, doch es kam noch schlimmer. Ohne meinen Garten hätte ich es nicht geschafft. Unser Sohn hat schrecklich gelitten und ist bereits mit zwölf Jahren ausgezogen. Damals begann er in einer Herberge in Tschang-Hay zu arbeiten. Heute gehört ihm diese Herberge." Ein tiefer Seufzer entrang sich Ly-Lenang.

Schwer fiel es ihm das Notwendige auszusprechen, doch Lao-Ly-Tschen unterbrach ihn mit keiner Miene.

Noch einmal atmete er heftig, um dann kaum hörbar fortzufahren: „Mein Weib verrohte zusehends. Ich versuchte das Haus in Ordnung zu halten, während sie sich noch mit Kot beschmierte und danach sich selbst befriedigte ... und dieses mehrmals täglich."

Das Atmen fiel ihm denkbar schwer: „Ich habe auch einmal schon den Gedanken gehabt, sie zu ersäufen. Nur, ob es mir danach besser ginge, wage ich zu bezweifeln. Ich weiß nicht mehr, was ich tun soll. Und wenn es ruchbar wird, so wie es heute ist, so ist meines Sohnes Herberge so viel wert wie ein toter Fisch."

Langsam dämmerte es Lao-Ly-Tschen und Mian-Tsian-Hay, in welch verzweifelter Lage der Wirt und sein Vater sich befanden. Auch Mian-Tsian-Hay seufzte, und so wagte sie es nun, hier ihre Meinung zu äußern: „Ob hier geholfen werden kann, ist fraglich. Ganz bestimmt wird es länger dauern als angenommen. Lao-Ly-Tschen, ich möchte für die Dauer nicht in einer Herberge wohnen, so gastlich sie auch sei."

Ein kleiner Hoffnungsschimmer bemächtigte sich Ly-Lenang: „Ich glaube, hierbei kann ich helfen. Ich kann euch mein Stadthaus anbieten, wenn ihr damit Vorlieb nehmen wollt. Es steht seitdem leer bis auf zwei meiner Diener. Es ist ein Ehepaar, und sie war die Amme meines Sohnes. Sie meinten damals, das Erlebte nicht aus dem Hause tragen zu wollen, also gewährte ich ihnen dort zu bleiben."

Lao-Ly-Tschen wollte antworten, doch Ly-Lenang fiel ihm ins Wort: „Ich werde sie bitten euch zu dienen, wenn es euch genehm ist, werden sie sicher bleiben."

Mian-Tsian-Hay warf ein: „Ist es denn möglich, euer Weib unbeaufsichtigt zu lassen, dass ihr uns zeigen könnt, wo das Haus ist?"

„Das ist nicht nötig. Ihr werdet es sehr leicht finden", entgegnete Ly-Lenang. Darauf folgte eine kurze Wegbeschreibung, welche damit schloss, dass er Mian-Tsian-Hay seinen Ring in die Hand legte und sprach: „Wenn ihr meinen Dienern diesen Ring vorzeigt, dann ist es als stünde ich selbst vor ihnen und erteile meine Befehle."

„Ich möchte mit eurem Weib sprechen, damit ich mir bis morgen einige Gedanken machen kann", fand nun Lao-Ly-Tschen endlich Gehör.

Ly-Lenang wurde blass, doch in Unvermeidlichkeit stimmte er zu. Er bat jedoch Mian-Tsian-Hay einstweilen im Pavillon auszuharren, er kehre alsbald zu ihrer Gesellschaft zurück.

Gespannt schritt Lao-Ly-Tschen hinter Ly-Lenang durch den Garten, über den Hof, und jähe Abscheu befiel ihn beim Betreten des Hauses. Ekelerregend war das Haus mit Exkrementen bepflastert und inmitten dessen, was einst Wohnraum war, erging sich die Frau mit unbeherrscht lautstarkem Gestöhn. Entsetzt schloss Lao-Ly-Tschen seine Augen, doch da schlugen ihm, dass er sich fühlte wie vom Donner gerührt, die Farben der Aura dieser Frau entgegen. Schmutzig Gelb-braunschwarz mit entsetzlichen schmutzweißen und giftgrünen Flecken, die unstet durcheinander flimmerten und dazwischen in eben diesen Farben der trübe Schatten eines Mannes, ähnlich jenem, wie er erstmalig und um Welten edler Khenonasus Tod wahrgenommen hatte, der sich ebenso pervers wie die Frau erging. Um noch eine Spur entsetzter riss er die Augen wieder auf und starrte auf die Frau, die nun erschöpft und regungslos am Boden lag.

„Liu-Longau! Kannst du mich hören?“, rief ihr Lao-Ly-Tschen entgegen. Und die Frau antwortete mit einem befriedigten Lächeln.

„Liu-Longau! Ich will, dass du mit mir sprichst!“

Während Lao-Ly-Tschen versuchte, die Aufmerksamkeit der Frau auf sich zu lenken, war Ly-Lenang beschämt in den Hintergrund getreten.

„Liu-Longau! Antworte mir! Wie heißt er?“

„Hunnay.“

Eindringlicher wurde nun Lao-Ly-Tschen: „Liu-Longau! Was will Hunnay von dir?“

Die Frau richtete sich in eine halbsitzende Position und stütze sich nach hinten mit den Händen ab, während sie in immer noch verzücktem Tonfall, nach einer Reihe entsetzlicher Flüche, schrill lachend antwortete: „Das siehst du doch!“

Dieser Frau war während der Dauer ihrer Krankheit jegliches Schamgefühl abhanden gekommen, doch Lao-Ly-Tschen, der trotz geöffneter Augen unvermindert den Farbkranz der Frau und den Schatten Hunnays wahrnahm, beobachtete, wie jener sie eben dazu anstachelte.

Lao-Ly-Tschen wandte sich und verließ das Haus. Im Garten hatte er zuvor einen kleinen Brunnen entdeckt, worin er sich wusch.

Verzagt war Ly-Lenang hinter ihn getreten: „Ich kann es euch nicht verdenken, wenn ihr weiterreisen wollt, - so wie es viele Ärzte vor euch taten.“

Lao-Ly-Tschen, der sich sehr gründlich gereinigt hatte,

blickte auf. Der Schatten dieses Hunnay ließ ihm keine Ruhe. Warum hatte sich jener nicht wie all die anderen Toten lichtem Nebel gleich verflüchtigt? Er stand vor einem Rätsel; und auch dachte er, dass ein Arzt hier sowieso nicht helfen könnte. In diesem Falle würde es nicht einmal bemerkt werden, dass er kein Arzt ist. Entschlossen dieses Rätsel zu lösen, antwortete er: „Ehrenwerter Ly-Lenang, gebt mir etwas Zeit um nachzudenken, — auch will ich nichts versprechen, zu vieles hat Anteil an dem Befinden und Verhalten ihres Weibes, das ich erst zu einem Bilde zusammenfügen muss. Wenn ich eine Lösung gefunden habe, werde ich euch aufwarten ..."

In Ly-Lenang zerrann die schwache Hoffnung wie Wasser im Sand. Vermutlich würde er Lao-Ly-Tschen niemals wieder sehen und mit seiner Bürde alleine Leben müssen.

Lao-Ly-Tschen aber fuhr fort: „... bis dahin nehme ich dankbar in eurem Stadthaus Herberge."

Von allem Hoffnungswasser, welches in Ly-Lenangs Seelensand versickerte, blieb ein Tropfen an der Oberfläche liegen. Ein Tropfen Trost, der ihn stärkte, gleich dem Schluck Wasser dem Verdurstenden.

Mian-Tsian-Hay hatte sich in der Zwischenzeit an dem Duft der Blumen des Gartens erfreut und war bester Laune, so dass Lao-Ly-Tschens Bedrückung erschreckend auf sie wirkte, dass sie besorgt fragte: „Lao-Ly-Tschen, ist alles in Ordnung?"

Dieser nickte und gab traurig zur Antwort: „Lass uns gehen!"

Er verneigte sich vor Ly-Lenang und als das Tor sich hinter ihnen schloss, entrang sich ein tiefer Seufzer seiner Brust. Selbst hätte er allerdings nicht zu nennen gewusst, ob aus Sorge oder Erleichterung. Nachdenklich wanderten sie dem Stadthaus des Ly-Lenang entgegen.

Lange schwiegen sie, bis endlich Lao-Ly-Tschen das Wort ergriff: „Vorerst will ich vor dir verbergen, was ich sah, doch später werde ich dich um Hilfe bitten müssen, dass aus dieser Frau wieder ein Weib wird."

„Meinst du denn, dass du dieser Frau helfen kannst?"

Etwas kläglich antwortete er: "Nein, das weiß ich nicht. Auch muss erst jenem geholfen werden, der sich ihrer bemächtigte. — Verstehe mich nicht falsch, dieser Genannte ist längst tot und von den Würmern gefressen."

Irritiert sah sie ihn an: „Ich verstehe nicht, was du mir sagen willst, aber bitte erkläre es mir ein andermal. Es ist soviel Umbruch in den letzten Wochen auf mich eingestürmt, dass ich das erst einmal verarbeiten muss."

Lao-Ly-Tschen fand ein Lächeln zur Antwort, ergriff ihre Hand und wortlos schlenderten sie dem Haus entgegen.

Eine ganze Weile gingen sie also durch die Stadt, bis sie endlich vor dem besagten, herrlichen, roten Tor standen, dessen Flügel mit einem grünen Drachen und einem blauen Phönix verziert waren. Zaghaft klopften sie an und nachdem längere Zeit nichts geschah, erblickte Mian-Tsian-Hay endlich an der Seite einen Glockenstrick, mit dessen Hilfe sie sich bemerkbar machen konnten. Kurz darauf öffnete sich im Rachen des Drachen eine kleine Luke und eine Stimme rief barsch: „Der Herr ist nicht zuhause!"

Eilends nestelte Mian-Tsian-Hay Ly-Lenangs Ring hervor und hielt ihn vor die Luke, bevor diese wieder zuschlug. So schnell wie sie zugeschlagen wurde, wurde sie auch wieder aufgerissen, und die Stimme rief hoffnungsfreudig: „Wie kommt ihr zu diesem Ring?"

Mian-Tsian-Hay antwortete sanft: „Ly-Lenang schickt uns. Er ..." Sie konnte nicht fertig sprechen, denn schon wurde das Tor aufgerissen, und beide stürmisch in den Hof gezogen, worauf das Tor hinter ihnen zukrachte.

Ein einfach gekleideter Diener, mit kurz geschorenem Haar und sorgenverhärmten, eingefallen Zügen, nur wenig älter als Ly-Lenang, verbeugte sich tief: „Heute geht die Sonne auf, denn mein Herr schickt mir Botschaft."

„Edler Herr, mein Name ist Lao-Ly-Tschen und dies ist mein Weib Mian-Tsian-Hay. Ly-Lenang gestattet uns sein Haus zu bewohnen, während seinem Weib Genesung widerfahren soll."

Beinahe Jubel klang in des Dieners Stimme, während er sich zu Boden fallen ließ und den Saum des Gewandes seines Gegenübers küsste: „Oh Ihr seid Arzt und Ihr seid nicht sogleich geflüchtet, als Ihr Liu-Longau erblicktet. Oh, die Sonne geht auf, weil nun wieder Hoffnung besteht."

Lao-Ly-Tschen packte den Mann am Arm und zog ihn zu sich hoch. „Lass uns in die Augen sehen. Noch weiß ich nicht, ob ich helfen kann. Ich bin genauso ein Diener wie du."

Mian-Tsian-Hay erschrak ob seiner Vertraulichkeit, doch erwies es sich bald als eben die beste Entscheidung. Fest verkündete der Mann: „Ich bin Ghimayong. Lasst uns ins Haus gehen, um dort weiterzusprechen."

Jetzt erst fiel der beiden Blick auf das Gebäude. Ein herrschaftliches, zweigeschoßiges Haus mit rundum laufendem Balkon. An den pagodenartig geschwungenen Dachgiebeln waren die Balken abwechselnd mit Drachen und Phönixe als feinstes Schnitzwerk verziert, und wie das Tor in den Farben rot, grün, blau gehalten. Dahinter schien sich ein ausgedehnter Garten anzugliedern. Zu ihrer Rechten an der Umfriedungsmauer liegend, und ähnlich, aber einfacher verziert, auch gedrungener war ein Gebäude, das der Dienerschaft Wohnung bot. Symmetrisch zur Linken waren die ebenso ausgestatteten Stallungen. Der Kiesplatz zwischen dem Tor und dem Haus dehnte sich in harmonischem Ensemble und wurde von zwei mäanderartig geschwungenen Plattenwegen durchzogen. Eingerahmt war der Hof mit einem niedrigen, auf Säulen liegenden Dach, das alle Gebäude und das Tor verband, so dass man jederzeit alles trockenen Fußes erreichen konnte. Ghimayong schritt über einen der geschwungenen Plattenwege voran und die beiden folgten im Gänsemarsch. Über einige Stufen erhob sich das Haus mit dem gleich wie das Tor verzierten Portal, welches der Diener nun aufstieß. Abwartend verharrte er neben dem geöffneten Portal, während die beiden mit beinahe angehaltenem Atem eintraten. Sauber gepflegt zeigte sich die sich vor ihnen öffnende Halle, doch es roch unbewohnt. So schien es, dass die Diener wohl das Gebäude pflegten, selbst jedoch die Wohnung im Gesindehaus benutzten. Als sie nun die Schwelle überschritten, verkündete Ghimayong: „Der Herr des Hauses entbietet den Willkomm! Fühlt euch hier wie zuhause."

Ein seltsamer Klang hatte für die beiden dieses Wort „zuhause", stellten sie sich innerlich doch die Frage: Was ist zuhause? Dass dieses Wort für sie bald eine viel tiefere Bedeutung erlangen sollte, ahnten sie nicht.

Untertänig folgte Ghimayong, während die beiden eine Entdeckungsreise durch das Haus unternahmen. Der Diener erklärte fortlaufend, welche Räume sie betraten und deren Besonderheiten. Unverkennbar schwangen in seinen Worten eine Vielzahl Erinnerungen mit, meist heitere, während die trüben von ihm verheimlicht wurden und nur an seinem Gesichtsausdruck zu erkennen waren. Zuletzt führte er die beiden in einen Salon im Erdgeschoß, welcher einen weiten Ausblick auf den Garten eröffnete. Dort bat er Platz zu nehmen, während er sich um Tee bemühen wollte.

Ghimayong hatte sich lautlos entfernt und tatsächlich, seit langem waren sie das erste Mal wieder allein. Für Mian-Tsian-Hay gab es nun keine Zurückhaltung mehr. Sie sprang auf, setzte sich Lao-Ly-Tschen auf den Schoß, schlang ihre Arme um seinen Hals und sprudelte hervor, was sich wie Dampf im Gegendruck in der letzten Zeit in ihr aufgestaut hatte: „Du sprichst, … du sprichst, … du sprichst ...", wiederholte sie immer wieder und küsste ihn nach jedem Mal auf den Mund. Lao-Ly-Tschen hatte ebenfalls seine Arme um sie geschlungen: „Ja! Zu meiner eigenen Freude habe ich es noch nicht verlernt."

„Lao-Ly-Tschen, ich bin so glücklich. Jetzt kannst du mir endlich alles erzählen."

„Meine liebe Mian-Tsian-Hay ...“, sie hinderte ihn am Weitersprechen, küsste ihn und flüsterte: „Sag›s noch mal.“

„Meine liebe Mian-Tsian-Hay ...“, noch einige Male wiederholte sich dieses Spiel bis er endlich sprechen konnte, nur wusste er mittlerweile nicht mehr, was er ursprünglich sagen wollte. Eine ältere, aber hübsche Dienerin betrat mit dem Tee den Salon. Ganz offenbar die Frau von Ghimayong, der ebenfalls im Hintergrund auftauchte und glückselig lächelte.

„Ich entbiete unseren edlen Gästen meinen Gruß. Ich gestatte mir, es in Vertretung unserer Herrin zu tun. Ich bin Yongmalin. Ich hoffe, dass der Tee mundet ...“, und etwas verlegen kichernd fügte sie hinzu: „... Ich habe lange keinen Tee mehr für Herrschaften gemacht.“

Mian-Tsian-Hay hatte sich erhoben, um sittsam ihren eigenen Platz einnehmen zu wollen. Stattdessen wartete sie bis Yongmalin den Tee abgesetzt hatte, um dann ihre beiden Hände zu fassen und sich ebenfalls vorzustellen, wie auch Lao-Ly-Tschen. Lao-Ly-Tschen forderte die beiden Bediensteten auf, ebenfalls Platz zu nehmen und mit ihnen Tee zu trinken. Ghimayong huschte davon und kehrte alsbald mit Teebechern zurück. Beide setzten sich hin, doch statt der gebotenen Sitzgelegenheiten, bevorzugten sie es, sich auf den Boden zu setzen.

Nach anfänglichen Höflichkeitsfloskeln erzählte Lao-Ly-Tschen, aus Rücksicht auf die Frauen, stark beschönigend von der Begegnung mit Liu-Longau. Mian-Tsian-Hay nahm es für bare Münze, doch an dem Lächeln der beiden Diener erkannte Lao-Ly-Tschen, dass diese sehr wohl wussten, worum es ging.

Ghimayong begann nun seinerseits zu berichten: „Schon in den Anfängen dieser Krankheit unternahm Ly-Lenang alle erdenklichen Maßnahmen, von denen er sich versprach, dass sie heilsam sein könnten. Er berief viele, teils berühmte Ärzte in das Haus, in der Hoffnung auf Abhilfe. Leider haben die wenigen, die überhaupt kamen, nach kurzem die Flucht ergriffen. Spätestens jedoch, nachdem sie Liu-Longau gesehen hatten.“

„Es war niederschmetternd, die Verzweiflung des Herrn zu sehen“, warf Yongmalin ein und Ghimayong fuhr fort: „Später erwarb er sich alle erdenklichen Schriften, welche darüber hätten Auskunft geben sollen, und es sammelte sich eine beachtliche Bücherei über medizinische Themen. Alles, was es in dieser Richtung überhaupt gab. Doch Ly-Lenang verstand die schwierigen Ausdrucksweisen nicht. Wir, die wir ebenfalls lasen, verstanden noch weniger. Und wenn er einmal glaubte, etwas verstanden zu haben, wusste er doch nicht, wie er es anwenden sollte. Selbst mit Akupunktur hat er sich versucht; doch was verstehen wir von dreifachem Erwärmer und Lenkergefäßen? Ly-Lenang wurde immer verzweifelter, zumal es ihm auch nicht mehr gelang, Liu-Longau im Hause zu behalten. In dem Haus außerhalb der Stadt, das er daraufhin bauen ließ, ging es besser. Es ist zwar wie es ist, aber zumindest verlässt sie nicht das Tor. Dort ist sie geschützt. So entsetzlich es auch für Ly-Lenang sein mag.“

Yongmalin wischte sich die Tränen fort und ergänzte gepresst: „Liu-Longau war eine so gute und schöne Frau, bevor sie erkrankte. Es wäre der größte Segen, wenn ihr endlich jemand helfen könnte.“

Sie alle hatten mit den reichen Erzählungen gänzlich die Zeit vergessen. Der Tee war längst ausgetrunken und die Schatten der Säulen, die in den Salon fielen, waren von der einen zur anderen Raumseite gewandert. Da erinnerte sich Ghimayong, trotzdem das Leben mit beiden Händen anzupacken: „... Ihr seid eigens hierher gereist und nun steht ihr ohne Gepäck da. Sagt an, wessen ihr bedürft.“

Lao-Ly-Tschen lächelte und beschrieb die Herberge, wo sie ihre Pferde und ihr Gepäck zur Verwahrung gelassen hatten.

„Ich werde zuerst ein paar Speisen zubereiten“, beschloss Yongmalin, wobei ihr sofort Mian-Tsian-Hay helfen wollte.

„Dann können wir in der Zwischenzeit unser Gepäck holen“, entschied Lao-Ly-Tschen zu Ghimayong gewandt, und so gingen sie alle ihren Verrichtungen nach.

Dieser Tag hatte eine besondere Art von Anstrengung mit sich gebracht, sodass sich Lao-Ly-Tschen völlig erschöpft auf sein Lager sinken ließ, doch fand er dennoch keinen Schlaf, während Mian-Tsian-Hay sich selig an ihn schmiegte und alsbald die zufriedenen Seufzer einer glücklich Schlafenden aushauchte.

In Lao-Ly-Tschen wogten die Gedanken hin und her, gleich einem aufgewühlten Meere und ließen ihn nicht zur Ruhe kommen. Bald bedrängten ihn die Lügen, auf welche er sein neues Leben stellte. Bald war es seine aufrichtige Anteilnahme an Liu-Longaus grässlichem Schicksal, und wieder die Richtung ändernd ging ihm Mian-Tsian-Hay durch den Kopf, die sich immer mehr zu einem wahrhaftigen Weib entwickelte und die er bereits mehrmals als das seinige ausgegeben hatte. Ach könnte er doch nur Lobsang um Rat fragen, was er nur tun sollte. Mit diesen Gedanken dämmerte er dann doch weg, alle Gedanken in den Traum mitnehmend. Dort stritten Soldaten und Kopfgeldjäger gegen ihn, den Wirt und Ly-Lenang und über allen saßen Liu-Longau und Hunnay, deren Hohngelächter die Umgebung erzittern machte.

Unruhig wälzte er sich im Schlaf umher, so dass Mian-Tsian-Hay erwachte. Es war fast so als ob er fieberte und sie legte ihre Hand auf seine Stirn. Sie war ganz heiß und der Schweiß perlte darauf, dass sie im Mondlicht glitzerte. Ihre Hand übte auf Lao-Ly-Tschen eine beruhigende Wirkung aus, so dass er dadurch Erholung zu finden schien.

In seinem Traum aber erlebte er dabei, wie der Abt von Kin-Tshao-Ling und Lobsang an seine Seite traten. Das grauenhafte Gelächter verstummte augenblicklich und Hunnay verblasste zusehends. Lobsang aber rief: „Ja, es ist wahr. Ich kann dich nichts mehr lehren, was nicht schon vollkommen fertig in deinem Inneren erwacht!"

Und der Abt rief: „Wahrlich, du bist ein Arzt!"

Mian-Tsian-Hay hatte ob der eingetretenen Beruhigung die Hand zurückgezogen und Lao-Ly-Tschen schreckte auf. Glasklar lag der Traum noch vor ihm, insbesondere die letzten Worte und er erzählte seinen Traum seiner Gefährtin.

„Mein lieber Lao-Ly-Tschen, du bist für mich mit jedem Tag ein noch größeres Wunder. So vieles hast du mir verheimlichen müssen, was jetzt zu Tage tritt. Sei getrost, denn jetzt weiß ich ganz gewiss, dass du Liu-Longau heilen kannst, — und dass kein einziges Wort deines Lebens auf einer Lüge steht. Vertraue dir selbst, dann hast du alles, was du brauchst.“

Der Rest der Nacht war ungleich erquicklicher.

Lao-Ly-Tschen und Mian-Tsian-Hay richteten in dem Haus ihr neues Leben ein und Ghimayong und Yongmalin halfen nach Kräften.

Lao-Ly-Tschen hatte sich in die Bücherei zurückgezogen, doch all die Schriften verwirrten ihn nur noch mehr, so dass ihm nach etlichen Tagen Mian-Tsian-Hay verbot, diese zu betreten. Sie lockte ihn in den prächtigen Garten, in welchem sie auf verschlungenen Wegen spazieren gingen und in dem lauschigen Pavillon Tee tranken. Sie bat ihn, von seinem Leben zu erzählen, damit er sich von den Gedanken um Liu-Longau lösen musste.

Wieder einmal schlenderten sie so den Teich entlang, über die Brücke des kleinen Baches, der den Garten durchzog, dem Pavillon entgegen. Der Tee stand dort bereit und sirrte auf einem Stövchen vor sich hin. Beide setzten sich hin und Lao-Ly-Tschen hob den Deckel der Kanne, um zu riechen, was Yongmalin für sie zubereitet hatte. Der Tee war überhitzt und eine heftige Dampfwolke entwich der Kanne. Eine Fliege, welche unwissend an jener Stelle ihre Kreise zog, fiel benommen auf den Tisch.

„ Jetzt weiß ich, was ich tun muss!“, rief Lao-Ly-Tschen erfreut. Er ließ alles stehen und eilte hinaus in die Stadt.

Nach einer guten Stunde kehrte er heiter zurück zu dem Gebräu, welches man mit Recht nun Schwarztee bezeichnen konnte. Yongmalin begrüßte ihn mit der Absicht, sogleich neuen Tee zu bereiten. Aber schlimmer war es. Nicht allein, dass Lao-Ly-

Tschen dieses Bittergetränk vorzog, sondern vielmehr verlangte er noch nach Butter. Yongmalin und Mian-Tsian-Hay schauderten bei dem Gedanken, doch er ließ sich nicht davon abbringen.

„Mir scheint, du hattest eine glückliche Idee, als du vorhin so eilends aufbrachst?“, begann Mian-Tsian-Hay vorsichtig das Gespräch. Die vergangenen Tage hatten sie in einer Art vertraut werden lassen, wie es in den vergangenen Jahren nicht geschehen war.

„Ja, so ist es! ...“, und Freude strahlte aus seinen Augen.

„Am ersten Tag hatte ich dir erzählt, dass da noch ein anderer um Liu-Longau sei. Du hattest nicht verstanden. Jetzt will ich es dir erklären.“

Mian-Tsian-Hay warf dazwischen: „Ja, ich erinnere mich.“

„Dieser andere, und das ist das Wichtigste, ist auch ein Mensch; nur dass er bereits gestorben ist.“

„Mein Lieber, ich verstehe es immer noch nicht. Erkläre es bitte. Ich weiß nicht, was da passiert.“

„Du erinnerst dich an Tsong-Yao?“, sie nickte eifrig.

„Erinnerst du dich, als sein Weib starb, wie er sagte: „Ich weiß, dass ich ihr bald folgen werde?“ Immer gespannter wurde ihr Nicken und ihre Neugierde, wohin Lao-Ly-Tschen sie führen würde.

Begeistert fuhr er fort: „Er hat nicht gesagt, dass es mit ihm bald zu Ende sei. Er sagte, er werde ihr folgen.“

„Worin liegt denn hierbei der Unterschied?“, drängte Mian-Tsian-Hay.

„Der Unterschied liegt darin, dass er wusste, dass mit dem Sterben des Körpers nicht auch das Leben endet. Dieses geht nämlich unentwegt weiter.“

„Dann müsste sich aber etwas Lebendiges vom Körper lösen, wenn jemand stirbt. Bei Tsong-Yao und seinem Weib konnte ich aber nichts Derartiges sehen“, gab sie hastig zur Antwort.

„Ich habe es gesehen. Ich könnte es Seele nennen, was nach dem Tode weiterlebt.“

„Dann meinst du, dass Liu-Longau von der Seele eines Toten verfolgt wird. Ich hielt diese Sache mit den Ahnen stets nur für eine Möglichkeit, die Hinterbliebenen zu trösten."

Lao-Ly-Tschen ergriff ihre Hand, als er fortfuhr: „Es ist weit schlimmer. Dieser Mensch verfolgt nicht nur Liu-Longau, sondern er hat richtiggehend die Macht über ihren Körper an sich gerissen und verwendet ihn, als wäre es sein eigener."

„Das ist ja entsetzlich!", rief Mian-Tsian-Hay.

„Ja, das ist sehr entsetzlich. Ich habe ihn ja auch schon gesehen und er nennt sich Hunnay. Was ich jetzt versuchen will, ist diesen Hunnay dazu zu überreden, den Körper von Liu-Longau wieder ihrer rechtmäßigen Besitzerin zu überlassen. Dazu, denke ich, muss ich etwas unternehmen, dass sich dieser Hunnay in dem fremden Körper nicht mehr wohl fühlt, dann wird er sich sicherlich gesprächsbereit zeigen."

„Und demnach ist dir heute die Idee gekommen, wie du das erreichen kannst." Sie strahlte über ihr ganzes Gesicht, voll Vertrauen, dass es Lao-Ly-Tschen gelänge, er aber fuhr fort: „Wir haben all den grässlichen Schmutz gesehen. Ich nehme an, dass sich dieser Hunnay darin wohl fühlt, also werde ich diese Frau erst einmal von ihrem Schmutz befreien und damit vielleicht ein Tor zur Freiheit finden."

Nach wenigen Tagen stand ein Mann mit einem Wagen vor dem Tor. Er sagte, er sei der Kupferschmied und liefere nun, was Lao-Ly-Tschen bei ihm bestellt hätte. Ghimayong holte ihn herbei und gemeinsam betrachteten sie das Werk, das der Schmied nach seiner Bezahlung mitten auf dem Hof abgestellt hatte. Alle vier standen um dieses kupferglänzende Gerät und Lao-Ly-Tschen musste erklären, welchen Zweck es erfüllen sollte. Es glich einer Kiste wie ein Brunnentrog, hatte aber einen verschließbaren Deckel, der an dem einen Ende einen kopfgroßen Ausschnitt hatte. Noch eine andere Absonderlichkeit wies dieses Gerät auf, es hatte am unteren Rand ein Ofenloch und auf der anderen Seite ein Rauchrohr.

Lao-Ly-Tschen erklärte: „Die Fliege hat mich darauf gebracht und wie sie im Teedampf benommen wurde. Das hier ist ein heizbarer Badetrog. Hiermit wird Sauberkeit und Erschöpfung zugleich erreicht, was vielleicht die Möglichkeit bringt, den fremden Menschen aus Liu-Longau herauszudrängen und zu verjagen. Wir werden es morgen ausprobieren."

„Ich werde euch begleiten ...", ergänzte Ghimayong „... aber ich denke, es ist besser, wenn die Frauen hier bleiben."

„Ich gehe mit ...", protestierte Yongmalin „... schließlich handelt es sich hierbei immer noch um eine Frau, um meine Herrin. Und ein bisschen Sauberkeit, denke ich, wird diesem Haus nicht schaden können!"

Und Mian-Tsian-Hay schloss sich ebenfalls an: „Ich werde bestimmt nicht alleine hier ausharren, während ihr drei arbeitet!"

„Aber Herrin, es ist sehr schmutzig dort!", widersprach Yongmalin.

„Gut, dann leih mir Kleider, oder besser noch, ich kaufe welche."

Yongmalins Bestürzung vermochte nicht Mian-Tsian-Hays Entschlossenheit zu bremsen und Lao-Ly-Tschen unterstützte sie: „Dann kaufe auch gleich für mich etwas Passendes."

Die Sache war abgemacht. Yongmalin ergänzte nur noch damit, dass sie es für sinnvoll hielte, auch Nadeln mitzunehmen, falls dieser Apparat nicht genügen würde.

Am nächsten Tag brachen sie in aller Frühe auf. Unscheinbar bäuerlich gekleidet gingen sie neben ihrem Fuhrwerk daher, das zu beladen der vereinten Kräfte bedurft hatte. Alles Mögliche, was ihnen nützlich erschien, hatten sie in den Trog gepackt. Selbst Lao-Ly-Tschen hatte noch mehrere Händler aufgesucht, um sich eine ähnliche Tasche packen zu können, wie sie sich auch in Kin-Tshao-Ling als hilfreich erwiesen hatte. Bei seinen Besorgungen kam ihm der Gedanke, Essenzen selbst herzustellen, so wie Lobsang ihn gelehrt hatte.

Viel zu früh trafen sie am Haus des Ly-Lenang ein, alle schienen noch zu schlafen. Doch Ghimayong hatte dafür vorgesorgt, so dass sie über eine Seitentür in den Hof kommen konnten.

Grässlich war es im Hof, dass sich scheinbar selbst das Pferd ekelte und am liebsten geflohen wäre. Das rasch geschlossene Tor konnte es eben noch verhindern. Und da alles noch schlief, nahmen sie sich gemeinsam die Zeit, ausgiebig den Hof zu reinigen und an einer geschützten Stelle ihren Apparat aufzubauen. Bald prasselte darunter ein munteres Feuerchen, welches Yongmalin ganz nebenbei noch zum Teekochen verwendete. Viel Wasser hatten sie aus dem Garten herbeigeschleppt, das sich nun langsam in dem Trog erwärmte. Bei seinem Entwurf hatte Lao-Ly-Tschen auch bedacht, dass sich ein Kranker nicht verbrühen konnte. Deshalb war der Trog in einer etwas größeren Wanne nochmals verankert, und diese äußere Wanne wurde ebenfalls mit Wasser gefüllt. So konnte stets von außen, von einem Betreuer die Wassertemperatur gefühlt und bei Bedarf das äußere Wasser durch kälteres ersetzt werden. Im inneren Trog war ein bequemer Holzrost angebracht, dass der Kranke nicht auf dem Metall zu liegen kam.

Der Hof war sauber, das Wasser im Trog hatte bereits eine milde Wärme und die vier waren rechtschaffen hungrig, dass also sie Tee tranken und von ihrem Mitgebrachten verzehrten und dabei recht heiter plauderten, als Ly-Lenang, nach wenig erholsamem Schlaf, vor sein Haus trat.

Im ersten Augenblick glaubte er, dass fahrendes Volk sich in seinem Hof eingenistet hätte, doch noch bevor seine aufsteigende Wut ausbrechen konnte, eilte freudestrahlend Ghimayong auf ihn zu. Mian-Tsian-Hay hatte gebeten, dass er den Ring seinem Herrn zurückgeben solle, damit jener sehe, dass hierbei alles seine Richtigkeit hätte. Und ihre Entscheidung erwies sich als vortrefflich, denn nun freute sich auch Ly-Lenang Lao-Ly-Tschen und Mian-Tsian-Hay zu sehen. Er hatte die beiden ob seiner Belastungen bereits wenige Tage nach ihrem

Besuch vergessen. Um so größer war seine Freude, auch durch den Umstand, dass Lao-Ly-Tschen zum einen wiedergekehrt war und zum anderen, dass er beteuerte, dass Hoffnung bestünde. Es hätte nur so lange gedauert den Apparat anfertigen zu lassen. Jetzt erst wurde Ly-Lenang auf dieses Kupferungetüm aufmerksam und ließ es sich ausführlich von Lao-Ly-Tschen erklären, wie auch alles andere, was er bis dahin erkennen konnte. Die Freude erschöpfte den Mann so sehr, dass er sich ermattet zu den Teetrinkern setzte. Wortlos lauschte er ihrem Geplauder und schlürfte dabei genussvoll Yongmalins Gebräu. Es stärkte ihn bis in die letzte Faser, seit undenklichen Zeiten wieder einmal Lebensfreude um sich zu erleben.

Wilde Flüche und Perversitäten, welche vom Haus her erschollen, ließen alle zusammenzucken. Ly-Lenang wäre am liebsten im Erdboden versunken. Entschlossen und kaltblütig bis an die Zopfspitze erhob sich Lao-Ly-Tschen und schritt auf die Frau zu, die splitternackt und mit Kot beschmiert in der Türe stand.

„Liu-Longau, kannst du dich an mich erinnern?", rief er ihr entgegen.

In der Erinnerung der Frau war keine Spur mehr von ihm zu finden, aber sie warf ihm ein paar begrüßende Flüche entgegen. Lao-Ly-Tschen begrüßte sie ebenfalls, trat auf sie zu und schloss sie in seine Arme. Seine Kaltblütigkeit hatte einen Riegel vor den Ekel geschoben und er konnte sie ohne weiteres zu seinem Apparat führen, welchen zwischenzeitlich die anderen eilends geöffnet hatten. Noch einmal schloss er die Frau in die Arme und sprach: „Liu-Longau, ich habe eine Überraschung für dich."

Die Frau antwortete mit freudigen Flüchen und Lao-Ly-Tschen ergänzte: „Das wird auch Hunnay ganz besonders gefallen."

Vielleicht hätte er dieses nicht sagen sollen, denn unvermittelt griff sie erregt und sehr schmerzhaft nach seinen Genitalien, dafür ließ sie sich aber willig in den Trog setzen, der nun eine sehr angenehme Wärme hatte. Lao-Ly-Tschen musste sich einen Augenblick hinsetzen, um seinen Schmerz zu überwinden. Er gab noch kurze Anweisung, dass die anderen den Deckel schließen sollen, dann wurde ihm schwarz vor den Augen. Ghimayong reagierte sofort, um die lüsterne Benommenheit der Frau zu nutzen, die jetzt erst bemerkte, dass sie in eine Falle getappt war. Mian-Tsian-Hay stürzte zu Lao-Ly-Tschen, bettete sein erschlafftes Haupt auf ihren Schoß und streichelte sein Gesicht, dass er wieder zu Bewusstsein kommen möge. Auch Ly-Lenang eilte herbei und fühlte seinen Puls, der ruhig und gleichmäßig durch die Adern pochte. Beruhigend sprach er zu Mian-Tsian-Hay, dass er bald wieder zu sich kommen werde, und dass sie sich nicht ängstigen bräuchte.

Liu-Longau geriet in Wut. Sie fluchte noch mehr und begann im Kessel zu toben. Erschrocken wichen die Umstehenden zurück und Ghimayong musste eilen, das Pferd zu beruhigen. Entsetzt und gedankenvergessen legte Yongmalin auch noch Holz nach, ohne die Temperatur des Wassers zu prüfen, während die Frau aus Leibeskräften sich zu befreien suchte. Von unten versuchte sie an dem Deckel zu zerren, aber es gab keinen Weg, ihn von innen zu öffnen. Glücklicherweise war der Ausschnitt des Deckels derart gerundet, dass sie sich nicht daran verletzen konnte.

In einem irrigen Licht entstieg Lao-Ly-Tschen seiner jähen Schwärze. Ohnmächtig, blass sah er seinen Körper am Boden liegen, dessen Haupt auf blendendem rosa Schoß lag. Ly-Lenang erschien in leuchtendem Grün und trübe grau-braun-schwarz, mit weißen und schmutzroten Flecken tobte Liu-Longau in ihrem Bottich. Darauf saß Hunnay und spornte sie über alle Maßen an. Lao-Ly-Tschen bemerkte, dass er sich in derselben Stoffart bewegte, in welcher sich Hunnay manifestierte. Zornig rief er ihn an, was er hier zu suchen hätte und dieser bemerkte den ungewohnten Tonfall und wandte sich erschrocken nach dem Rufer um. Lao-Ly-Tschen aber drang wütend auf Hunnay ein. Er schrie ihn an, dass er unrechtmäßig einen fremden

Körper benutze und schließlich prügelte er den Entsetzten zum Tor hinaus, welches für beide kein Hindernis darstellte. Erfreut gewahrte Lao-Ly-Tschen, wie zahlreiche Naturwesen ihn tatkräftig unterstützten und Hunnay mit sich fort zogen, ehe er jäh und hart in seinen Körper zurückgerissen wurde.

Ghimayong hatte ihn mit einem Eimer Wasser übergossen. Sofort war sich Lao-Ly-Tschen der Situation gewärtig. Liu-Longau hatte aufgehört zu toben und lag schlaff in ihrem Trog. Lao-Ly-Tschen sprang so schnell auf die Beine, als wäre er keinen Augenblick weggetreten und eilte den Deckel zu entfernen. Rasch rief er: „Tücher!“, und fischte die völlig entkräftete Liu-Longau heraus.

Es ging alles sehr schnell. Alle arbeiteten zusammen und brachten, wonach Lao-Ly-Tschen rief. Eine bange, kurze Zeit hastete er und arbeitete überall da, wo die Naturwesen ihn hinwiesen, bis schließlich auch in Liu-Longau ein schwaches Gleichgewicht hergestellt war. In Unachtsamkeit war die Frau stark überhitzt gewesen, doch als sie endlich zu sich kam, rief sie liebevoll und schutzbedürftig ihren Mann. Lao-Ly-Tschen bettete sie nun in den Pavillon und bat Ly-Lenang sie zu behüten.

Einige Male atmete Lao-Ly-Tschen tief durch, dann nahm er seine Truppe und begann das Haus zu reinigen. Und wie durch ein Wunder hatte sich seine Kaltblütigkeit auf die anderen übertragen, so dass sie lachten und scherzten, während sie den Schmutz aus dem Hause trugen.

Später bereitete er auch selbst das Mahl, das er den Besonderheiten von Liu-Longau anpasste. Die Nacht durften die Genesende und ihr Mann im Garten verbringen. Der schlimmste Schmutz war beseitigt und nun sollte der Nachtwind ungehindert durch das Gebäude wehen.

Lao-Ly-Tschen hatte vorsorglich ausreichend Kleidung eingepackt und entschied nun zu dem nahen Flüsschen zu fahren. Dort konnten sich alle waschen und die Kleider wurden verbrannt. Er wollte nichts von dem Schmutz in das Stadthaus mitnehmen. Für Ghimayong und Yongmalin war es absolut befremdlich, sich im nächtlichen Flüsschen zu baden. Für die beiden anderen war es beinahe schon vermisstes Ritual. Der Fluss spülte auch die Kaltblütigkeit hinfort, und aus Yongmalin brachen Ströme von Tränen hervor; Tränen, die wohl Jahre sich angestaut hatten. Mian-Tsian-Hay nahm sie in ihre Arme, während beide noch bis zum Nabel im Wasser standen. Ghimayong hatte auf seine Weise zu kämpfen und Lao-Ly-Tschen nahm sich seiner an, dass sogar der alte Mann Tränen fand. Für ihn waren es aber Tränen der Erleichterung, dass nun ein Ende dieses Martyriums abzusehen war.

Zuhause endlich, scharte Lao-Ly-Tschen noch einmal alle um sich und reichte Tee mit frischer Butter. Die Feinde dieses in Tibet typischen Getränks waren ganz überrascht, wie wohlschmeckend und kräftigend es heute auf sie wirkte. Während des Tees begann Lao-Ly-Tschen zu erzählen, was er in seiner Ohnmacht erlebt und getan hatte. Er wollte vermeiden, dass der Eindruck entsteht, dass zur Heilung ein heißes Bad genügt hätte, während er sich durch eine Ohnmacht aus dem Staub gemacht habe. Er erzählte, was ihm selbst erst jetzt bewusst wurde, wie die Naturwesen ihn behutsam in die Ohnmacht geleiteten und was er sonst noch alles wahrgenommen hatte.

Ghimayong war ihm sehr aufmerksam gefolgt und meinte dann: „... dann war das ja äußerst roh, euch mit einem Eimer Wasser zu begießen.“

Lao-Ly-Tschen lächelte und sprach: „Ja, das war es. Es war sogar äußerst schmerzhaft, aber es war genau das Richtige. Wir hätten keinen Moment länger säumen dürfen. Ob meiner Ohnmacht war eure Aufmerksamkeit von Liu-Longau abgelenkt. Das hätte nicht geschehen dürfen.“

Mian-Tsian-Hay erklärte: „Ich dachte, du seiest wegen deiner Schmerzen in Ohnmacht gefallen ...“

Yongmalin bekräftigte: „Das hat sogar beim Hinsehen weh getan.“

Erheitert gab Lao-Ly-Tschen zur Antwort: „Das war nur

der äußere Anlass für meine Ohnmacht, aber nicht der Grund. Hätte ich selbst gewusst, was vorgehen wird, hätte ich euch zuvor einweihen können. Da dieser Fremdling aus der gleichen Beschaffenheit wie unsere Gedanken besteht, sind ihm diese Gedanken wie ein offenes Buch und der geringste, wissende Gedanke hätte ihn gewarnt und es wäre niemals zum Kampf gekommen. Ich musste also selbst unwissend darin sein bis zum richtigen Augenblick, welchen die Naturwesen trefflich vorbereitet hatten."

Yongmalin rief bestürzt: „Ihr meint also, dass die Naturwesen den Griff nach, ihr wisst schon wo, veranlasst hatten?"

Die Frage belustigte Lao-Ly-Tschen: „Nein, das würden sie niemals tun, uns Schmerz zufügen. Das war der Fremdling, aber in jenem Moment war es sehr hilfreich, denn ich stand auch ahnungslos der Situation gegenüber. Ich wusste zwar was ich tun muss, aber ich hatte keine Ahnung, wie ich dort hinkomme."

Noch lange wogte das Gespräch hin und her, bis schließlich alle erquicklichen Schlaf fanden.

Als Lao-Ly-Tschen erwachte, fühlte er Mian-Tsian-Hay dicht an ihn geschmiegt. Sie waren im Salon eingeschlafen. Auch Yongmalin drängte dicht zu Ghimayong, der noch friedlich schnarchte. Mian-Tsian-Hay blinzelte Lao-Ly-Tschen an und frug schlaftrunken: „Und was machen wir heute?"

Lao-Ly-Tschen strich ihr übers Haar und antwortete: „Tee mit Butter."

Das wirkte wie ein Zauberwort. Mian-Tsian-Hay war augenblicklich hellwach. Sie fühlte sich heute nicht in der Verfassung so etwas zu trinken. Lao-Ly-Tschen lachte und sie knuffte ihn in die Seite, ob seines Schabernacks.

Allmählich erwachten auch die beiden anderen und lallten ebenso schlaftrunken ähnliche Sätze wie Mian-Tsian-Hay und erhielten denselben Weckruf, den die beiden den Erwachenden zuflöteten; mit der gleichen Wirkung.

Da saßen sie nun beieinander und berieten den heutigen Tag, verzehrten einen Imbiss und tranken Tee, welchen Yongmalin unter heftigen Protesten selbst zubereitet hatte. Noch einmal wollten sie Ly-Lenangs Haus gründlich reinigen und dabei auch nicht mit Rosenwasser sparen. Lao-Ly-Tschen erarbeitete einen Ernährungsplan für Liu-Longau, dass sich ihr Blut rasch verändere, und ein Fremdling schon dadurch keinen Zugang mehr hätte. Ly-Lenang war überglücklich, das Weib zurückerhalten zu haben, das er geheiratet hatte.

In Liu-Longau war seltsamerweise keinerlei Erinnerung an die vergangenen Jahre. Es fehlte in ihrem Denken ein großes Stück ihres Lebens, das sie sich nicht erklären konnte, nur eine grenzenlose Scham über etwas Nichtvorhandenes, Nichterlebtes, einer Zeit die bestimmungslos wie der Tod war. Lao-Ly-Tschen klärte sie diesbezüglich auch nicht auf, sondern half ihr an das Davor anzuknüpfen. Verhältnismäßig rasch kam sie wieder zu Kräften und gesunde Lebensfreude kehrte bei ihr ein. Mit besonderer Nahrung, ausgedehnten Spaziergängen und vielen Gesprächen, welche sie mit Mian-Tsian-Hay und Lao-Ly-Tschen führte, ging der Winter vorbei. Ihre Lebenskette hatte sich wieder fest geschlossen und die fremden Fäden waren gänzlich herausgelöst. Sie benahm sich auch so wie kurz vor der Zeit, in der sie erkrankte. Einzig ihr Sohn, so wunderte sie sich, sei schon erfolgreicher Geschäftsmann, aber sie rätselte nicht lange darüber. Ihr Heim war reinlich und auch sie selbst stets adrett gekleidet, aber sie bestand darauf, das alles selber in Ordnung zu halten und ließ sich von keinem Diener helfen.

Schließlich, der Frühling war schon weit fortgeschritten, äußerte sie den Wunsch ihren Sohn zu besuchen und Lao-Ly-Tschen hielt es für eine gute Idee. Erklärend meinte er: „Es wird nun auch Zeit, dass sie sich dem Leben auch außerhalb ihres Hauses öffnet."

Den Bedenken des Ly-Lenang entgegnete er: „Betrachtet es als eine Generalprobe. Ihr könnt sie nicht ein Leben lang einsperren. Ihr Denken ist jung und lebenshungrig. Sie selbst fühlt sich wie zwanzig und ihr Inneres hat das Bedürfnis, die unbekannten Lücken zu füllen. Jetzt muss auch ihr Geist so alt werden wie ihr Körper. Ich selbst kann keine Gefahr erkennen, dass Fremdes sich ihr nahen könnte, wenn — sie nicht selbst es wollte. Doch dazu ist sie viel zu lebenshungrig, dass sie das einem anderen überließe."

Ly-Lenang und Liu-Longau begaben sich auf die Reise. In Guandao hatte es sich hingegen schon herumgesprochen, dass Lao-Ly-Tschen Ly-Lenangs Weib geheilt habe. Jetzt sprach jeder darüber und wusste, was sich in den Jahren ereignet hatte. Von Jahren, über welche man damals nicht einmal den Gedanken zu denken gewagt hätte. Jetzt wunderte man sich und rühmte die Kunst des Lao-Ly-Tschen, sowie die Geduld und Ausdauer und Standhaftigkeit des Ly-Lenang. Auch wurden immer wieder Äußerungen gemacht wie: „Ich habe ja immer gewusst, dass Liu-Longau geheilt wird. Es musste nur der Richtige kommen."

Lao-Ly-Tschen blieb von all diesen Klugheiten verschont, doch nach und nach wagten es Einzelne, diesen so über Nacht berühmt gewordenen Arzt aufzusuchen. Ihm war es recht, eine sinnvolle Aufgabe zu haben und Mian-Tsian-Hay unterstützte ihn kräftig. Auch empfand er es als erholsam mit „normalen" Kranken zu tun zu haben, zumal er von sich selbst als Arzt längst noch nicht überzeugt war. Er pflegte dann stets zu sagen: „Das war doch ganz einfach. Da wären die Leute auch selbst sehr schnell darauf gekommen."

Es war nichts, von dem was er tat, das er für besonders oder gar großartig hielt. Doch hatte der Strom an Menschen stark zugenommen, welche ihn beinahe täglich aufsuchten.

Ly-Lenang kehrte zurück aus Tschang-Hay. Liu-Longau war guter Dinge und strotzte vor Gesundheit. Zu Lao-Ly-Tschens Überraschung hatte ihr Sohn sie begleitet. Beinahe fassungslos begrüßte er seinen ehemaligen Gast: „Oh, großherziger Herr,

Eure Wunder sind grenzenlos. Erlaubt mir zu vermuten, dass Euer Weg Euch zum Lehren, nicht aber zum Lernen nach Tse-Prong führen sollte.“

Dieses war für Lao-Ly-Tschen das Stichwort, Ly-Lenang zu fragen, bis wann er sein Stadthaus wieder beziehen möchte. Die Kunde, vor welcher Lao-Ly-Tschen stets verschont geblieben war, hatte auf seltsamen Wegen Ly-Lenang in Tschang-Hay erreicht. Angefüllt mit Dankbarkeit verneigte er sich vor Lao-Ly-Tschen und begann feierlich: „Oh, edler Lao-Ly-Tschen, der Sonne Glanz möge lange Euren Schatten auf Guandao werfen. Drei Leben habt Ihr gerettet, die nun den Glanz der Sonne preisen. Das ganze Reich der Mitte rühmt Eure Wundertat, die keimend schon aus Guandaos Erde sprosst. Oh, edler Lao-Ly-Tschen, Ihr bedürft des Hauses, dass aus dem Keime segensreiche Ernte die Speicher von Guandao fülle. Ich schätze mich glücklich, dass ich der Aussaat keimfördernde Erde bieten durfte.“

Lao-Ly-Tschen verneigte sich sprachlos, Ly-Lenang aber fuhr fort: „Oh, edler Lao-Ly-Tschen, wer in der Sonne Glanz sich zeigt, braucht nicht beschämt zu sein. Nicht Euch allein sei dieses Haus hier zum Geschenk, der Gestirne Jubel möge Generationen der Bevölkerung von Guandao leuchten.“

„Oh, edler Ly-Lenang, dass Freude unentwegt Euch seine Gunst erweist, dass reich gefüllt die Speicher, wenn Ihr einmal ergreist. Mag nun zur Hochzeit rüsten, seid Ihr dann auch dabei, mit meiner hochverehrten, geliebten Mian-Tsian-Hay?“

Mian-Tsian-Hay, welche im Hintergrund fröhlich Liu-Longau begrüßt hatte, errötete, dass reife Kirschen, ihrer ansichtig, verblassten. Jubel erscholl alsbald über den Hof, denn es war Lao-Ly-Tschens Wort, worauf Ghimayong und Yongmalin längst gewartet hatten. Ein im schnellen Eifer rasch entzündetes kleines Feuerwerk knatterte unkontrolliert zwischen den Füßen der Menschen umher, dass diese achtsam beiseite springen mussten und herzliches Gelächter füllte den Hof. Auf diese

Weise waren Lao-Ly-Tschen und Mian-Tsian-Hay dicht aneinander geraten, so dass er sie umfangen musste, damit sie nicht zu Sturze kamen. Lao-Ly-Tschen nutzte die Gelegenheit und raunte: „Willst Du?“

Mian-Tsian-Hay, deren Errötung ohnehin nicht zu übertreffen war, umarmte ihn auch und legte als Antwort nur ihren Kopf auf seine Brust.

Ly-Lenang und sein Sohn, der Wirt aus Tschang-Hay, traten herzu. Freudig erregt über die ihnen verborgen gebliebene Wendung erboten sie sich, da das Brautpaar so fern ihrer Familien, für deren Hochzeit die Familienpflichten tragen zu dürfen. Mian-Tsian-Hay jedoch gab die Antwort: „Oh, edler Vater, oh, edler Bruder, möge Segen Eure Gunst begleiten.“

Diese Antwort war höchste Ehre für die Bittsteller, denn damit hatte Mian-Tsian-Hay quasi die beiden in ihre Familie aufgenommen, gleichbedeutend mit Brautvater und Bruder. Es war in jener Zeit ungleich ruhmreicher, der Familie der Braut anzugehören, wenn sie in einen Bund mit dem Adel oder einer Berühmtheit trat, denn Ehen unterschiedlicher Stände waren verboten. Und da Lao-Ly-Tschen durch sein Können selbst sich die Achtung der Menschen erarbeitet hatte, übertrug sich sein Ruhm stärker auf die Brautfamilie als auf jene des Bräutigams. Schließlich hatte die Familie des Bräutigams keinen Anteil an dessen Fähigkeiten, wohl aber die Familie der Braut, weil bei erarbeitetem Ruhm sich die Braut zumindest als ebenbürtig erweisen musste. Frauen galten viel stärker der Familie verbunden und ihre Fähigkeiten als ererbt, da ihnen auch größtenteils, zumindest in den unteren Schichten, Bildung verwehrt war. So galt es als ruhmreicher eines Mandarins Brautvater zu sein, als der Vater selbst.

Ghimayong und Yongmalin, welche sich sowohl als Ly-Lenangs, wie auch als Lao-Ly-Tschens Diener betrachteten, arbeiteten mit Feuereifer an den Vorbereitungen für das Fest. Allerdings hatte zur zusätzlichen Hilfe Lao-Ly-Tschen ein weiteres halbes Dutzend Diener eingestellt, welche nun Ghimayong anzuweisen hatte.

Täglich kamen andere Bewohner der Stadt und überbrachten Geschenke, was zur Folge hatte, dass die Anzahl der Gäste ständig wuchs und bald den Rahmen von Lao-Ly-Tschens Haus sprengte, so dass ein anderer Platz für das Fest gefunden werden musste. Dies war Mian-Tsian-Hay sehr recht, so hatten sie doch während der Feierlichkeiten ein Rückzugsgebiet. So sehr sich alle mit Hochzeitsvorbereitungen beschäftigten, blieb Lao-Ly-Tschen doch wenig Zeit, sich damit zu befassen, denn so wie die Gäste, mehrten sich ebenso sprunghaft die Ratsuchenden. Wenngleich in den meisten Fällen schon durch ein ausgiebiges Gespräch geholfen werden konnte, so nahm es doch den ganzen Tag in Anspruch.

Einmal, das Brautpaar saß im Salon und erzählte sich gegenseitig ihre jeweiligen Tageserlebnisse, erwog Lao-Ly-Tschen in der Nähe ein Haus zu kaufen oder zu bauen, das für die beruflichen Zwecke geeigneter sei.

„Es kommen so viele unterschiedliche Menschen, deren Farbgemisch ich lieber nicht in unserem Wohnhaus habe ...“, erklärte er, „... ganz abgesehen davon wäre es auch viel einfacher, zum Beispiel so alle sieben Tage einen Tag für die Familie, oder nur ganz für dich da zu sein.“

Mian-Tsian-Hay lachte: „Dann würdest du dieses Haus zusperren und wir würden vielleicht daran vorbei spazieren und sehen, wie viele Leute davor warten.“

Auch Lao-Ly-Tschen lachte: „Das ist sehr lustig, aber ich glaube, die Leute würden sich sehr schnell daran gewöhnen und an diesem Tag nicht mehr kommen, wenn er regelmäßig stattfindet.“

Aus der anfänglichen Träumerei entwickelten sich bald sehr konkrete Pläne, doch auch hierbei, wie schon bei manchem, schien das Schicksal anderes vor zu haben. Lao-Ly-Tschen wurde zum Dank für seine Hilfe auf der anderen Seite der Stadt ein leerstehendes, riesiges Lagerhaus von einem alten Kaufmann angeboten. Gerade dieser große Gebäudekomplex erwies sich als das Rechte, obwohl Lao-Ly-Tschen zunächst keine Ahnung hatte, wofür er die vielen Stockwerke, die zahlreichen Zimmer nutzen sollte. Doch war das Erdgeschoß bald seinen Zwecken entsprechend eingerichtet.

Am Vorabend der Hochzeit meinte er zärtlich zu Mian-Tsian-Hay: „Meine Liebe, ich glaube, wir haben einen Ort gefunden, an dem wir uns ehrenhaft niederlassen können."

Sie strich ihm über die Wange: „Ja, mein lieber Lao-Ly-Tschen, wir haben ein Zuhause gefunden. Das Schicksal scheint es richtig gut mit uns zu meinen. Willst du mich noch immer zu deinem Weib?"

Lao-Ly-Tschen entfernte eine Rührungsträne: „Wie könnte ich ein anderes Weib wollen als dich, geliebte Mian-Tsian-Hay? Geteilt hast du mit mir die schlimmste Not. Willst du mit mir nicht auch das Glück teilen?"

Sie legte ihr Haupt auf seinen Schoß: „Oh, Geliebter, die größte Not an deiner Seite war genauso das reine Glück, auch wenn wir es damals nicht als das erkennen konnten."

Die Zahl der Gäste war ins Riesenhafte angewachsen. Scheinbar wollte die ganze Bevölkerung von Guandao mit ihren Segenswünschen aufwarten. Selbst der Mandarin erwies dem Brautpaar seine Gunst und hatte für das Fest in den Hof seines Palastes geladen. Prachtvoll hatte sich ganz Guandao herausgeputzt. Alle Straßen vom Haus bis zum Palast waren mit Panieren und Papierschlangen geschmückt und auf jedem Schritt knatterten hüpfend die Funken lustiger Feuerwerke auf dem Pflaster.

Freude und Heiterkeit atmete die ganze Stadt, die scheinbar lange schon ein frohes Fest entbehrte. Feierlich waltete der Mandarin seines Amtes, in dessen Anschluss üppig getafelt und ausgelassen getanzt wurde. Durchwürzt waren die Feierlichkeiten von Darbietungen mancher Akrobaten und Theaterstücken und schließlich zu nächtlicher Stunde erhellte ein fulminantes Feuerwerk den Himmel über Guandao. Die Ausdauer und Feierlaune der Bevölkerung erschöpfte sich erst nach fünf Tagen, dass der Alltag wieder Einzug halten konnte.

Doch auch im Anschluß an die Feierlichkeiten verausgabten sich Ly-Lenang und sein Sohn Lao-Ly-Tschens Verhältnisse zu verbessern. Schon bald war in dem obersten Geschoß seines umgebauten Lagerhauses vieles so eingerichtet, dass er nach Rezepturen von Lobsang Essenzen und Tinkturen herstellen konnte. Auch war es, dass Lao-Ly-Tschen gute Mitarbeiter beschäftigte, die er für diese Zwecke anlernte.

Also beriet er nun des Vormittags die Menschen, die zu ihm kamen, des Nachmittags arbeitete und überwachte er die Herstellung der Essenzen. Abends verbrachte er dann aber auch wunderbare Zeit mit seiner geliebten Mian-Tsian-Hay, und an jedem siebten Tage wurde überhaupt nicht gearbeitet.

Vieles musste Lao-Ly-Tschen seine Mitarbeiter lehren, so auch Lesen und Schreiben, worin Mian-Tsian-Hay ihm tatkräftig zur Seite stand, und nicht zuletzt ganz ausführlich die Kenntnis der Kräuter, die in der näheren und weiteren Umgebung gesucht wurden.

Rund um Ly-Lenangs Haus hatte Lao-Ly-Tschen Felder angelegt, auf welchen viele seiner Zutaten gediehen. Diese Felder waren wiederum Liu-Longaus große Liebe, dass Lao-Ly-Tschen getrost diese Arbeiten den beiden und ihren Helfern überlassen konnte.

Epidemie

Fhu-Tang war einer von Lao-Ly-Tschens Mitarbeitern; groß, hager, Anfang dreißig, mit zurückliegenden Augen, die stets wissbegierig aus dem Schatten seiner Augenbrauen blitzten. Großes Geschick bewies er im Auffinden der rechten Wildkräuter, so dass er oft einige Tage ausblieb, ehe er seine Beute zum Arbeitshaus brachte.

Es ging schon gegen Herbst zu. Fhu-tang kam nach fünf Tagen aus den Wäldern zurück. Blass sah er aus und er wirkte sehr erschöpft, als er mit Lao-Ly-Tschen seine Ernte sichtete. Seine Farben zitterten in unerklärlicher Weise, ohne dass sonst eine ungewöhnliche Auffälligkeit zu bemerken war.

„Ist etwas Besonderes vorgefallen?“, erkundigte sich Lao-Ly-Tschen.

„Nichts, das ich nicht schon öfter erlebt hätte“, erwiderte Fhu-Tang, dessen Stimme die gewohnte Festigkeit hatte.

„Ich war sehr weit oben am Berg. Dort war es kalt und nass, so dass ich kein Feuer machen konnte. Ich hab ganz schön gefroren in der Nacht“, ergänzte er und versuchte Heiterkeit in seine Stimme zu legen.

Lao-Ly-Tschen berührte seine Hand. Sie war kalt und feucht: „Dir scheint noch immer kalt zu sein. — Das gefällt mir aber gar nicht.“

Forschend besah Lao-Ly-Tschen sein Gegenüber noch genauer, als er fortfuhr: „Ich möchte den besten Kräutersucher gesund wissen.“

„Ach, so arg wird es wohl nicht sein ...“, wehrte dieser, „... bis nach dem Ruhetag ist wieder alles in Ordnung.“

Für Lao-Ly-Tschen war es das längst nicht, aber er ließ Fhu-Tang gewähren. Der seltsame Zustand des Fhu-Tang irrte den ganzen Tag in seinen Gedanken, zumal dieser ihm keineswegs gesund erschien.

Abends erzählte er Mian-Tsian-Hay davon: „... und auch sein Nackenhaar war feucht. Nur ich vermag nichts Besonderes zu sehen, außer diesem seltsamen Zittern. Im Übrigen sind seine Farben nämlich ganz normal.“

Mian-Tsian-Hay versuchte zu beruhigen: „Selbst wenn du hier etwas völlig Neuem begegnest, bin ich mir sicher, wirst du eine Lösung finden.“

„Wenn doch wenigstens irgendwo ein Ansatz zu erkennen wäre.“ Lao-Ly-Tschen klang verdrossen.

„Ist dieses Zittern denn kein Ansatz?“

„Doch, sicher! Ich habe es auch schon in anderem Zusammenhang beobachtet, dann aber immer mit besonderen Farben — und hier ist nichts, einfach gar nichts!“

„Wenn es dich so sehr beunruhigt, solltest du vielleicht morgen nach Fhu-Tang sehen.“

Yongmalin trat ein und fragte, ob sie einen Wunsch hegten, doch aus Lao-Ly-Tschen sprudelte es hervor: „Yongmalin, was würdest du an meiner Stelle tun?“

Yongmalin lächelte nur, verbeugte sich ein wenig und antwortete: „Ich weiß es nicht, Herr. Vielleicht weiß Ghimayong einen Rat. Oder vielleicht solltet ihr wieder einmal Buttertee trinken, dann kommen die Antworten ganz von selbst“, und wie sie es aussprach, entfernte sie sich.

Mian-Tsian-Hay lachte herzhaft: „Es sieht so aus, als wüsste Yongmalin die Geheimmedizin, die bei dir alles heilen kann.“

Ghimayong trat ein. In der Hand ein Tablett mit einer Kanne frisch gebrühten Tees und dicht hinter ihm brachte Yongmalin eine Schale mit Butter. Sie lächelte und verkündete spitzbübisch: „Frische Butter!?“

In seiner Erinnerung, angewidert von Kunnu-Naos und erfreut von Lobsangs Tee, antwortete er: „Gib her das Zeug, — vielleicht hast du ja doch recht.“

Ghimayong wusste auch keinen Rat, nachdem Lao-Ly-Tschen ausführlich erzählt hatte, doch erinnerte er sich: „Mein

Großvater hatte mir einmal berichtet, wie er noch selbst ein Knabe war, dass in Guandao eine fürchterliche Seuche gewütet hätte. Viele Menschen seien damals gestorben; auch in seiner Familie. Er selbst sei wohl nur deswegen verschont geblieben, weil er mit seinem Onkel auf Reisen war. — Mein Großvater ist damals dann von seinem Onkel großgezogen worden."

Lao-Ly-Tschen wurde stutzig: „Weißt du, ob es eine Seuche schon einmal vor deines Großvaters Zeit gegeben hatte?"

Keinem blieb Lao-Ly-Tschens Unruhe verborgen. Ghimayong antwortete begütigend: „Nein Herr, das weiß ich nicht, aber Guandao ist schon eine sehr alte Stadt. Der Mandarin hat bestimmt Aufzeichnungen darüber."

Mian-Tsian-Hay war kurz entschlossen: „Das ist gut. Nur besser ist es, wenn ich in den Geschichtsbüchern suchen gehe. Wenn du, Lao-Ly-Tschen, das tust, könnte es Angst und Schrecken verbreiten. Wenn ich das tue, glaubt der Mandarin eher, dass ein rein geschichtliches Interesse damit verbunden ist."

„Es ist rein geschichtliches Interesse", meinte Lao-Ly-Tschen, dem unklar war, worauf Mian-Tsian-Hay hinaus wollte.

„Siehst du, ich denke, wenn du dich direkt dafür interessierst, könnte die Meinung entstehen, dass du an eine Wiederholung der Seuche glaubst, und dass es jetzt wieder so weit sein könnte. Das verbreitet Angst davor. Die Menschen sind viel schlimmer in ihrer Angst vor etwas, als wenn sie tatsächlich darunter leiden. Oder anders gesagt, ist die Angst oft die schlimmere Bedrohung als das Leiden selbst."

Ghimayong gab noch zu bedenken: „Es ist unüblich, dass ein Weib vom Mandarin empfangen wird. Um zumindest angehört zu werden, solltet ihr standesgemäß erscheinen. Ich kann euch begleiten und für euch sprechen. Ich nehme an, dass eine Sänfte mit vier Trägern genügend Eindruck hervorrufen könnte."

Der Mandarin ließ sich Zeit und Ghimayong sowie die Träger der Sänfte verharrten eine gute Stunde in dessen Hof.

Ein kleiner, üppig in Seide gekleideter Diener wuselte über den Hof, dessen pechschwarzer Zopf, der bis zur Lende reichte, wie ein Stock das kleine Hütchen zu tragen schien. Mechanisch verbeugte er sich und ebenso mechanisch klang seine Stimme: „Der Mandarin ist nun geneigt seinen Gast zu empfangen."

Dann drehte er sich um und wuselte genauso wie er gekommen war einem Portal zu. Beim Umdrehen verharrte sein Zopf, als ob er auf der ganzen Länge angewachsen wäre. Die Sänfte mit ihren Trägern folgte bronzern, als ob diese mechanischen Bewegungsabläufe ansteckend wären.

In prunkvoll eingerichtetem Saal, umgeben von einigen Konkubinen, im Gespräch mit einem schmeichlerischen Berater, saß, im Prunk fast untergehend, gönnerhaft der Mandarin. Ghimayong, der bis dahin der Sänfte vorangeschritten war, verbeugte sich beinahe bis zum Boden. In dieser Haltung entrichtete er seinen Gruß: „Oh, Edler, der Sterne Pracht verblasst in Eurem Odem, der der Güte geneigt ist, dem untertänigsten Gruß an den hocherhabenen Mandarin Hwun-Hlo meiner beiden Herren Ly-Lenang und Lao-Ly-Tschen zu lauschen."

Der Mandarin machte eine geringe Handbewegung, worauf der kleine Diener sich mechanisch ebenfalls ein wenig verneigte und sprach: „Euer untertänigster Gruß hat süß an das Ohr unseres hochverehrten Mandarins Hwun-Hlo geklungen. Wohl ist er geneigt, eure demütige Aufwartung zu bedanken."

Mian-Tsian-Hay wurde ein wenig ungeduldig in ihrer Sänfte, doch wusste sie, dass sie sich fügen muss, wenn sie ihr Ziel erreichen will. Ghimayong indes fuhr fort: „Oh, weiser Hwun-Hlo, alle Zeit möge der Drache des Wissens seine Flügel über Euch gebreitet halten."

Der Diener hatte sich inzwischen aufgerichtet, während Ghimayong immer noch regungslos verharrte und der Antwort lauschte: „Oh, danket dem weisen Ratschluss unseres edlen Hwun-Hlo, dessen Weisheit geneigt ist, die Dürstenden zu laben. Gestattet sei es den Schmachtenden, sich selbst an dem unerschöpflichen Born zu erquicken."

Nun richtete sich auch Ghimayong auf, trat an die Sänfte und lüftete den Vorhang. Ein leiser Ruf des Entsetzens entwich den Bediensteten des Mandarins: „Ein Weib!"

Er selbst nahm es hingegen sehr gelassen: „Die schönste Braut von Guandao bereichert meine bescheidene Hütte. Noch schöner ist es, wenn sich Schönheit und Bildung paaren. Geschätzte Mian-Tsian-Hay, was begehrt Ihr von mir zu wissen, was Euch Lao-Ly-Tschen nicht hätte lehren können?"

Ghimayong holte tief Atem, doch Mian-Tsian-Hay wehrte mit einer Handbewegung, dass sie selbst sprechen wolle. Sie legte ihre Hände auf die Brust, verneigte sich und sprach feierlich: „Oh, edler Mandarin Hwun-Hlo, gedankt sei der Ehre, im Schatten Eurer Weisheit leben zu dürfen. Als Bewohner Eurer ehrenwerten Stadt sehne ich mich, Euren heldenhaften Ruf noch tiefer zu ergründen. Daher erbitte ich Einsicht in Eure ehrenwerten Geschichtsbücher."

Der Mandarin erhob sich leichtfüßig, machte eine einladende Geste und entgegnete gütig: „Dann lasst uns gemeinsam die Weisheit der Bücher aufsuchen, dass Eurem Sehnen ein Ziel, die Erfüllung bringen möge."

Langsam schritt er voran einer der vielen Türen entgegen. Mian-Tsian-Hay folgte. Ghimayong, der ebenfalls folgen wollte, wurde durch den Diener gehindert und er musste wohl oder übel an jener Stelle auf die Rückkehr seiner Herrin warten.

Schweigend durchschritten der Mandarin und Mian-Tsian-Hay die ausgedehnte Anlage, vorbei an zahlreichen, dienstbeflissenen, türöffnenden Dienern, bis schließlich ihre Wanderung in einem prachtvollen Saal endete. Schier unendlich scheinende Regale, mit Büchern aller Arten, füllten den größten Teil des Saales. Im Vordergrund, nahe der in einen kleinen Garten blickenden Fenster, saßen einige Schreiber bei der Arbeit. Auf einen Wink des Mandarins verließen diese umgehend den Saal. Nun wandte sich der Mandarin an seinen Gast: „Mian-Tsian-Hay, was begehrt Ihr zu wissen? Ich vermute, dass Lao-

Ly-Tschen selbst nicht kommen kann", und ein verschmitztes Lächeln leuchtete aus seinen Augen.

„Geehrter Hwun-Hlo, es ist uns durch unseren Diener bekannt geworden, dass zu seines Großvaters Zeiten Guandao von einer Seuche heimgesucht worden war. Gibt es Aufzeichnungen darüber?"

Der Mandarin wurde sehr ernst, bot Mian-Tsian-Hay einen Sitzplatz und verschwand selbst zwischen den Regalen, um alsbald mit einem Arm voller Bücher wieder zu erscheinen. Er legte sie vor ihr auf den niedrigen Tisch und klatschte in die Hände. Dem darauf erscheinenden Diener befahl er Tee zu bringen und Mian-Tsian-Hay frug er: „Butter?"

Sie schüttelte höflich den Kopf. Nun setzte sich auch der Mandarin, sortierte fahrig in den Büchern und begann leise zu sprechen: „Ich erinnere mich selbst an Erzählungen dieser Seuche. Damals wurde es in Guandao „die Pest" genannt, aber das war es nicht. Vor Jahren war hier ein alter Mann ansässig, welcher große Reisen unternommen hatte. Über das Meer, hinter allen Flüssen und Bergen gab es ein Land. Dort hatte jener die Pest gesehen. Die Menschen, wie sie starben, mit ihren entsetzlichen schwarzen Flecken. Solches war hier in Guandao nicht, obwohl hier auch viele Menschen gestorben sind."

Mian-Tsian-Hay lauschte gespannt der Erzählung des Mandarin, dieser aber fuhr fort: „Gibt es in Guandao eine Krankheit, dessen Herkunft Lao-Ly-Tschen unerklärlich ist?"

Mian-Tsian-Hay nickte nur.

„Ihr wollt wohl wissen, ob sich eine solche Seuche wiederholen könnte?"

Wieder nickte sie, doch der Mandarin hatte ihre Antwort nicht abgewartet: „... Ja, diese Seuche wiederholt sich ungefähr im Abstand von zwei Generationen. Ich fürchte Lao-Ly-Tschen wird uns verlassen wollen ... — wie alle Ärzte in der Vergangenheit. Ich weiß, dass die Zeit wieder gekommen ist."

Erschrocken blickte sie auf den Mandarin: „Noch besteht kein Anlass zu denken, dass wir die Stadt verlassen wollen. Lao-

Ly-Tschen hatte sich bisher noch jedem Rätsel gestellt, um es zu lösen."

„Darauf habe ich gehofft, denn nicht umsonst erweist sich die Bevölkerung von Guandao besonders großzügig den Ärzten gegenüber. Viele ahnen, was da kommen könnte."

Mian-Tsian-Hay war etwas verwirrt. Der Mandarin hatte ihnen ein wichtiges Stück Wissen voraus. Diesem Gedanken verlieh sie Ausdruck: „Könnte es sein, dass Lao-Ly-Tschen eben aus diesem Grunde das große Haus geschenkt wurde?"

Nun nickte Hwun-Hlo, ergänzte aber gleich: „Ich habe es veranlasst. Ich kaufte das alte Lagerhaus zu diesem Zweck, hielt es aber für besser dem Kaufmann den Ruhm zu belassen."

Hierbei sei nun erklärend eingefügt, dass nicht Vertraulichkeit Hwun-Hlo veranlasste, dieses alles zu berichten, sondern aus der gesellschaftlichen Konstellation, nach welcher in der gehobeneren Gesellschaft niemals ein Mann von Stand mit einem Weibe sprach, er es eher unterlassen hätte. Also war das Ganze zu betrachten, als würde der Mann ein Selbstgespräch führen. Insofern hätte Hwun-Hlo auch niemals so ausführlich mit Lao-Ly-Tschen sprechen können. Angesichts dieser erstarrten Konventionen war Hwun-Hlo dankbar um dieses „Selbstgespräch", weil er dadurch in Umgehung der Gebräuche Lao-Ly-Tschen all jenes vermitteln konnte, was sein Mandarinherz bedrückte. Aus diesem Grunde waren auch keine Diener oder Wachen anwesend, die das Geschehen beobachteten.

Mian-Tsian-Hay kombinierte weiter: „So haltet Ihr es für nötig, wenn es zu der Seuche käme, die Kranken in dem Haus zu sammeln?"

„Siehe, Mian-Tsian-Hay, es ist mir frühzeitig zu Ohren gekommen, dass Lao-Ly-Tschen ein Gebäude sucht für seine Berufsausübung. Der Kaufmann, von dem ich es erstanden hatte, war auch ein Schmuggler. Es ist das einzige Gebäude innerhalb der Stadt mit einem geheimen Ausgang aus der Mauer. Ich ließ damals den Kaufmann gewähren unter der Bedingung, weil er auch viel Wohlstand in die Stadt gebracht hatte, den Ausgang zuzumauern. Das hatte er zwar nicht gemacht, aber er beendete seine Schmugglertätigkeit und bald stand das Lagerhaus leer. Nun war eben die Gelegenheit, seinen Ruf wieder in Stand zu setzen."

„Dass Ihr es erwähnt, denkt Ihr an einen besonderen Nutzen dieses geheimen Ausganges?"

Der Mandarin schlürfte von seinem Tee und ließ einen leisen Rülpser vernehmen, ehe er fortfuhr: „Wenn es zu der Seuche kommt, werden etliche Menschen sterben. Es ist ein Vorteil, die Toten schnell außerhalb der Stadt bestatten zu können. Um die Krankheit nicht noch mehr zu verbreiten, muss auf Rituale verzichtet werden. Von diesem Gebäude aus können die Toten heimlich, ohne Wissen der Angehörigen verbrannt werden."

„Warum wollt Ihr die Toten verbrennen?", begehrte Mian-Tsian-Hay zu wissen und schlürfte ebenso von ihrem Tee.

„Siehe die vielen Geschichtsbücher. In jedem, das davon spricht, und es sind viele Generationen, starben bei dieser Krankheit so viele Menschen, dass man die Leichen verbrennen musste, um ihrer Herr zu werden. Guandao wurde mehr als einmal beinahe vollständig entvölkert. Seltsamerweise verebbte die Krankheit jedes Mal, wenn damit begonnen wurde die Leichen zu verbrennen."

„Auch wir vertreten die Ansicht, dass die Angst oft der größere Feind als die Krankheit selbst ist. Wie können wir das Gebäude ausstatten, dass es viele Kranke aufnehmen kann?"

„Mian-Tsian-Hay, Lao-Ly-Tschen kann meiner Hilfe gewiss sein. Vieles ist bereits veranlasst. Aber die Angst lebt ständig in unserer Stadt. Die kranken Menschen werden freiwillig zu dem Haus kommen, wenn sie von dort Hilfe erhoffen können. Wenn es zu einer solchen Seuche kommen wird, weiß ich nicht, ob ich es überleben werde ..."

Lange berieten sich Mian-Tsian-Hay und der Mandarin, ehe er sie auf geheimen Wegen nachhause geleiten ließ: „Wann immer es nötig ist, sucht mich auf und sprecht unbefangen. Guandao trägt große Hoffnung auf Lao-Ly-Tschen“, verabschiedete sie der Mandarin.

Ghimayong war längst schon mit seiner Sänfte nachhause geschickt worden, so dass Mian-Tsian-Hay mit großer Aufregung von ihm empfangen wurde.

Lao-Ly-Tschen hatte indes Fhu-Tang besucht. Muffig, eitrig roch es in seiner Behausung, obgleich alles einen sauberen und gepflegten Eindruck machte. Fhu-Tang fieberte. Seine Farben waren im Vergleich zum Vortag ein wenig blasser geworden und deren Zittern hatte zugenommen. Schweißgebadet lag er da und lächelte Lao-Ly-Tschen entgegen: „Es hat mich wohl mehr erwischt, als ich dachte. Vielleicht sollte ich morgen zuhause bleiben.“

Lao-Ly-Tschen sprach Fhu-Tang Mut zu. Obwohl jener sich freute, fand er doch, dass seines Meisters Worte übertrieben seien: „Ich hatte mich schon schlimmer gefühlt, Meister. Ich bedaure nur, dass ich nicht zu Diensten sein kann.“

Lao-Ly-Tschen war im Grunde ratlos. Hätte er doch zumindest einen Anhaltspunkt; und irgendetwas tun wollte er unbedingt.

„Du solltest dich wenigstens erfrischen. Du fieberst, aber deine Hände sind kalt.“ Dann erbat Lao-Ly-Tschen warmes Wasser von Fhu-Tangs Frau.

Lao-Ly-Tschen hatte sich auf den angebotenen Stuhl gesetzt und rätselte an der Ursache, welche also Fhu-Tang schwächte. Stumm beobachtete er, wie die Frau ihren Mann wusch. Dem Wasser hatte er zuvor ein Stärkungsmittel hinzugefügt. Bei seiner Beobachtung fiel ihm auf, dass dieses Zittern der Farben bei allen Bewohnern mehr oder weniger in Ansätzen vorhanden war. Die Frau hatte des Mannes Oberkörper entkleidet, während dieser sich wohlig heiter pflegen ließ und fröhlich mit seiner Frau scherzte. Lao-Ly-Tschen verließ das Haus mit der Angabe, etwas Bestimmtes noch holen zu wollen. Die beiden nahmen es kaum zur Kenntnis. Lao-Ly-Tschen ging jedoch nicht nachhause, oder in sein Arbeitshaus. Es zog ihn aus der Stadt heraus. Erst schlenderte er durch die Felder Ly-Lenangs, doch dann immer mehr der Wildnis zu. An den verwilderten Hängen weit außerhalb, zwischen Strauchwerk und Kiefern vergaß er alles und fühlte sich urplötzlich wieder in die Zeit mit Kunnu-Nao zurückversetzt.

Trübe hauchten die Wolken den Hängen entlang und die Berberitzen leuchteten in herbstlicher Pracht. Eigenartig, dass er sich gerade jetzt daran erinnerte, wo er doch viel nötiger an ein Heilmittel für Fhu-Tang denken sollte, aber nichts davon. Er strolchte so durch die stacheligen Stauden empor, ganz als ob er hoffte, irgendwo dort oben ein schwarz verwittertes Bronzetor zu finden. Ein Bronzetor, hinter welchem ihm Rettung werden würde. Doch ein solches gab es nicht. Jäh stand er, aus den Wolkenfetzen auftauchend, vor einer steil aufragenden Felswand, die ihn zur Umkehr zwang. Und so wie er davor stand, nahm ihn die Gegenwart wieder gefangen. Niedergeschlagen setzte er sich hin und lehnte den Rücken an den Fels. Ratlos starrte er in die vorbeiziehenden Wolkenfetzen, die zeitweilig alles in Nebel hüllten. Ein Nebel, genauso dicht wie sein trostloses Denken, aus dem nur hin und wieder die Früchte der Berberitzen glommen. Doch auch die Berberitzen schienen nicht normal. Auch deren lichter Farbkranz zitterte, ebenso wie Fhu-Tang.

„Ist das die Ursache seiner Krankheit?“, rätselte Lao-Ly-Tschen. „Nein, das ist unmöglich. Fhu-Tang kennt so viele Pflanzen in der Wildnis, dass er wissen müsste, dass die Beeren nicht bekömmlich sind. —Oder vielleicht doch? Zumindest als Essenz verarbeitet?“ Hoffnungsfern kauerte er sich an den Fels, während er solche Gedanken sponn, dabei nickte er ein. Traumlos schlief er dort, mitten am Tag, während die Wolken sich nieselnd ihrer Last befreiten.

Erst in der Dämmerung erwachte er. Kalt war ihm, klamm seine Hände und feucht und schwer seine Kleidung. Hungrig war er auch, und so eilte er das Tal zu erreichen und damit die Wildnis hinter sich zu lassen. Verwirrt und leer war sein Kopf. Er wusste überhaupt nicht mehr, was ihn so ungestüm aus der Stadt getrieben hatte. Es kam ihm nicht einmal mehr ein Gedanke an Fhu-Tang. Besonders, weil er auch keine Erinnerung an dieses seltsame Zittern hatte und die Natur völlig normal erschien.

Sorgenvoll wurde er von Ghimayong empfangen, welcher das Tor nur angelehnt hatte und mit einer Laterne im Hof wachte, als endlich zu spätnächtlicher Stunde sein Herr eintraf. Auch Yongmalin glich abgezehrt und erschrocken beinahe einer Greisin und harrte mit Buttertee Lao-Ly-Tschens Ankunft. Während dieser bangen Stunden glaubte sie Mian-Tsian-Hay beschwichtigen zu müssen, obgleich es sich eher umgekehrt verhielt. Ghimayong war am Nachmittag ebenfalls bei Fhu-Tang gewesen und hatte dort erfahren, dass Lao-Ly-Tschen bereits am Vormittag gegangen sei. So wachten noch alle und Lao-Ly-Tschen brauchte einiges an Tee, ehe er sich über die sorgenvolle Aufregung im Klaren war. Mian-Tsian-Hay meinte schließlich erklärend: „Ich habe mir schon gedacht, dass du ein Heilmittel für Fhu-Tang suchst ..."

Nun erst war sich Lao-Ly-Tschen völlig klar. Etwas resigniert bedauerte er: „Ja, ursprünglich war das mein Gedanke, aber irgendwie bin ich vom Weg abgekommen. Ich habe nichts gefunden."

„Du hast nichts gefunden? Dir sind nicht die Naturwesen erschienen und haben dir weiter geholfen?" Verständnislos starrte Mian-Tsian-Hay auf ihren Gatten.

„Nein, ich bin durch die Wildnis geirrt und plötzlich vor einer Felswand gestanden. Dort bin ich eingeschlafen und erst in der Dämmerung wieder erwacht."

Noch erschrockener ergriff Mian-Tsian-Hay seine Hände. Sie waren angenehm warm: „Du hast geschlafen? Wie das? Weißt du, was heute für ein Tag ist?"

Lao-Ly-Tschen schüttelte verständnislos den Kopf. Wegen eines Nickerchens wird man ja wohl keinen Aufstand vom Zaun brechen. Verwundert fuhr Mian-Tsian-Hay fort: „Erinnerst du dich, dass ich zum Mandarin gegangen bin?"

„Ja, sicher. Ich hoffe schon die ganze Zeit, dass du mir erzählst, ob du bei Hwun-Hlo etwas herausfinden konntest."

Mian-Tsian-Hay streichelte seine Hände, die noch immer in den ihren lagen und erwiderte sanft: „Mein lieber Lao-Ly-Tschen, das war vor zwei Tagen."

Hektisch zog er die Hände zurück, als wollte er eben aufspringen: „Was? Wie? Das kann unmöglich sein! Ich habe doch höchstens zwei oder drei Stunden geschlafen!"

Er sank verzweifelt zurück in die Kissen. Kleinlaut frug er weiter: „Wie geht es Fhu-Tang?"

Zaghaft klopfte es an die Tür des Salons und riss die Blicke der Versammelten an sich. Dort stand das Weib des Fhu-Tang. Blass und schweißüberströmt und ihre Farben flackerten so heftig, dass Lao-Ly-Tschen entsetzt hoch fuhr. Sie aber stand unbeweglich und begann schüchtern: „Die Türen standen alle offen, auch brannte überall Licht, da habe ich gewagt einzutreten, nachdem niemand auf mein Rufen geantwortet hatte."

Fragende Blicke schienen sie zu durchbohren, sie aber ergänzte: „Fhu-Tang schickt nach seinem Meister. Es geht zu Ende!"

Noch ehe sich die Versammelten aus ihrer verwunderten Erstarrung lösen konnten, sprang Lao-Ly-Tschen auf, packte die Frau beim Arm und eilte mit ihr davon; so nass und schmutzig wie er eben noch war.

Fhu-Tang lag unbedeckt auf seinem Lager, eben nur mit einem Lendentuch bekleidet. Er fieberte. Der Schweiß perlte auf der ganzen Haut und an vielen Stellen zeigten sich weiße Flecken, welche wie mit einer roten Perlenschnur gerändert waren. Fhu-Tang begrüßte ihn schwach: „Meister, es tut mir leid, dass ich dir nicht mehr von Nutzen sein kann. Bitte hilf meiner Familie, wenn ich morgen nicht mehr bin."

Lao-Ly-Tschen erwiderte tröstend streng: „Du wirst mich doch nicht im Stich lassen? Ich habe noch wichtige Arbeit für dich."

„Nein, nein, Meister, ich weiß, dass ich die Nacht nicht überleben werde. Ich habe dir immer gerne gedient. Verzeih mir meine Nachlässigkeit." Ein Schauer überlief den Kranken als ob er fröre und seine kaum noch erkennbaren Farben flackerten matt; nur die Färbung des Todes hatten sie nicht. Lao-Ly-Tschen nahm seinen Mantel ab und legte ihn über den Kranken: „Morgen sieht alles besser aus. Schlafe nun erst einmal, damit du wieder zu Kräften kommst."

Leise entfernte er sich mit Fhu-Tangs Weib in einen anderen Raum. „Ich weiß leider nicht, was ich für ihn tun könnte. Besser er schläft und am Morgen komme ich zurück, um nach ihm zu sehen."

Bitter antwortete die Frau, während sie sich entkleidete: „Ich weiß, dass er stirbt! ...", und leise ergänzte sie: „Das ist die Seuche!"

Auf der Haut der Frau waren die gleichen weißen Flecken zu erkennen, wohl aber ohne die roten Perlenränder. Sie fuhr fort: „Ich weiß, ich habe sie auch und werde in den nächsten Tagen sterben. Ich weiß nicht, ob es richtig war, aber ich habe die Kinder in den Nachbarort geschickt, dass sie einstweilen bei ihrem Onkel leben."

Lao-Ly-Tschen schüttelte kaum merklich den Kopf und verließ fluchtartig das Haus. Die Frau, nackt wie sie war, ging zu ihrem Mann, kuschelte sich neben ihn unter den nasskalten Mantel, schlang die Arme um ihn und flüsterte: „Lass uns gemeinsam sterben. So hat der Tod noch ein bisschen Würde."

Fhu-Tang hauchte matt: „Ich liebe dich", dann schlief er ein.

Lao-Ly-Tschen stürmte nachhause. Er rief dort durch die offene Tür, dass er ins Arbeitshaus ginge und eilte sogleich wieder davon. Hastig brachen die im Haus Verbliebenen auch auf und folgten ihm.

Im Schein aller verfügbaren Lampen durchstöberten sie gemeinsam seine Arbeitsräume und durchsuchten alle Essenzen, Pulver und Mittel; einfach alles, was irgendeinen Wirkstoff enthalten könnte, bis bald hier, bald da einer nach dem anderen, trotz der emsigen Arbeit, eben dort wo er war, einschlief. Einzig Lao-Ly-Tschen, dessen Schlafvorrat reichlich gesättigt war, suchte weiter.

Schließlich, als grau der Morgen die Fenster erhellte, brach er von neuem zu Fhu-Tang auf. Alle, die da schliefen, ließ er liegen, wo sie waren. Einzig Mian-Tsian-Hay legte er einen Zettel auf den Schoß, worauf er seinen Aufenthaltsort bekannt gab.

Das Haus des Fhu-Tang fand er genau so vor, wie er es in der Nacht verlassen hatte. Die Tür stand offen und in der Küche lagen noch die Kleider der Frau. Kühle Luft wehte zur Türe herein und hatte die ganze Stickigkeit vertrieben. Auf Fhu-Tangs Lager, unter Lao-Ly-Tschens schmutzigem Mantel, lag ein regungsloser Haufen. Unsicher hob er ein wenig den Mantel hoch, unter welchem die beiden, Weib und Mann, eng umschlungen beieinander lagen. Warmer Hauch entwich dem Mantel, als er ihn hoch hob und sein erster Gedanke war, dass sie erst vor kurzem gestorben sein konnten. Doch da schlug Fhu-Tang die Augen auf, lächelte und flüsterte matt: „Oh, Meister, welche Freude auch dich im Lande der Geister anzutreffen. Freue dich, denn nun sind wir aller Lasten ledig."

Lao-Ly-Tschen ergriff die Hand des Erwachenden, trocken war sie nun, fühlte sich aber irgendwie gesundfiebrig an. Gütig gab er zur Antwort „Ich muss dich leider enttäuschen, mein Freund. Das Land der Geister hat noch kein Interesse an uns."

Fhu-Tang entwand seine Hand und tastete fahrig nach seinem Weib. Schwach aber ruhig hoben und senkten sich ihre Rippen und die weißen Flecken an ihrem Rücken hatten bereits wieder beträchtlich Farbe angenommen. Auch ein Blick auf seinen Bauch zeigte, dass seine Flecken die rote Ränderung verloren hatten. Schwach aber jubelnd hauchte er: „Ich wusste es immer, Meister, dass du ein Heilmittel finden würdest."

„Habe ich ein Heilmittel gefunden, ohne es zu ahnen?", dachte Lao-Ly-Tschen. Stattdessen antwortete er: „Schlaft euch erst einmal gesund. Ich komme später wieder."

Nun schlenderte Lao-Ly-Tschen ganz versonnen dem Arbeitshaus zu, doch nicht diese Trübe umfing sein Grübeln, sondern freudiger Hoffnungsschimmer. Was war nur die Ursache für diese Heilung, rätselte er fortwährend. Eben als er sich zwischen den gehäuften Mitteln wieder niederließ, erwachte Mian-Tsian-Hay und er konnte ihr dieses Verwunderliche berichten. Sie zeigte sich hocherfreut über Fhu-Tangs Genesung: „Was hast du getan? Irgendetwas musst du doch getan haben."

„Ja, meine liebe Mian-Tsian-Hay, ratlos in die Gegend geschaut habe ich."

Sie lächelte: „Du musst schon sehr ratlos in die Gegend geschaut haben, dass du sogar deinen Mantel vergessen hast."

„Ach, meinen Mantel? Den legte ich auf Fhu-Tang, weil es ihn derart fröstelte."

Entrüstet fiel sie ihm ins Wort: „Der war ja ganz schmutzig."

Beschämt senkte er den Kopf: „Da siehst du, wie ratlos ich war, dass mir das nicht einmal aufgefallen ist."

Ihre Miene erheiterte sich wieder: „Liegt am Ende gerade darin die Lösung? Weißt du, was ich glaube? Du hattest dich angesteckt, ohne es zu bemerken und bist dahin gegangen, wo du geheilt wurdest, bevor die Krankheit bei dir ausbrach. Das würde zumindest auch erklären, warum du zwei Tage in der Wildnis schläfst, ohne es zu bemerken."

Erfreut sprang Lao-Ly-Tschen auf: „Ja! Das ergibt einen Sinn! Und jetzt weiß ich auch, was es ist."

Neugierig hing Mian-Tsian-Hay an seinen Lippen, er aber folgerte weiter: „Es ist die Erde und der Regen. Wir werden Erde und Wasser brauchen. Lass uns sogleich aufbrechen!"

Yongmalin, welche schlaftrunken eben den Raum betrat, protestierte: „Nichts dergleichen! Ihr habt seit Tagen nichts gegessen. Wir kommen gerne alle mit, aber erst braucht ihr etwas, dass ihr bei Kräften bleibt."

Begeistert von seiner neuen Erkenntnis rief er: „Gut, dann gibt es Tsampa. Das geht schnell."

Eher skeptisch antwortete Yongmalin: „Das bezweifle ich! Ich habe niemals in meinem Leben Tsampa zubereitet; und ich hoffe, dass dies das einzige Mal sein wird."

Mian-Tsian-Hay tröstete: „So schlimm ist es nicht, Yongmalin. Ich helfe dir und wenn unser großer Arzt noch ein paar Kräuter beisteuert, bin ich mir sicher, wird Tsampa auch dir schmecken."

Yongmalin machte eine wegwerfende Bewegung und begab sich in die Küche.

Alsdann mit Säcken und Werkzeug ausgestattet fanden sie sich schließlich am Fuße der Felswand ein. Noch war die Stelle erkennbar, an welcher Lao-Ly-Tschen so lange geschlafen hatte. Eine eigenartige Stimmung herrschte, als ob dauernd hier die Nebel huschten und das Nieseln den Hang befeuchtete. An jeder Beere der zahlreichen Berberitzen hing ein Wassertropfen und spiegelte in sich die triste Landschaft. Mian-Tsian-Hay und Yongmalin machten sich sogleich daran, die nassen Beeren in einem Schlauch zu sammeln, während die beiden Männer sorgsam bald hier, bald da Erde und Geröll einpackten. Die Steine hatten eine eigentümlich schmierige, fettige Oberfläche und ließen sich beim Aneinanderreiben leicht zu Pulver zermahlen. Jetzt gewahrte Lao-Ly-Tschen auch Naturwesen, welche verstohlen und halb versteckt auf das eine oder andere aufmerksam machten. Bald hatten sie so viel gesammelt, wie sie tragen konnten, worauf sie sich unverzüglich auf den Heimweg begaben.

Durchnässt und weitgehend schmutzig kehrten sie zufrieden mit ihrer Beute ins Arbeitshaus zurück. Lao-Ly-Tschen hatte sich mit Mian-Tsian-Hay unterwegs soweit geeinigt, dass sie besser mit Hwun-Hlo sprechen, und das Arbeitshaus umgehend in ein Krankenhaus umgestaltet werden sollte. So schnell wie er sich angesteckt hätte, ging von der Krankheit eine erhebliche Gefahr aus. Er riet ihr zu eilen und ohne Etikette, so schmutzig wie sie war, sofort den Mandarin aufzusuchen, zumal sie ihm von den Aufzeichnungen der Geschichtsbücher beschrieben hatte, dass die damalige Seuche an den Kranken eben solche weißen Flecken auf der Haut bildeten, wie er sie bei Fhu-Tang und seinem Weib beobachtet hatte.

Die Bediensteten des Arbeitshauses wurden überwiegend dazu veranlasst, sofort die mitgebrachten Materialien zu heilbringender Substanz zu verarbeiten. Lao-Ly-Tschen selbst, eilte Fhu-Tang zu besuchen.

Diesen fand er bereits in der Küche, wo er sich schwach aber heiter Tee zubereitete. Erfreut erzählte er: „Es geht mir von Stunde zu Stunde besser. Ich kann es kaum fassen, wie schnell ich mich erhole. Auch meinem Weib geht es wesentlich besser."

„Das freut mich zu hören, Fhu-Tang. Ich rate dir aber etwas Kräftigendes zu dir zu nehmen, nicht nur solchen dünnen Tee."

Fhu-Tang lächelte: „Man hat mir ein Geheimnis verraten. Es wird behauptet, dass die Butter in meines Meisters Tee, ihn von allen Leiden heile."

Laut lachte Lao-Ly-Tschen: „Und du glaubst, dass es bei dir auch genau so wirkt?"

„Ich bin felsenfest davon überzeugt! Ich möchte dir bald helfen kommen. Du wirst mich brauchen; und wer die Seuche lebend überstanden hat, ist davor gefeit."

Mian-Tsian-Hay erfuhr durch Hwun-Hlo ebenso erfreuliche Neuigkeiten, nach welchen zahlreiche Helfer, noch während sie mit Hwun-Hlo sprach, viel Notwendiges in das Arbeitshaus brachten, dass Lao-Ly-Tschen ganz verwundert über die emsige Betriebsamkeit sich äußerte. Aber jedem, der in dem neu erstandenen Krankenhaus auftauchte, wurde sogleich die neue Medizin verabreicht, wenn auch nur vorbeugend, hoffte doch Lao-Ly-Tschen ein Ausbreiten der Seuche einschränken zu können. Auch war ihm unklar die Dauer vom Zeitpunkt der Ansteckung bis zum Ausbruch der Krankheit.

Eigenartig war das Haus von Tätigkeit erfüllt, wo sonst zurückhaltende Stille geherrscht hatte. Und vom obersten Geschoß senkte sich feiner, hellgrauer Staub durch alle Räume, von den Steinen die dort zermahlen wurden.

Lao-Ly-Tschen konnte dessen nicht achten. Prächtiges Geleit mit einer pompösen Sänfte hielt vor seinem Krankenhaus. Bereits hatte die Dämmerung die Straßen und Gassen der Stadt in Schatten gehüllt, als dieser Zug eintraf und ein prächtig geharnischter Diener Einlass begehrte.

Ghimayong, der sich eben noch mit Lao-Ly-Tschen beriet, selbst noch schmutzig von der Wanderung und nun durch das Steinemahlen vollständig ergraut und bestäubt, öffnete das Tor.

Kaum dass er des Geharnischten ansichtig wurde, begann dieser mit ausgiebiger Verbeugung seine Rede: „Ehrenwerter Herr, im Auftrag des Kaisers wünscht mein Meister euren Meister zu sprechen. Er möge uns geleiten."

Ghimayong war so perplex, dass er sich erst wieder aufzurichten vermochte, als der Geharnischte und sein Herr bereits an ihm vorbei in das Haus eintraten. Etwas verwirrt wusste er nicht, wo er nach Lao-Ly-Tschen suchen sollte, weil jener ihm schon wieder entwischt war, durch die Überwachung der Arbeiten im ganzen Haus. Kurz erklärend bat er den Gast Platz zu nehmen und führte ihn dazu in Lao-Ly-Tschens Arbeitszimmer. Auch hier hatte sich grauer Nebel auf alle Möbel und den Boden gesenkt, dass Ghimayong platzbietend heimlich mit dem Ärmel über die Sitzgelegenheit fuhr.

Der Geharnischte und der Gast rätselten über die Arbeit im Hause, welche sie eher an die Bautätigkeit eines Steinmetzes, denn eines Arztes erinnerte, bis schließlich Lao-Ly-Tschen erschien. Der Gast begann ohne Umschweife zu sprechen: „Großer Ruhm geht von Guandao aus, so dass es selbst der Wind von den Dächern der Pagoden der Kaiserstadt säuselt. Dieser Wind trägt den Namen Lao-Ly-Tschen mit sich."

Lao-Ly-Tschen, der nach wie vor von Schmutz und Staub starrte und wenig äußerliche Ähnlichkeit mit einem Arzt aufwies, verneigte sich und sprach: „Der bin ich. Darf ich untertänig erfahren, durch wen mir Ehre zuteil wird?"

Der Gast raunte dem Geharnischten zu: „Es ist gut, dass der Kaiser nichts von unserer Reise weiß", und laut fuhr er fort: „Man nennt mich Whijan-Tse. Ich bin einer der Leibärzte des Kaisers und überprüfe, was der Wind von den Pagodengiebeln weht."

„Womit könnte ich Euch, ehrenwerter Whijan-Tse, zu Diensten sein, dass meine bescheidenen Botmäßigkeiten für den ruhmreichen Hwun-Hlo mich Eurer Aufmerksamkeit würdigen?"

Wieder begann Whijan-Tse raunend zu seinem Diener: „Ich bin unruhig. Sieh nach den Pferden, dass der Staub sie nicht scheue."

Der Diener klirrte zu Tür hinaus und erst als das Klirren verhallte, sprach er weiter: „Ich muss euch zu Schweigen verpflichten, dem Wortbruch folgt der Tod."

Lao-Ly-Tschen nickte, der andere fuhr fort, dabei eine Handbewegung ausführend, dass Lao-Ly-Tschen sich setzen möge: „Ich rätsle über den Schmutz, der euch als Arzt umgibt, doch denke ich zu gegebener Stunde Aufklärung zu erhalten. Meine Reise ist geheim, so dass ich mich nur auf das Nötigste beschränken kann. Ein seltsames Leiden quält den Kaiser seit Jahren. Erfolglos war bisher jede Behandlung. Wisset, dass ich mein eigenes Leben riskiere, um eine weitere Meinung einzuholen."

Ernst hatte Lao-Ly-Tschen zugehört, nun stützte er die Fingerkuppen aufeinander und antwortete leise: „Auch ich riskiere mein Leben, wenn ich eine Meinung äußere, besonders wenn sie den Kaiser betrifft. Darum will ich erst das Eine geklärt wissen, ehe ich auf Euer Anliegen eingehe. Dieses Haus ist seit kurzem zu einem Krankenhaus geworden. Ich habe ebenfalls kürzlich erst das Heilmittel gefunden, womit ich hoffe, den drohenden Ausbruch einer Seuche abzuwenden. Im ganzen Haus wird mit höchster Eile dieses Mittel hergestellt. Dazu ist es notwendig einen bestimmten Stein zu zermahlen. Der Staub fliegt durch das ganze Haus."

Interessiert hatte sich Whijan-Tse vorgebeugt, als er frug: „Hattet ihr bereits Erfolg mit eurem Mittel? Die wiederkehrende Seuche von Guandao ist auch in der Umgebung des Kaisers bekannt."

Unverblümt gestand Lao-Ly-Tschen: „Es sind zwei Menschen, bei denen das Mittel bereits gewirkt hat und die sich auf dem Wege der Besserung befinden. Es sind aber auch die beiden ersten, von welchen mir zu Ohren kam, die daran erkrankten."

Whijan-Tse schien erfreut: „So braucht sich ein Mensch nur in diesen Staub zu begeben um zu gesunden. Doch höret, ich will euch des Kaisers Leiden beschreiben ..." Es folgte nun eine lange und ausführliche Darstellung des Kaisers, seiner Lebensgewohnheiten und seines Leidens, währenddessen Lao-Ly-Tschen irgendwann eine Lampe entzündete und Yongmalin Buttertee servierte.

Des Kaisers Leibarzt endete damit, dass er sagte: „Ich habe mir erlaubt, einen persönlichen Gegenstand des erhabenen Kaisers mitzubringen."

Dabei überreichte er Lao-Ly-Tschen ein urnenförmiges Gefäß aus Kaolingerde, welches mit einem Deckel verschlossen war. Gleichzeitig verneigte sich Whijan-Tse, wobei seine Verneigung dem Gefäß galt. Lao-Ly-Tschen nahm das Behältnis entgegen, stellte es vor sich auf den Tisch und hob vorsichtig den Deckel. Jäh schreckte er zurück, dass er beinahe den Deckel fallen ließ und entsetzt ausrief: „Will hier jemand den Kaiser vergiften?"

Das Gefäß enthielt die Exkremente des Kaisers. Übler Geruch verbreitete sich und der Farbkranz der Ausscheidungen flirrte von so entsetzlich verdorbenen, schrillen Farben, dass es Lao-Ly-Tschen beinahe übel wurde. Einen kurzen Moment brauchte er nur, um sich wieder zu fassen und ruhig und ernst fragte er: „Wie alt ist das hier?"

Gewissenhaft erhielt er Antwort: „Unmittelbar danach begab ich mich auf die Reise. Es sind nur fünf Tage. Wir sind nachts durchgeritten."

Lao-Ly-Tschen schüttelte den Kopf, neigte sich erneut über das Gefäß, dabei schloss er die Augen, damit die Farben nicht zusätzlich verwirrten. Einige Male wiederholte er diesen Vorgang, ehe er sich erneut Whijan-Tse zuwandte: „Vieles habt Ihr mir erzählt. Beschreibt mir seine Essgewohnheiten."

Ohne jedoch eine Antwort abzuwarten, beugte er sich nochmals über das Gefäß und zählte murmelnd etliche Speisezutaten auf, deren unscheinbarer Geruch ihn an Kin-Tshao-Ling erinnerte. Whijan-Tse nickte beifällig, erstaunt darüber, dass Lao-Ly-Tschen selbst feinste Feinheiten der Speisen aus diesem Häufchen Exkrement erkennen konnte am bloßen Geruch. Schließlich meinte er: „Was wollte ich euch über Essgewohnheiten erzählen? Selbst des Kaisers Köche könnten es nicht genauer beschreiben."

Lao-Ly-Tschen blickte auf, dabei verschloss er das Gefäß und schob es über den Tisch von sich fort. Leise schloss er seine Betrachtungen: „Seine Speisen sind wie Gift! Wie könnte er da gesund sein?"

„Wisst ihr denn auch Rat, nachdem ihr so rasch die Ursache gefunden habt?", fragte Whijan-Tse vorsichtig.

Wieder schüttelte Lao-Ly-Tschen den Kopf: „Lasst mir Zeit, darüber nachzusinnen. Wenn es Euch beliebt, seid heute mein Gast. Mein Heim ist sauber. Eurer Begleitung empfehle ich, wegen der Seuche weit genug außerhalb der Stadt ihr Lager aufzuschlagen. Nach so anstrengender Reise werden einige Tage Erholung vonnöten sein. Auch nehme ich an, dass Ihr nach Eurer Rückkehr sofort handeln werdet. Da ist es von Vorteil, wenn Ihr ausgeruht und bei Kräften seid."

Wohl oder übel stimmte Whijan-Tse zu. Zwar wäre er am liebsten sofort wieder abgereist, doch hatte er um Rat gebeten, also musste er sich zwangsweise dem Ratgeber unterwerfen. Er hatte wohl bemerkt, dass Lao-Ly-Tschens Verehrung für den Kaiser eine weitaus natürlichere war, als wie sie am Hof gepflegt wurde. Da kam erst die Gesundheit und dann die Verehrung, also das Gegenteil der höfischen Gebräuche.

Lao-Ly-Tschen schickte Ghimayong und Yongmalin mit seinem Gast nachhause, während er selbst mit Mian-Tsian-Hay noch einige Angelegenheiten zu ordnen beabsichtigte, um alsbald nachzufolgen. Wichtiger war für ihn jedoch ein vertrautes Gespräch mit seinem Weib, welches nicht für die Ohren des Kaisers Gesandten bestimmt war.

Auch der Gast war etwas bestäubt von dem weißen Gesteinsmehl, als er mit seinen Begleitern das Krankenhaus verließ. Lao-Ly-Tschen indes begab sich zu seiner Steinmühle, um den Fortschritt der Mittel zu begutachten. Mian-Tsian-Hay hatte vor geraumer Zeit bereits die Mitarbeiter zur Ruhe nachhause geschickt und so konnte Lao-Ly-Tschen unvermittelt von seinem Gespräch erzählen. Endlich schloss er seinen Bericht mit den Worten: „Wenn ich ihm keinen Rat erteile, so erscheint es, als wäre am Kaiser mir nichts gelegen und ich bin des Todes. Erteile ich ihm einen falschen Rat, geht es mir genau so. Die Frage ist nur, welche Art des Sterbens ich vorziehe."

Mian-Tsian-Hay strich ihm über die bestäubten Schultern und liebevoll erwiderte sie: „Du musst nicht alles gleich Schwarz sehen. Erteile ihm den richtigen Rat."

„Das ist leicht gesagt. Was könnte ich denn alles aus einem Häufchen Kot ersehen? Und die Gewissheit, dass das Gefäß nicht heimlich getauscht wurde, ist nicht vorhanden."

Mian-Tsian-Hay sah ihm in seine Augen: „Dann sprich mit ihm. Sag ihm, dass dein Rat denjenigen betrifft, dessen Ausscheidungen sich in dem Gefäß befinden, zusammenhängend mit deinen Bedenken. Er sagt, er hätte sein Leben riskiert, dann vermag er auch das deine zu schützen."

Nun mit etwas mehr Zuversicht strebten die beiden ihrem Heim entgegen. Beide priesen sie dort die Umsicht der Dienerschaft, welche ein warmes Bad bereitet hatten, nach welchem der Arzt und sein Weib sich unmittelbar erschöpft auf ihr Lager sinken ließen.

Nieselndes Grau lockte bei Tagesanbruch Lao-Ly-Tschen in den herbstlichen Garten, dessen entlaubte Bäume kahl in den Nebel starrten, während die schwarzen Silhouetten der Kiefern noch im Schatten lagen, unter deren ausladenden Ästen der kleine Pavillon verschwand. Dort traf er Whijan-Tse, der gedankenschwer die Länge des Pavillons durchmaß, um jedesmal, wenn er vor die Türe trat, einen Augenblick inne zu halten. Bedrückt rief er Lao-Ly-Tschen entgegen: „Es eilt! Ich sorge, ich könnte zu spät kommen. Ich konnte nicht schlafen und harre hier bereits die halbe Nacht."

„Wie wusstet Ihr, dass ich Euch hier finden werde?"

„Ich habe gehofft, denn ich ahne, in welcher Zwangslage ihr euch denkt."

Lao-Ly-Tschen war überrascht: „Wie meint Ihr dieses?"

Whijan-Tse fasste Lao-Ly-Tschen beim Arm und zog ihn in den Pavillon, dann antwortete er leise: „Ich nehme an, ihr fürchtet, wenn ihr falsch ratet, getötet zu werden. Ebenso, wenn ihr nicht ratet. Der Tod kann euch aber ebensogut mit der Seuche hinwegraffen. Ich kam in euer Haus, um euch mein Vertrauen zu beweisen. Ein Letztes kann ich noch bieten, niemand erfährt von euch als Ratgeber, solange der Kaiser lebt. Stirbt er, so werden weitaus mehr Köpfe rollen, wohl meiner zuerst, und ich kann euch dann nicht mehr schützen."

Flehendlich klangen seine letzten Worte und Lao-Ly-Tschen antwortete: „Ihr sprecht meine Gedanken: So sehr wir den Kaiser verehren, so lieben wir das Leben auch, besonders wenn es das eigene ist. Nichts verspreche ich Euch, denn habt Ihr Gewähr, dass Ihr mir des Kaisers Hinterlassenschaft brachtet? Ich kann nur über das Mitgebrachte urteilen, von wem es auch sei."

Erschrocken starrte Whijan-Tse auf seinen Gesprächspartner: „Hierbei sei volle Gewähr euch zugesichert. Ich habe es niemals aus den Händen gelassen, vom ersten Augenblick an. Nicht einmal meine Geleitschaft hat Ahnung von diesem Gefäß."

„Nun, so sei es", entgegnete Lao-Ly-Tschen, dann begann er langsam und ausführlich seine Beobachtungen zu erläutern, so dass des Kaisers Leibarzt die Beobachtungen selbst nachvollziehen konnte, wenn sie sich im Laufe der Zeit veränderten. Und weiter erklärte er die daraus zu ziehenden Schlüsse, woraus sich zuletzt die Behandlungsmöglichkeiten ableiteten. Er hielt seine Belehrungen sehr allgemein, so dass sie fassbar blieben. Whijan-Tse nickte immer wieder zustimmend und bewundernd.

Die Sonne hatte sich schon länger einen matten Weg durch das Nieseln gebahnt und warf schwache Schatten, als endlich ein Ende der Erklärungen gefunden wurde. Whijan-Tse dankte und fügte ergriffen hinzu: „So ist es nicht nur ein Gerücht, sondern wahr, dass ihr die Weisheit von Tse-Prong ins Reich der Mitte tragt. Widersprecht nicht! Eure Bescheidenheit ehrt euch, doch euer Rat spricht für sich selbst."

Verständnislos und sprachlos geleitete Lao-Ly-Tschen seinen Gast zu dessen Geleit, worauf jener umgehend mit seinem Tross aufbrach. Gerne wäre Lao-Ly-Tschen nun geflohen, doch hielt ihn die Sorge wegen der Seuche zurück.

Als er endlich an diesem Tag ins Krankenhaus kam, hatte Fhu-Tang seine Arbeit bereits wieder aufgenommen, obwohl er innert kürzester Zeit erschöpft wiederholt Pausen einlegen musste. Lao-Ly-Tschen schalt ihn, doch er ließ sich nicht abweisen, ebenso wenig wie sein Weib, das ihn begleitet hatte. Also entschied er, dass sie mit Ghimayong und Yongmalin noch weitere Zutaten bei jener Felswand holen sollten. Das konnte gemächlich geschehen und er wusste seine Getreuesten weit von der Seuchengefahr. Mian-Tsian-Hay weigerte sich vehement von seiner Seite zu weichen.

Sie selbst hatte einiges von der Medizin zu Hwun-Hlo in den Palast gebracht.

Das Krankenhaus machte rasche Fortschritte, aber keinen Augenblick zu früh, denn bald schon kamen Hilfesuchende, an welchen Lao-Ly-Tschen unzweifelhaft die Indizien der Seuche erkannte. Schnell griff die Seuche um sich und ohne die zahlreichen Helfer, welche der Mandarin geschickt hatte, wäre der Ansturm nicht zu bewältigen gewesen. Innerhalb weniger Tage war das Krankenhaus mit Hoffnungssuchenden überfüllt, welche, je länger die Epidemie andauerte, siech sich durch die Stadt dem Krankenhaus zuschleppten.

Kaum dass sich jemand der Helfer Ruhe gönnte; geschweige denn Lao-Ly-Tschen und Mian-Tsian-Hay. Fhu-Tang und sein Weib waren beinahe vollständig genesen und sie hatten alle Hände voll zu tun, die Zutaten für die Medizin herbeizuschaffen. Nicht immer vermochte Lao-Ly-Tschen Linderung zu verschaffen, auch waren jene, welche das Krankenhaus mieden, oder auch solche, die zu schwach waren, den Weg dorthin zurückzulegen. Viele starben, manche sogar auf dem Weg, von wo sie Rettung erhofften. Das Krankenhaus erwies sich dennoch als starke Hilfe und nur wenigen kam dort die Hilfe zu spät. Lao-Ly-Tschen und Mian-Tsian-Hay beschränkten das Austeilen der Medizin nicht allein auf das Krankenhaus; kaum dass wieder genügend vorhanden war, wanderten sie durch die Stadt und verteilten, wo immer sie Menschen trafen.

Die Epidemie hatte sich so rasend in der Stadt verbreitet, dass der Mandarin in weitem Umkreis Wachen aufstellte, welche das Betreten und Verlassen des Bezirkes verhinderten. Auch hatte er angeordnet, die Leichen außerhalb der Stadt zu verbrennen, doch niemanden der leidenden Bevölkerung kümmerte es. Jene, welche rechtzeitig Lao-Ly-Tschens Medizin erhalten hatten, blieben gesund und stellten sich größtenteils in seinen oder des Mandarins Dienst.

Einmal bei einem Gespräch mit dem Mandarin erwähnte Lao-Ly-Tschen: „... Zwar haben wir wohl ein Mittel, dass viele

Menschen gerettet werden können, doch habe ich noch nicht die Ursache der Krankheit herausgefunden. Ja, es muss einen ganz bestimmten Grund dafür geben, sonst würde die Seuche in Abständen nicht immer wieder ausbrechen."

„Oh, Lao-Ly-Tschen, es ist Euch zu verdanken, dass wir schon so weit sind und nicht erneut beinahe die ganze Stadt ausgerottet wird. Eurem Mut als Arzt ist es zu danken. Haben doch die meisten Ärzte, wenn sie davon hörten, die Flucht ergriffen. Auch bei Euch hatte ich zu Anfang dieses Vorgehen befürchtet. Nun ist es anders gekommen. Wenn Ihr jetzt auch noch einen Weg fändet, für immer diese Seuche zu bannen, wäre das Glück Guandaos vollkommen."

„Hwun-Hlo, das Glück kann niemand verbürgen. Es liegt im Innersten eines jeden Menschen selbst. Auch wenn nun die Seuche für immer gebannt würde, wäre das Glück darüber nur von kurzer Dauer. Bald hätten es die Menschen sogar gänzlich vergessen."

„Doch wo wollt ihr ansetzen? Es rätseln schon viele Gelehrte darüber. Ich erhielt bereits Vorschläge, die Stadt niederzureißen und gänzlich neu aufzubauen. Nicht dass ich die Kosten scheute, nein, den Erfolg halte ich für mehr als fraglich, weil ich keine Erklärung der Ursache erhielt."

Ratlos schüttelte Lao-Ly-Tschen den Kopf, doch Mian-Tsian-Hay flocht ein: „Alle, welche die Seuche hatten und gesundeten, wurden nicht wieder krank, auch wenn sie direkt mit Kranken zu tun hatten. Ich schließe daraus, dass diese dann ganz besondere Abwehrkräfte besitzen müssen. Vielleicht sogar so weit, dass erst nach Generationen die Wirkung nachlässt."

Verwundert blickten die beiden Männer auf sie, während sie weiter sprach: „Das hieße dann aber auch, dass die Gefahr andauernd in Guandao lauert. Ein erneuter Ausbruch aber vielleicht erst mit vielen neu zugezogenen Menschen einhergeht, welche diese Abwehrkräfte nicht besitzen."

Hwun-Hlo eröffnete sich ein völlig neuer Gesichtspunkt, dem er nachsann: „Das klingt alles sehr einleuchtend und folgerichtig. Ich werde noch einmal die Bücher wälzen und die Personenregister überprüfen lassen."

Mian-Tsian-Hay gab zu bedenken: „Hütet euch vor Voreiligkeit. Eine Überprüfung der Personenregister kann im besten Falle meine Annahme bestätigen, aber gewiss nicht die Ursache aufdecken. Es bestünde die Gefahr, dass eine Art Fremdenfeindlichkeit aufersteht, welche als Seuche weit schwieriger auszurotten geht. Jeder muss sich im Klaren sein, dass die Bedrohung im Innern lauert und der Sieg darüber nur aus Guandao selbst hervorgehen kann. Zeigen doch solche Fremde viel mehr, dass hier etwas nicht stimmt und wir hätten Anlass, ihnen zu danken."

Beschämt blickte Hwun-Hlo aus dem Fenster: „Ihr seid eine scharfe Denkerin. Ich hoffe, dass ihr und Lao-Ly-Tschen eine Lösung findet."

Zu Lao-Ly-Tschen gewandt fuhr er fort: „Ungeachtet dessen, auch wenn jetzt kein Anlass dazu gegeben ist, dass ihr bald sterben werdet, bitte ich euch, eure Erkenntnisse und Rezepte aufzuschreiben, so dass das Gute erhalten bleibt und kommenden Generationen zu dienen vermag."

Langsam stabilisierte sich die Lage in Guandao. Zwar schwelte noch unentwegt abseits der Tore der Stadt der Scheiterhaufen von den verbrannten Leichen, doch verminderte sich täglich die Zahl der neuen Krankheitsfälle und die Menschen schöpften Hoffnung. Lao-Ly-Tschen hatte soweit seine Mitarbeiter geschult, dass er sich vornehmlich mit der Niederschrift seiner Rezepte befassen konnte, während unvermindert den Kranken Hilfe geleistet werden konnte.

Eines Morgens, Lao-Ly-Tschen und Mian-Tsian-Hay waren eben im Begriff das Krankenhaus zu betreten, – der erste Schnee hatte in der vorangehenden Nacht die Dächer von Guandao angezuckert, – schleppte ein Knabe sich auf das Tor des Krankenhauses zu. Er trug bereits die deutlichen Merkmale der Seuche an sich und war völlig entkräftet. Zittrig wimmerte er: „Hilf!", dann brach er zusammen. Lao-Ly-Tschen trug den Knaben ins Haus und verabreichte ihm sogleich von der Medizin. Flehend blickte der Knabe zu den beiden auf, doch dauerte es eine geraume Zeit, bis den sich bewegenden Lippen ein Ton entwich: „Hilf, hilf ...", wiederholte er immer wieder.

Ruhig sprach Mian-Tsian-Hay: „Dir ist geholfen, beruhige dich nun."

Der Knabe aber stammelte weiter: „Hilf, ... hilf ..."

Lao-Ly-Tschen fragte schließlich: „Woher kommst du?"

„Ich komme von Lunyang ... hilf, ... hilf, ..."

Lunyang war einer der Nachbarorte, kaum einen halben Tagesmarsch entfernt. Lao-Ly-Tschen fragte weiter: „Wann bist du in Lunyang aufgebrochen?"

Das Wimmern des Knaben erstarb beinahe: „Vor zwei Tagen! Ich musste mich erst an den Wachen vorbei schleichen. Hilf, ... hilf, ..."

Bestürzt rief Mian-Tsian-Hay: „Vor zwei Tagen! Da kann bereits die Hälfte der Menschen gestorben sein!"

Lao-Ly-Tschen verstand sofort ihren Hinweis, obwohl es dessen nicht bedurft hätte.

Der Knabe wurde auf ein Lager gebettet und eilig alles für die rasche Abreise gerichtet. In einem Tross von zwanzig Helfern, darunter auch Fhu-Tang und sein Weib, ritten sie noch vor Ablauf einer Stunde nach Lunyang. Mian-Tsian-Hay blieb zurück und sah im Krankenhaus nach dem Rechten.

In dem fluchtartigen Aufbruch blieb unbeachtet, dass eben auf demselben Wege ihnen ein überaus prachtvoller Zug mit Sänften und Wagen entgegen kam.

In Lunyang war die Seuche bereits weit fortgeschritten und die ersten Toten waren zu beklagen. Eile tat not, dass zunächst alle Helfer ausschwärmten, um soweit als möglich die Menschen mit der Medizin zu versorgen. Bei Einbruch der Nacht hatten sie bereits die gesamten Vorräte verteilt. Die Menschen, welche

Lao-Ly-Tschen besehen hatte, glichen mit ihren Krankheitserscheinungen so sehr jenen in Guandao, dass er es für sich selbst nicht geboten hielt länger zu verweilen. Mit der Hälfte seiner Leute ritt er noch in der Nacht zurück. Zum einen sollte ein Teil mit frischer Medizin die verbliebenen Helfer in Lunyang unterstützen, zum andern wollte er mit seinen Tatkräftigsten weitere angrenzende Ortschaften aufsuchen, um das Ausmaß der Epidemie festzustellen und so weit als möglich einzugrenzen.

Wenig Zeit nahm sich Lao-Ly-Tschen nach seiner Rückkehr. Einen Becher Buttertee und eine Schale Tsampa, die von ihm empfohlene Speise während der Krankheitswochen, um dann sich unmittelbar zur Ruhe zu begeben; wollte er doch am Folgetag schon vor Tagesanbruch losreiten.

Mian-Tsian-Hay konnte ihm kaum von den Tagesereignissen berichten, geschweige denn, dass der Mandarin begehrte ihn zu sehen. Unwirsch drehte er sich auf seinem Lager zur Seite und brummte: „Hwun-Hlo muss warten! Zuerst muss die Epidemie eingegrenzt werden. Irgendwie hat sie sich über Guandao hinaus verbreitet."

Mian-Tsian-Hay wollte etwas erwidern, doch Lao-Ly-Tschen ergriff ihre Hand, drückte sie sanft, küsste sie auf den Mund und war eingeschlafen.

Des Mandarins Geduld wurde noch volle zehn Tage auf die Folter gespannt, an welchen Lao-Ly-Tschen mit vielen Helfern ausritt und mit wenigen spät in der Nacht wiederkehrte. Mian-Tsian-Hay arbeitete mit Hochdruck an der Herstellung der Medizin, dessen Vorräte beinahe zur Gänze täglich in andere Ortschaften getragen wurden.

Lao-Ly-Tschen war zum Umfallen erschöpft, als er endlich dem Mandarin von der Ausdehnung der Seuche berichten konnte. Glücklicherweise waren nur drei weitere Ortschaften ebenso stark wie Guandao betroffen, in den anderen Orten konnte der Ausbruch der Seuche mit der Verabreichung des Mittels eben noch rechtzeitig verhindert werden. Hwun-Hlo stellte fest, dass die Seuche noch nie ein so großes Ausmaß erreicht hätte, aber auch noch nie hätten so viele Menschen gerettet werden können. In der Vergangenheit hatte sich die Seuche immer nur auf Guandao beschränkt gehabt. Doch endlich kam der Mandarin auch dazu, wozu er Lao-Ly-Tschen zu sich berief: „Mein treuer Arzt, schon geraume Zeit harrt hier ein Bote, der nur euch selbst seine Nachricht übermitteln will. Kommt! Strapazieren wir seine Geduld nicht länger."

Die beiden verließen die Bibliothek, worin meistens ihre Gespräche stattgefunden hatten und begaben sich in den Audienzsaal.

Prächtiger als sonst war der Saal geschmückt, in welchem sich Lao-Ly-Tschen, abgearbeitet, müde und von seiner Kleidung vernachlässigt, durch die lang anhaltende, ununterbrochene, bis an die Grenzen menschlicher Belastbarkeit gehende Arbeit, wie ein Fremdkörper ausnahm. Der Gast wurde herbei gebeten, welcher mit eben solchem Pomp wie der geschmückte Saal erschien. Nicht ein Gast, sondern eine ganze Delegation gruppierte sich vor den Stufen des Mandarins Stuhl, neben welchem Lao-Ly-Tschen auf einem Sitzkissen Platz befohlen worden war. Begleitet wurde die Delegation von einer Anzahl kaiserlicher Wachen. Aus dem von Höflichkeiten nur so strotzenden Zeremoniell erfuhr Lao-Ly-Tschen, dass es sich um eine Abordnung kaiserlicher Leibärzte handelte, doch war unter ihnen Whijan-Tse nicht zu erblicken. Lang und blumenreich wechselten die Floskeln, ehe der Sprecher sich an Lao-Ly-Tschen wenden durfte, welcher die ganze Zeit bereits mit einer Mischung aus Neugierde und Abscheu beobachtet wurde. Nicht ganz so salbungsvolle Worte erhielt er von dem Sprecher: „Edler Herr, wir, als Abordnung kaiserlicher Leibärzte, sind auf der Suche nach dem berühmten Arzt Lao-Ly-Tschen."

Lao-Ly-Tschen verneigte sich sitzender Weise und antwortete hernach: „Ruhmreiche Ärzte, niemand ist mir bekannt, der diesen Namen trüge, außer mir selbst, doch was sollte mir die

Auszeichnung verschaffen, die mit meinem Namen gleichzeitig auch einen berühmten Arzt nennt?"

Das Lächeln des Sprechers erstarrte zu einer lächelnden Maske: „Der gesuchte, berühmte Arzt, der Euren Namen trägt, erbarmte sich, einem Unwürdigen namens Whijan-Tse Rat zu spenden."

„Einem Unwürdigen ...", durchzuckte es Lao-Ly-Tschen, worauf seine Miene ebenfalls maskenhaft erstarrte, „... Jetzt ist es so weit! Der Kaiser ist tot ..." grübelte er in rasender Geschwindigkeit vor sich hin. „Flucht ist zwecklos. Leugnen ebenso. Wenigstens weiß ich das Volk von Guandao auf dem Weg der Genesung. Den anderen wird der Rest auch ohne mich gelingen." Und ruhig antwortete er: „Ehrenwerte Ärzte, ich kenne Whijan-Tse, — und ich habe ihm Rat erteilt, worüber ich Schweigen gelobte."

Der Sprecher der Ärzte verneigte sich und in dieser Haltung reichte er eine Schriftrolle in Richtung Lao-Ly-Tschen, welche sogleich durch einen Diener des Mandarins überbracht wurde. Der Sprecher blieb in seiner Verneigung, während Lao-Ly-Tschen das Dokument öffnete. Darin standen die kurzen Worte: „Vertrauen gegen Vertrauen. Sprich!" Unterschrieben war der Text mit „Whijan-Tse, zweiter Leibarzt des Kaisers". Seltsamerweise war diesem Dokument ebenfalls des Kaisers Siegel hinzugefügt.

Kaltblütigkeit bemächtigte sich Lao-Ly-Tschen und überdeckte sein Unbehagen, als er fortfuhr: „Ja, es ist wahr, ich habe betreffend des Kaisers Gesundheit Whijan-Tse Rat erteilt." Auf das Schlimmste gefasst starrte er über den Rand des Dokumentes hinweg auf die Delegation, während unbewusst sein Blick immer wieder zu der Unterschrift irrte, „Whijan-Tse, zweiter Leibarzt des Kaisers."

Doch kaum dass er die Worte ausgesprochen hatte, griffen die Kaiserwachen lautstark zu ihren Waffen, während die gesamte Ärztedelegation sich auf den Boden warf, und in ehrerbietiger Haltung, wie sie nur dem Kaiser gebührt, verkündete: „Der Kaiser ist genesen durch Euren Rat!"

Eine lähmende Stille bemächtigte sich des Raumes, nur leise klirrten die Windspiele, welche zierend von der Decke des Saales hingen. Wohl merkte Lao-Ly-Tschen, dass er etwas sagen müsste, doch fehlten ihm schlichtweg die Worte, auch verbot es die Etikette, dass der Mandarin für ihn spräche. So dauerte es geraume Zeit, bis Lao-Ly-Tschen sich fasste, wobei er seine Empfindungen total umkrempeln musste, von kaltblütigem Todesmut zu, — ja, zu was denn eigentlich? „Ich werde hier für einen Rat geehrt, der eher dazu diente, Whijan-Tse so schnell als möglich los zu werden", dachte er, und wieder nahm mit seinen Gedanken sein Unbehagen überhand, insbesondere über diese überschwängliche Ehrerbietung, dass er endlich die Delegation aufforderte, davon abzulassen: „Ich habe nur das getan, was auch jeder andere dem Kaiser schuldet."

Die Ärzte, welche sich auf sein Ersuchen erhoben hatten, fielen bei seinen letzten Worten erneut auf die Erde und der Sprecher rief: „Doch Euer Rat hat das Wunder bewirkt!"

Noch einmal bemühte sich Lao-Ly-Tschen, die Ärzte auf die Beine zu bekommen und bat sie, weiterhin diese Ehrerbietungen für den Kaiser aufzuheben und nicht an seine Unwürdigkeit zu verschwenden, was der Delegation einige Mühe abverlangte, als der Sprecher fort fuhr: „Der Kaiser geruht Euch seine Aufwartung machen zu wollen, namentlich er seinen ersten Leibarzt persönlich kennen will."

Für Augenblicke gedachte Lao-Ly-Tschen Lobsang-Tsche-Kum, dessen Bescheidenheit so wohltuend auf ihn wirkte und mit dankbarer Freude antwortete er: „Der Kaiser möge dem blühenden Garten aller Heilkräuter seine Aufwartung schenken, denn jene sind die wahren Ärzte und vermögen zu heilen."

„Wir harren schon lange Eurer Audienz, um danach dem Kaiser Kunde zu bringen ..." Der Sprecher der Delegation wurde jäh unterbrochen. Die Türen des Saales flogen auf und eine weitere Truppe kaiserlicher Wachen marschierten im Gleichschritt, in Zweierreihe ein und durchschnitten die Versammlung, dabei bildeten sie eine immer weiter werdende Gasse von der Türe zu des Mandarins Stuhl. Zu Lao-Ly-Tschens Verwunderung fiel nun selbst der Mandarin der Länge nach auf den Boden, genau so wie die ganze Ärztedelegation. Nur Lao-Ly-Tschen verharrte wie angenagelt auf seinem Kissen und ahnte nicht, was geschieht.

Auf prunkreicher, offener Sänfte getragen erschien der Kaiser und hub gleich an zu sprechen: „Ich habe schon davon gehört, dass es recht eigensinnige Menschen gibt, welche sich lange Zeit nehmen, um eine Antwort wohlbedacht zu äußern. Dieses sogar, wenn die Antwort mir gilt. Mein erster Leibarzt scheint auch ein solcher zu sein. Lao-Ly-Tschen, ich bin gekommen, dich an meinen Hof zu holen. Bist du bereit?“

Erschrocken starrte, noch ebenso angenagelt wie zuvor, Lao-Ly-Tschen auf den Kaiser, jede Ehrerbietung gänzlich vergessend, der Kaiser aber fuhr fort: „Ich bin eigens wegen dir hierher gekommen, also lass mich nicht zu lange auf eine Antwort warten.“

Lao-Ly-Tschen schüttelte sich unmerklich, um seine Erstarrung etwas loszuwerden, dann begann er zu stammeln: „Hocherhabener, was wäre ein Kaiser ohne sein Volk? Der Sonne Glanz ohne jene, die sich daran erlaben? Euer Volk ist krank. Ich kann jetzt nicht kommen!“

Der Kaiser blickte ernst und sprach: „Und widerborstig ist er auch! So sprich denn, was fehlt meinem Volke?“

Lao-Ly-Tschen fand zu seiner Festigkeit zurück: „Es grassiert hier in der Gegend eine Seuche! Es war voreilig, hierher zu kommen. Auch kann ich Euch nicht eher ziehen lassen, bis nicht jeder in Eurem Tross die rechte Menge Medizin eingenommen hat. Es darf nicht riskiert werden, dass sich die Seuche noch weiter im großen Reich verbreitet. Erst letzte Nacht ist es mir gelungen, die weitere Verbreitung aufzuhalten. Es ist nicht ratsam, dass ein Kaiser versehentlich sein Volk also beglückt.“

An keiner Miene war des Kaisers Inneres erkennbar als er verkündete: „Selbst sein Schweigen ist wohlbedacht. Nehmt euch alle ein Beispiel! Nur nicht an seinen schlechten Manieren. — So lehnst du also ab, mir an meinen Hof zu folgen?“

Nun verneigte sich auch Lao-Ly-Tschen, der Kaiser aber sprach weiter: „Nun denn, so erhalte mir mein Volk wie es dir recht erscheint, doch unter einer Bedingung: Auch ich erhalte deinen Rat ... und lass mich nicht zu lange warten.“

„Hocherhabener, es ist notwendig, dass Euer Geleite während einiger Tage hier nun verweilt, um sicher zu gehen, dass alle gesund verbleiben. Wenn es Euch genehm ist, kann diese Zeit genutzt werden. Gestattet mir nur erst, mich wieder in einen Menschen zu verwandeln.“

„So sei es! Doch werde ich dir folgen. Ich muss wissen, in welcher Hundehütte mein erster Leibarzt zu leben beliebt.“

Lao-Ly-Tschen erhob sich und schritt dem Kaiser voran in den Hof hinaus, und hinter ihnen fluteten die Wachen wie ein abfließender Strom bis sich die Tore des Saales schlossen, in welchem die Delegation und Hwun-Hlo zurück blieben.

Wohl lag knöcheltief der Schnee und flirrte mit ein paar vereinsamten Flocken durch die milchige Luft, indes, gefolgt von des Kaisers Geleite, Lao-Ly-Tschen heimwärts stapfte. Unvorbereitet fand er sein Haus, zumal er in letzter Zeit immer erst das Krankenhaus aufgesucht hatte, wenn er von seinen Ritten zurückgekehrt war. Einzig Yongmalin fand er vor, die ihn mit dem Notwendigsten versorgte. Wohl oder übel musste der Kaiser im Salon warten, wo ihm währenddessen der bereits zur Gewohnheit gewordene Buttertee angeboten wurde. Erst als Lao-Ly-Tschen schließlich wohlduftend und frisch gekleidet sich dazu setzte, brachte Yongmalin auch noch Tsampa; sicher hauptsächlich für ihren hungrigen Herrn. Lao-Ly-Tschen entschuldigte sich damit, dass er seit zwei Tagen nicht zum Essen gekommen sei. Dieses erheiterte den Kaiser ungemein, insbesondere weil es unüblich, und somit für den Kaiser ungewohnt war, dass in seiner Gegenwart einer seiner Untertanen solches tat. Aus purer Neugierde kostete er aber sehr wohl von der ihm kärglich erscheinenden Speise und war höchst überrascht, wie sättigend sie sei. Zuvor hatte er den Wachen befohlen, den Raum zu verlassen.

Es entspann sich ein heiteres Gespräch zwischen dem Kaiser und Lao-Ly-Tschen, bei welchem sich dieser verwundert über die Jugend des Kaisers äußerte. Der Kaiser war keine fünf Jahre älter als Lao-Ly-Tschen. Schmal, mit scharfer Nase, kräftigen Backenknochen und durchdringendem, analytischem Blick, welchen in seinem Leben bisher wenig Heiterkeit beglückt hatte. Mit siebzehn Jahren kam er nach dem Tod seines Vaters auf den Thron und hatte sich daher schon von der frühesten Kindheit an dem Hofzeremoniell zu beugen, welches durch die tyrannische Art seines Vaters bestimmt worden war.

„Ich schwor mir, der Tyrannei ein Ende zu bereiten, dass das Volk mit Achtung und nicht mit Furcht auf seinen Kaiser blicke. Doch sage mir, mein erster Leibarzt, wie erringt man die Achtung seines Volkes?"

Der Kaiser ließ Lao-Ly-Tschen nicht zu Worte kommen und sprach weiter: „Das Schwerste des Kaisers ist, sich beraten, aber nicht beeinflussen zu lassen, dass nicht Eitelkeit und Selbstsucht Einzug halten. Der Rat eines Hundes auf der Straße ist manchmal wertvoller als die salbungsvolle Schmeichelei eines machthungrigen Ministers. Whijan-Tse musste zuvor all seine Eitelkeit beiseite legen, ehe er vermochte den Rat eines Hundes anzunehmen, — erst dann wurde er auch fähig, in dem Hund den mächtigen Drachen zu würdigen, der er ist. Der Drache ist auch dann einer, wenn niemand ihn kennt und er in einem Loch hausen würde. Sich dem Besseren beugen zu können macht Whijan-Tse zum besten Arzt an meinem Hof. Und darum ist der, der dem Hund gleicht, in dessen Hülle der Drache sich birgt, mein erster Leibarzt."

Der Kaiser war aufgestanden und zum Fenster getreten, seine Hände lagen auf dem Rücken und er starrte in das einsetzende Flockengewirbel, das den Garten einzuhüllen begann. Lao-Ly-Tschen, immer noch etwas hungrig, goss Buttertee zu seinem Tsampa, während er nach Worten einer Erklärung suchte: „Es gibt Menschen, die mir Achtung entgegen bringen, weil ich ihnen nur zuhörte. Achtung schenken die Menschen doch jenen, die ihnen das Empfinden geben, wertvoll zu sein."

Ruhig stand der Kaiser, als würde er die Flocken zählen, und ebenso leise wie die Flocken fielen, antwortete er: „ Das Reich der Mitte ist groß, — zu groß, um alle Menschen darin selbst zu hören. Ich brauche Menschen, die hinausgehen, um in meinem Sinne zuzuhören."

Lao-Ly-Tschen schluckte, um seinen Mund zum Sprechen zu befreien: „Wenn ein Mensch die Natur verstehen will, muss er die Sprache der Natur erlernen. Wenn ein Mensch ein fremdes Volk verstehen will, muss er die Sprache des Volkes erlernen; er kann nicht verlangen, dass das Volk seine Sprache sich aneignet. Selbst das kleine Kind hat die Sprache seines Vaters zu erlernen, der lange vor ihm da war, wenn es seinen Vater verstehen will. — Auch ein Kaiser muss sich in der Sprache seines Volkes üben, um dessen Innerstes zu kennen."

Der Kaiser wandte sich Lao-Ly-Tschen zu. Nachdenklich hatte sich seine Stirn in Falten gelegt: „Also spricht ein Arzt! Doch bis du eine neue Sprache beherrschst, bist du sehr dankbar für einen zuverlässigen Übersetzer. — Lao-Ly-Tschen, übersetzte mir!"

Mian-Tsian-Hay, welche in diesem Moment eintrat, blieb wie angewurzelt stehen, als ob die eintretende Stille sie gleich einem Zauber an Ort und Stelle bannte. Langsam wanderten die Blicke der Männer zu ihr, schließlich erklärte Lao-Ly-Tschen: „Mian-Tsian-Hay! Sie gehört zu mir und ich zu ihr. Wir sind Eins. Ergänzend wie Ying und Yang."

Der Kaiser deutete in ihrer Richtung eine einladende Handbewegung an und Mian-Tsian-Hay warf sich der Länge nach auf den Boden, bevor sie sachte neben Lao-Ly-Tschen Platz nahm. Der Kaiser setzte sich lächelnd dazu: „Ich wusste nicht, dass ein solches Juwel dir Stütze ist. Mian-Tsian-Hay, ich habe für Lao-Ly-Tschen und dich eine Aufgabe. Bist du mir ebenso treu wie deinem Gebieter?“

Schüchtern gab sie zur Antwort: „Der Baum ehrt so sehr den Boden in dem er wurzelt, als auch der Sonne Glanz, dem er jubelnd sein Grün entgegen streckt, ohne je die Sonne erreichen zu können.“

Der Kaiser löffelte gedankenverloren etwas Butter in seinen bereits üppig fettbeäugten Tee und nahm das Wort wieder auf: „Ein Kaiser, ein Volk und doch zahllose Menschen, die gehört werden sollen. Auch dir, mein treuer Leibarzt, sind mit deinem Juwel bloß vier Ohren geschenkt. Ein Kaiser bräuchte tausend Ohren und noch einmal tausend und abertausend, um das Säuseln des Windes, das Rieseln des Sandes und das stete Tropfen des Wassers zu vernehmen. Feiner ist das Gehör eines Drachens, dem der Knall des aufbrechenden Lotus wie Posaunenklang durch die Sinne zieht. Selbst die Drachenkinder tanzen zum Klingen der fallenden Pfirsichblütenblätter, dass die Weisheit auch in ihr Blut übergehe für den Zeitpunkt, da sie selbst Kinder zeugen.“

Lao-Ly-Tschen setzte sich kerzengerade hin und gab zur Antwort: „Gerne gebe ich weiter, was die Natur mir offenbart, dass die wiedererlangte Gesundheit aus dem Krankenhaus eine Schule mache ...“

Der Kaiser unterbrach ihn: „Nicht allein eine Schule. Fliege hinaus, weit über das ganze Land, dass der Lotus dir die Wiege der verborgenen Kinder zuflüstere, wo immer sie zu finden sein werden. Der Drachenschatz wachse mit seinen Juwelen und nicht allein durch die Anzahl seiner Hüter.“

Mian-Tsian-Hay strich über Lao-Ly-Tschens Hand, um die Erlaubnis zum Sprechen zu erbitten: „Mögen bedachtsam die Juwelen gesammelt werden, nicht dass der ganze Berg stürzen will und das Gute mit verschüttet.“

Der Kaiser lächelte Mian-Tsian-Hay zu und erwiderte: „Es ist nur die Eitelkeit, die die Hunde zu den Schweinen in die Gosse wirft. Kein Thron wird wanken, wenn ein Hund sich daran kratzt, — sofern nicht selbst ein Hund darauf säße."

Das Wort „Hund" berührte Lao-Ly-Tschen in eigentümlicher Weise. Ein Ahnen bemächtigte sich seiner, welchem er nachgehen wollte. Noch in sich geborgen hielt er damit zurück und gab vor, seiner Tagesarbeit nachgehen zu müssen, bis die Seuche ganz besiegt sei. Er wollte am nächsten Tag das Gespräch mit dem Kaiser fortführen. Der Kaiser willigte ein unter der Bedingung, dass Mian-Tsian-Hay ihm Kurzweil biete, während der Mandarin ihn hier aufsuche. Genaugenommen wollte er, dass Lao-Ly-Tschen erfährt, was er und Hwun-Hlo besprechen. Lao-Ly-Tschen anerbot sich, den Mandarin zum Kaiser zu schicken, da es ohnehin auf seinem Weg liege.

Indes war Hwun-Hlo dieser Idee bereits zuvorgekommen und harrte im Hof der Audienz mit dem Kaiser. Auch hatte er Lao-Ly-Tschens Pferd mitgebracht und dieser konnte nun rasch dem Ruf seines Ahnens folgen.

Eilig ritt er durch die gewundenen Straßen Guandaos, um bald die nächstliegenden Ortschaften, welche stark von der Seuche betroffen waren, aufzusuchen. Auf seinem Ritt wälzte er den Gedanken, der ihn immer wieder auf die Hunde zurückkommen ließ. Und wo er früher diesem Umstand keine Beachtung geschenkt hatte, war ihm plötzlich auffällig in diesen Ortschaften, ebenso wie in der Stadt, dass den Hunden ebenfalls dieses rätselhafte Zittern zueigen war. Dieses Zittern, das ihm zu Beginn der Seuche, im Farbkranz der Menschen aufgefallen, ihn in Verwirrung und ungelöste Fragen gestürzt hatte. Und nun überall das gleiche Bild, obgleich sich die Hunde des besten Wohlergehens erfreuten und lebensfroh im frischen Schnee herumtollten. Unweigerlich dachte Lao-Ly-Tschen, ob wohl die Hunde die Überträger der Seuche wären, ohne selbst dabei zu erkranken? Irgendwie naheliegend, denn auch Fhu-Tang hatte mehrere Hunde. Die Bevölkerung hielt sich die Hunde, genauso wie man andernorts Schweine oder Ziegen hielt, um sie später zu verspeisen. Eine Probe aufs Exempel hielt er zumindest für angebracht.

Wieder zurückgekehrt fand er auch bald in Guandao bei einem Fleischer frisches Hundefleisch, welches von jenem als besondere Delikatesse angepriesen wurde.

Im Krankenhaus stellte er sich sogleich an den Herd und briet unter strengster Beobachtung das Fleischstück; nicht dass er die Absicht gehabt hätte es zu verzehren, vielmehr galt es ihm die Veränderung des Farbkranzes zu verfolgen.

Das Fleisch wurde gar, aber mit zunehmender Hitze verlor es auch das Zittern und verschwand schließlich ganz. Also Fehlanzeige, denn so wusste er, dass die Leute Hundefleisch oft stundenlang kochen. Woher hatten die Hunde die Seuche? Auch wenn die Krankheit den Hunden nichts anhaben konnte, so trugen sie andauernd diese mit sich herum. Und alle Hunde Guandaos zeigten dieselben Anzeichen.

Es war schon am späten Nachmittag, als er beschloss, den Seuchenring der Hunde einzugrenzen. Würde er aber veranlassen, dass alle diese Hunde getötet würden, so hätte Guandao jetzt vor dem Winter auch noch mit arger Nahrungsknappheit zu kämpfen. Also kaufte er sich auch noch einen lebendigen Hund. Dieser erhielt die gleiche medizinische Behandlung wie alle Menschen, welche die Krankheitsmerkmale trugen. Darauf sperrte er den Hund in ein genügend großes Zimmer des Krankenhauses, um sicherzugehen, dass er keinen Kontakt zu anderen Hunden haben konnte während der Beobachtungszeit. Eine große Schale mit Wasser sollte den Hund die Nacht überstehen lassen. Lao-Ly-Tschen ärgerte sich über sich selbst, dass er nicht beim Kauf bereits nach dem notwendigen Futter für den Hund sich erkundigt hatte.

Noch einmal kehrte er dahin zurück und befragte den vormaligen Besitzer. Nach anfänglichem Erstaunen lachte dieser herzhaft: „Es ist doch ganz einfach. Die Hunde sind meistens im Hof. Dort fangen sie sich selbst Mäuse und Ratten. Ansonsten erhalten sie, was von unseren Speisen übrig bleibt. Nur seid vorsichtig, wenn sie zu viel Hundefleisch erhalten, werden sie bösartig und angriffslustig. Wenn einer es gut mit seinen Hunden meint, wird er sie wohl auch hin und wieder bürsten. Sind sie es erst einmal gewöhnt, lieben sie es besonders und werden ganz zutraulich. Das hat nur den Nachteil, dass es einem schwerer fällt sie zu töten, wenn sie gegessen werden sollen."

Lao-Ly-Tschen bedankte sich für die ausführliche Beschreibung, trottete dann aber eher niedergeschlagen durch die dämmrige Stadt nachhause. War er nicht bloß auf den Hund, sondern auch noch auf Mäuse und Ratten gekommen. Wer weiß, auf welches Getier er noch stoßen würde. Es widerstrebte ihm die Vorstellung, und er sah sich in Gedanken bereits Flöhen und Wanzen seine Medizin verabreichen. Es muss auch mit anderen Gründen zusammenhängen.

Vor sich sah er eben noch wie zwei Ratten fröhlich tummelnd in eine dunkle Gasse huschten. Sie waren so schnell verschwunden, dass die Zeit kaum reichte sie selbst wahrzunehmen, geschweige denn ihre Farbausstrahlungen. Lao-Ly-Tschen blieb stehen und hoffte, dass sich noch einmal eine Ratte hervorwagte. Er verharrte geraume Zeit so, dass sich auf seiner Kopfbedeckung bereits eine Mütze aus Schnee gebildet hatte, da bewegte es sich erneut in jener dunklen Ecke, welche er unverwandt im Auge behielt.

In dem schneefreien Streifen entlang einer Hausmauer in beinahe völliger Dunkelheit, suchte eine Ratte im Straßenschmutz nach Essbarem. Auch ihr war jenes Zittern zu eigen. Lao-Ly-Tschen pirschte sich an sie heran, um ihrer habhaft zu werden, doch bei seiner ersten Bewegung huschte sie davon und verschwand in der Dunkelheit.

Zuhause erzählte er Ghimayong, dass er einige lebende Ratten zu fangen wünsche. Angewidert fragte dieser: „Ist es wegen der Seuche?"

Sich selbst dessen nicht ganz im Klaren antwortete Lao-Ly-Tschen nur: „Vielleicht", und Ghimayong machte sich auf die Suche nach einer Rattenfalle, mit welcher er lebende Tiere fangen konnte. Noch verwunderlicher war, dass er am Morgen auch noch einen Hund im Krankenhaus füttern sollte. Lao-Ly-Tschen war ihm an diesem Abend ein einziges Rätsel.

Es erwies sich Ghimayong als erfolgreicher Jäger und Lao-Ly-Tschen konnte sich am Morgen sogar zwei Ratten in kleinen Drahtkäfigen besehen. Auch der Kaiser beteiligte sich bei den Betrachtungen. Interessiert bestaunte er die sowohl verschüchterten wie auch zornigen Fellknäuel, die unentwegt in ihrem Käfig hin und her huschten. Er sah zum ersten Mal in seinem Leben Ratten und erzählte, dass sie dagegen im Palast Katzen hätten.

„Hier halten die Menschen Hunde dafür ...", sinnierte Lao-Ly-Tschen. „... Es scheint eine ganze Kette zu sein, in welcher die Seuche von einer Kreatur auf die andere übergeht. Nur bin ich dem ganzen Zusammenhang noch nicht auf den Grund gekommen."

Die Ratten ekelten Lao-Ly-Tschen, welche vor lauter Parasiten ein filziges Fell hatten. Er wandte sich ab und bat den Kaiser, mit ihm einen Spaziergang durch den frisch verschneiten Garten zu unternehmen.

Der Schneefall hatte in der Nacht aufgehört und der ganze Garten glitzerte in der Sonne. Lao-Ly-Tschen stapfte vorweg, der Kaiser wie ein staunendes Kind hinterher. Er war zuvor tatsächlich noch nie, solange er sich erinnern konnte, durch den Schnee gestapft. Im Palast werden, so es ihm beliebt nach draußen zu gehen, alle Wege feinsäuberlich vom Schnee befreit. Der Kaiser erzählte manches aus seinem Leben, genauso wie von den laufenden Regierungsgeschäften und den Hofintrigen. Er genoss es einfach von dem erzählen zu können, was ihn gerade bewegte, ohne auf Etikette oder irgendwelche Machtspiele Rücksicht nehmen zu müssen. Lao-Ly-Tschen kommentierte nur selten, um des Kaisers Unbefangenheit nicht zu stören.

Plötzlich hielt er inne und bedeutete dem Kaiser zu schweigen. Am Rand des beinahe zugefrorenen Bächleins badete ein Vogel. Immer wieder tauchte er die Flügel in das Wasser, um dann mit den absonderlichsten Verrenkungen das Wasser auf seinem Körper zu verteilen. Für Lao-Ly-Tschen noch zusätzlich wunderbar reizvoll sah er den Vogel von eiskristallgleichen Naturwesen umtanzt, die ihn unaufhörlich neckten. Der Kaiser beobachtete mit andachtsvollem Staunen das Spiel des Vogels ebenfalls. Regungslos standen beide auch noch als der Vogel, längst erfrischt, fortgeflogen war. Der Kaiser fragte danach: „Was war das für ein eigenartiges Flimmern um den Vogel her?" Ahnungslos stellte sich Lao-Ly-Tschen: „Wie sah dieses Flimmern denn aus?"

Entrüstet flüsterte der Kaiser: „Hast du es nicht gesehen? Es war als würden Eiskristalle sich zu Wesen gruppieren und um den Vogel einher tanzen. Das musst du doch gesehen haben!"

„Ja Hocherhabener, ich habe es auch gesehen. Ich wollte nur sicher sein, dass Ihr dasselbe gesehen habt. Es sind dies Naturwesen, wie sie mich seit meiner Kindheit begleiten."

Erfreut rief der Kaiser aus: „Dann ist es doch kein Trugbild. Auch ich sehe solche Wesenhafte seit meiner Kindheit. Ich hatte es bisher nur nie gewagt darüber zu sprechen. — Ich glaube mein Vater hätte mich getötet."

Lao-Ly-Tschen entgegnete ruhig, während er weiter stapfte: „Ihr verfügt über einen großen Schatz! Hütet dieses Kleinod und achtet darauf. Immer ist der Rat richtig, den uns die Wesenhaften erteilen, — und richtet Euch immer danach."

Der Kaiser eilte wenige Schritte, um neben Lao-Ly-Tschen einher zu stapfen. Es bereitete ihm offensichtliches Vergnügen so durch den Schnee zu pflügen. Bestärkt fragte er weiter: „Sag mir, mein treuer Arzt, gibt es Dämonen?"

Lao-Ly-Tschen blieb stehen, richtete seinen Blick zur Sonne und erwiderte: „Ich selbst habe noch keinen zu Gesicht bekommen. Das soll aber nicht heißen, dass sie nicht existieren.

Habt ihr schon Dämonen gesehen?"

„Ich glaube schon. Der ganze Palast wimmelt davon, doch eigentlich sind sie harmlos."

„Oh, Erhabener, beschreibt sie mir. Vielleicht lerne ich verstehen."

Der Kaiser beschrieb nun in schillernd trüben Farben die Gebilde, die unablässig vielen seiner Bediensteten und Minister folgen. Wie sie Einfluss zu nehmen versuchen auf jene, denen sie anhängen. Lao-Ly-Tschens Erinnerung wanderte zu Liu-Longau, doch jenes bei ihr war den Beschreibungen nach eindeutig eine Menschenseele und nicht ein Dämon. Der Kaiser fuhr fort: „In alten Schriften beschreibt Lao-Tse Dämonen als Gebilde der Angst; geboren aus den Ängsten der Menschen und durch diese genährt."

„Mein Kaiser, seid Ihr der Einzige, der sie sehen kann?"

Der Kaiser schlenderte weiter, um seine Antwort hinauszuzögern: „Ich spreche niemals darüber. Mit niemandem."

Schweigend kehrten sie langsam gemeinsam zum Haus zurück. Lao-Ly-Tschen wollte noch unbedingt nach dem Hund und den Ratten sehen, also wurde die Weiterführung des Gesprächs auf den nächsten Morgen vertagt.

Der Hund zeigte sich etwas niedergeschlagen ob der beraubten Freiheit, doch ansonsten auf dem Wege der Besserung. Bei den Ratten hatte das Mittel schneller gewirkt; sie schienen bereits gesund und die Parasiten waren von ihnen abgefallen. Die lagen nun alle auf dem weißen Tuch, welches Lao-Ly-Tschen unter die Käfige gelegt hatte. Eindeutig war nun erkennbar, dass die Seuche von den Parasiten ausgegangen war.

Aus den angrenzenden Ortschaften waren Boten gekommen, um sich mit neuer Medizin einzudecken. Diese berichteten auch ihrem Meister von der langsamen Erholung der Bevölkerung. Rasch hatten sich alle diese Dinge erledigt und Lao-Ly-Tschen konnte für eine Weile, ganz für sich, sich in den Pavillon seines Gartens zurückziehen. Jedoch nur kurz währte seine Einsamkeit, denn der Kaiser suchte ihn sogleich auf, so wie er erfahren hatte, dass Lao-Ly-Tschen von seiner Arbeit zurückgekehrt war.

Leise betrat er den Pavillon und leise begann er zu sprechen. „Ich weiß nicht, wann ich dich wiedersehen werde, ebenso wenig wie ich die Gelegenheit kenne, mit dir zu sprechen. Bald muss ich in den Palast zurück. Lass uns die verbleibende Zeit nutzen."

Der Himmel hatte sich im Laufe des Nachmittags wieder mit Wolken überzogen und sachte setzte erneut der Schneefall ein, lautlos die Spuren des Vormittags bedeckend. Der Kaiser hatte sich hingesetzt und erwog die Möglichkeiten wie Lao-Ly-Tschen das Krankenhaus in eine Schule umwandle. Für ihn war aber alles viel zu klein. In seinen Gedanken wuchs bereits eine Schulstadt angrenzend an Guandao aus der Landschaft und nahm gigantische Formen an. Lao-Ly-Tschen wendete nur ein: „Solange die Seuche nicht dauerhaft besiegt ist, werden wir kaum in diesem Ausmaß eine Schule führen können. Sicher kommen wohl manche, doch werden sie bald wieder das Weite suchen, um sich selbst vor dieser Gefahr zu behüten."

„Das ist richtig ...", erwiderte der Kaiser, „... doch hast du selbst beobachtet, dass die Krankheit von den Parasiten der Ratten herrühren. Verjage die Ratten! Auch hast du erkannt, dass sich die Krankheit von den Hunden auf die Menschen überträgt. Ich verbiete, dass in Guandao Hunde gegessen werden."

Lao-Ly-Tschen fühlte sich kleinlaut, als er antwortete: „Solange der Schmutz in den Straßen liegt, werden die Ratten hier sein."

Der Kaiser erhob sich, stellte sich an die Tür und beobachtete, wie die Schneeflocken in der Dämmerung tanzten: „Nach großen Gewittern sind die Straßen rein. Es kann der Schmutz auch so weggespült werden, ohne auf ein Gewitter zu warten. Lassen wir den Fluss die Arbeit verrichten, schicken wir ihn in Gräben durch die Stadt."

„Ihr meint, dass mit dem Schmutz auch die Ratten fortgespült werden? Ein Versuch kann es wert sein."

Der Kaiser stapfte in den Schnee hinaus, dem Hause zu und endete das Gespräch mit den Worten: „Ich schicke Baumeister und Arbeiter, und auch ausreichend Lebensmittel. Im Frühling soll mit den Arbeiten begonnen werden. — Morgen breche ich auf. Sollte jemand aus dem Geleite krank sein, bleibt er zurück. Betreffend meiner Gesundheit gibt es nichts zu sagen, sonst hättest du längst damit begonnen. Whijan-Tse wird so weiter arbeiten wie bisher. Er wird dir Bericht erstatten, genau so wie du ihm. Er von mir, du aus dem Reich. Ich will ein gesundes Volk! Reise!"

Der Berg

Lao-Ly-Tschen hatte eine große Aufgabe erhalten. Er hatte des Kaisers Eskorte für gesund befunden, und bis zum Frühling waren auch die letzten Nachwehen der Seuche überwunden.

Mit dem Brechen des Frostes begann in Guandao rege Bautätigkeit, wie sie die Stadt noch nicht erlebt hatte. Lao-Ly-Tschen beschloss zu jener Zeit, das Getümmel hinter sich zu lassen und die befohlene Reise durch das Land anzutreten. Als selbstverständlich erachtete es Mian-Tsian-Hay ihn zu begleiten: „Wir haben manche Reise gemeinsam unternommen. Bis zu jener, bei welcher ich dir nicht folgen kann, bleibe ich an deiner Seite."

Ghimayong und Yongmalin blieben zurück: „Das Haus gibt Arbeit genug und auch das Herstellen der Essenzen sollte weitergehen", kommentierte Ghimayong.

Fhu-Tang und sein Weib hingegen wollten auf der Reise Lao-Ly-Tschen und Mian-Tsian-Hay zudiensten sein, zumal sie während der Seuche ihre Kinder verloren hatten und sie ihre Arbeit im Krankenhaus nicht als unentbehrlich erachteten. Vom Kaiser hatte Lao-Ly-Tschen einen Ring erhalten, welcher ihn als ersten Leibarzt auszeichnete und ihm alle Türen im großen Reich öffnen sollte.

Obwohl diese Reise Hwun-Hlo missfiel, wagte er nicht gegen den Kaiser zu opponieren. Um sicher zu gehen, dass Lao-Ly-Tschen wiederkehre – und möglichst wohlbehalten – ließ er ihn von zehn seiner bewährtesten Soldaten eskortieren. Doch entgegen der Konvention bestand Mian-Tsian-Hay darauf, selbst zu reiten, und nicht in einer schaukelnden Sänfte oder einem holprigen Wagen Platz zu nehmen. Sie verlangte sogar nach Männerkleidung. Das würde die Mobilität erhöhen, erklärte sie.

Vorbei ging die Reise an der Hauptstadt dem Norden des Reiches zu. Lao-Ly-Tschen beabsichtigte auf seinem Wege die

Landesfürsten aufzusuchen, um sich ein schnelles Bild über den Gesundheitszustand weiter Teile des kaiserlichen Einflussbereiches machen zu können, um bedarfsweise hier und da helfend einzugreifen, woraus sich in Folge dann die weiteren Reisen ergäben.

„Siehst du, so ist unser ganzes Leben eine Reise ...“, sinnierte er Mian-Tsian-Hay gegenüber, während sie sich von ihren Pferden schaukeln ließen. „... Sind wir doch dauernd auf der Suche nach erweiterten Erkenntnissen, die uns dem Verstehen der Natur und all ihren Zusammenhängen näher bringen. — Und überall stoßen wir auf die Spuren alter Lehrer, die uns in wenigen Worten tausendfältig Hinweise geben. Fülle enthält ein jeder Satz, sobald wir tiefer darin schürfen, wenn wir uns von den Worten führen lassen, ohne ihnen selbst Sinn geben zu wollen.“

„Mein lieber Lao-Ly-Tschen, ein jedes Wort braucht doch seinen Sinn, sonst vermöchte es nicht Sprache zu bilden.“

Lächelnd blickte er sein Weib an, auch hatten sich Fhu-Tang mit seiner Gemahlin, Nijan-Hay, ihnen zugesellt und lauschten seinen Ausführungen.

„Das ist richtig, doch jedes Wort hat seinen Sinn. In unserem Denken aber neigen wir dazu, den Sinn der Worte zu verändern nach unserem eigenen Begreifen. Damit betreiben wir Politik, und der tatsächliche Sinn fliegt unerkannt an uns vorbei. Wir machen uns durch unser eigenes Denken unfähig, die Schätze zu heben, die in den weisen Worten liegen.“

Nijan-Hay war verwirrt: „Ich verstehe das nicht. Wenn ich sage: ich bin hungrig, oder: wir machen eine Reise, versteht doch jeder, was damit gemeint ist. Was sollen wir in unserem Denken daran verändern können?“

Lao-Ly-Tschens Blicke folgten eine Weile dem Horizont, der sich in der Ferne abzeichnenden Hügelkuppen, ehe er antwortete: „Ich dachte, meine Worte einfach gewählt zu haben und doch geben sie dir Rätsel auf. Du bestätigst, was ich erklären will, weil schon beim Hören der Worte dein Denken dir deine eigenen Bilder zeigt, welche anders sind, als jene die ich zu beschreiben suchte. Nehmen wir das Beispiel mit der Reise. Jeder glaubt zu wissen, was gemeint ist, doch die Vorstellung eines jeden ist unterschiedlich. Dem einen zeigen sich Bilder von einer Reise ins nächste Dorf, der nächste mag sich vielleicht eine Reise in eine größere Stadt denken und wieder ein anderer glaubt mit einer Reise einen Weg, der zuletzt, alles Bekannte zurücklassend, sein Ziel in unbekannter Ferne mündet. Und selbst wenn sich zwei Menschen als Ziel dasselbe Dorf erdachten, beschreiten sie doch einen anders erlebten Weg dorthin. Worte auf sich wirken zu lassen, ohne sie in die enge Form eigenen Denkens pressen zu wollen, eröffnet jederzeit Neues und macht frei, weil sie nicht durch den Horizont eigenen Denkens beschnitten werden."

Lao-Ly-Tschen wies mit der Hand nach den Hügelkuppen: „Wisst ihr, was dahinter sich befindet? Ich aber sage euch: gewiss nicht das Ende der Welt."

Er trieb sein Pferd zu einem kurzen Trab, um die Spitze des Zuges zu erreichen und dort den Hauptmann über die am Fuße der Hügelkette auftauchende Ansiedlung zu befragen.

Unmerklich waren Jahre vergangen, während welcher sie in kaiserlichem Auftrag das Land bereisten. Lao-Ly-Tschen heilte, beriet und in regelmäßigen Abständen erstattete er Bericht. Unmerklich hatten die Jahre die Gruppe auch zu einem ehernen, fugenlosen Guss zusammengeschmiedet, dass selbst die Männer der Eskorte mehr Ärzte denn Soldaten geworden waren. Dieses vereinfachte die Arbeit und die andrängenden Menschen konnten aufgeteilt werden, dass Lao-Ly-Tschen nur in schwierigen Fällen den Betroffenen selbst half. Ansonsten wurde sein Rat hauptsächlich den eigenen Leuten zuteil und erfuhr dadurch noch größere Nutzanwendung. So wurde tagsüber in den Ansiedlungen und Städten für die Gesundheit des Volkes gearbeitet, während abends Lao-Ly-Tschen seine Begleiter unterrichtete und immer tiefer in die Erkenntnisse der Heilkunst führte. Manchen gelang es bereits hier und da selbst, gleich ihrem Meister, den Farbkranz der Menschen zu erkennen oder die Knotenpunkte in dem Meridiangeflecht leuchten zusehen.

Allesamt hatten in dieser Zeit ihren Blick bereits so geschärft, dass sie, besonders in abgelegenen Gegenden, die Naturwesen in ihrem Wirken erfassten und ganz klar von der Vielzahl der die Menschen umlagernden Dämonen zu unterscheiden vermochten. Dieses natürlich in Anbetracht der Art, wie sie den Menschen ihre Hilfe angedeihen lassen konnten. Kaum ein Gespräch fand statt, aus welchem die Beteiligten nicht lehrreichen Profit schlugen.

So war auch die bloße Anfrage über eine kommende Ortschaft mit regem Austausch verbunden, und Beobachtungen der umliegenden Natur konnten Aufschluss geben über die Eigenheiten der Bevölkerung.

Hier ebenfalls waren der Hauptmann und Lao-Ly-Tschen in ihr Gespräch vertieft und hofften am späten Nachmittag durch das Stadttor zu reiten, als ihnen auffiel, dass sich dort eine Staubwolke abzeichnete, welche von einer Viehherde oder einer größeren Anzahl Reiter herrühren konnte. Bald bewahrheitete sich die Vermutung der Reiter und noch etwas später erkannten sie, dass es Kaiserliche waren. Wie immer, wenn sie auf größere Gruppen stießen, gaben sie ihr zwangloses Dahinreiten auf und fügten sich zu einer geschlossenen Abteilung, in dessen Mitte die Frauen geschützt wurden. Dieses Verhalten hatte ihnen manches Mal schon Schutz gewährt und räuberische Absichten der Nahenden im Keim erstickt. So geschlossen wurde ihnen alsbald nun durch des Kaisers Garde Halt geboten. Forsch wurde nach ihrer Absicht und ihrem Ziel gefragt, da nicht sogleich zu erkennen war, dass des Kaisers Leibarzt in dessen Auftrag das Land bereiste. War doch für die langen Ritte leichte Soldatenkleidung das Praktischste für alle, und bot auch den größten Schutz. Auch konnte in den Niederlassungen Lao-Ly-Tschen die bestäubte Reisekleidung rasch gegen seine saubere Arztrobe tauschen und unverzüglich mit der Arbeit beginnen.

Grimmig blitzte der Anführer unter seinem Helm hervor und zeigte wenig Absicht, die Gruppe weiterziehen lassen zu wollen. Keinen Hehl machte er daraus, dass er sie eher für unverschämte Räuber hielt, welche eingekerkert ihrer Verurteilung harren sollten.

Inzwischen hatte Lao-Ly-Tschen des Kaisers Ring hervorgenestelt, den er zu seinem Schutz an einem Lederband um den Hals trug. Doch noch immer glaubte der Anführer Räuber, wenn nicht gar Mörder vor sich zu haben.

Lao-Ly-Tschen war verärgert, zumal alle Beteuerungen seines Hauptmannes keinerlei Erfolg zu haben schienen. Diesem Ärger Luft machend rief er dem Anführer zu: „Was würde euch, ehrenwerter Hauptmann, als Beweis für die Wahrheit meiner Worte gelten, wenn ihr selbst des Kaisers Siegel nicht anerkennt?“

„Den Ring könntest du gestohlen und seinen Träger gemordet haben“, herrschte der Anführer zurück.

„In derart weit abgelegener Gegend könnte es wohl sein, dass des Kaisers Befehl noch nicht durchgedrungen ist“, dachte Lao-Ly-Tschen, doch zumindest witterte er kaiserliche Loyalität. Widerwillig nestelte der Anführer eine Schriftrolle aus einem Köcher, welcher am Sattel baumelte, und überreichte sie einem seiner Soldaten, der sie Lao-Ly-Tschen übergab. In unvermindert streitsüchtigem Befehlston erwartete er, dass ihm vorgelesen werde.

Lao-Ly-Tschen entrollte das dünne Papier und ein schwaches Lächeln zuckte für Augenblicke um seine Mundwinkel. Solches Papier kannte er und laut las er des Kaisers Befehl, nach welchem sein hochgelobter und ehrenwerter erster Leibarzt die vor ihm liegende Stadt als letzte auf seiner Reise besuchen solle: „„...

weiter in den Norden zu reisen wird von meinen Generälen als zu riskant erachtet. Große Unsicherheit und kriegerische Auseinandersetzungen an der Grenze machen die Gegend zu einem zu gefährlichen Reiseland für kaiserliche Leibärzte. Weiters will ich dir mitteilen, mein ehrenwerter erster Leibarzt, dass nun deine Dienste hier in Guandao erforderlich sind. Die Schule ist fertig und will seinen Lehrer. Bis zu deinem Eintreffen konnte ich zwei Arztmönche aus Tse-Prong als deine Vertretung verpflichten. Zeitweilig werden sie von Whijan-Tse überwacht, den ich jetzt bereits sehr vermisse ...“

„Wer ist Whijan-Tse?“, unterbrach ihn grob der Anführer. Erfreut den Namen zu hören, welchem Lao-Ly-Tschen so viel verdankte, fixierte er verwundert den Anführer.

„Was sollte es diesen Grobian angehen, wer Whijan-Tse sei“, dachte er sich, ohne zu bemerken, dass bereits beim Vorlesen einige Unruhe in der Garde entstanden war. Einer der hinteren Reiter hatte sich vorgedrängt und nahm Stellung neben dem Anführer.

„Whijan-Tse?“, rief Lao-Ly-Tschen und er, wie auch der als Soldat verkleidete Arzt verneigten sich, soweit es der Pferderücken zuließ. Dann glitten beide aus dem Sattel und eilten aufeinander zu.

„Ich hege den Verdacht, dass ihr in geheimer Mission reist, ehrenwerter Whijan-Tse“, sprach er leise und verneigte sich noch einmal begrüßend.

Whijan-Tse, dem schon deutlich das Alter seine Spuren ins Gesicht gemalt hatte, seit Lao-Ly-Tschen ihn das letzte Mal sah, antwortete eben so leise: „Wohl, ehrenwerter Meister, habt ihr mich stets durchschaut. Ihr wärt nicht Lao-Ly-Tschen, wenn es anders wäre. So sind es bereits zwölf Jahre, als ihr aus Guandao auszogt. Ich sorgte, euch nicht mehr zu begegnen, also überbringe ich euch des Kaisers Brief selbst.“

„Wie wusstet ihr, wo ich mich aufhalte? Eure Reise kann doch nur mit des Kaisers Wissen geschehen. Weshalb dann diese Maskerade?“

„Oh, ehrenwerter Lao-Ly-Tschen, eure Berichterstattung war immer außerordentlich zuverlässig und aufschlussreich, daher war es auch leicht vorhersehbar, welchem Ziel ihr als nächstes zustrebtet. Der Kaiser ließ seinen ersten Leibarzt niemals unbeaufsichtigt. Zu groß fürchtete er die Gefahr, ihn durch ein unvorhersehbares Ereignis zu verlieren ...“

Etwas lauter ergänzte Whijan-Tse, und seine Lachfalten ließen seine Augen fast verschwinden: „... Die Maskerade ist doch sehr kleidsam, findet ihr nicht? Es hat sich bis zum Hof herumgesprochen, dass die Kunst des ersten Leibarztes durch Kriegskleidung keinerlei Abträglichkeit erfährt, jedoch seine Sicherheit einen großen Gewinn.“

„Mein ehrenwerter Whijan-Tse, aber weshalb dann diese grimmige Begrüßung?“

Nun war von den Augen nichts mehr zu sehen. Nur eine dunkle, dünne Linie sprühte Funken: „Freude ist es, Wissen zu begegnen. Glück ist es aber, Weisheit zu empfangen.“

Der Anführer drängte zum Aufbruch. Whijan-Tse und Lao-Ly-Tschen ritten Seite an Seite, umringt von seinen Leuten, und Whijan-Tse erzählte nun von seiner eigenen Reise und davon, wie Lao-Ly-Tschens Maskerade einen günstigen Einfluss auf die ganze Bevölkerung ausübte. Überall, wo Whijan-Tse seinen Weg gekreuzt hatte, wurden die Soldaten freudig empfangen, denn das Volk hegte die Hoffnung, dass der Arzt zurückgekehrt sei. Bis ins Ungeheuerliche wuchsen die Berichte, so dass man hätte glauben können, dass Lao-Ly-Tschen mit dutzenden Ärzten, begleitet von hunderten Soldaten das Land bereise. Die Berichte waren so überschwänglich, aber auch glaubhaft, dass Whijan-Tse dachte, dass Lao-Ly-Tschen seinen Tross vergrößert hätte und der Anführer zunächst der Meinung war, Betrügern gegenüber zu stehen, als er die unscheinbare Truppe erblickte. In den wenigen Orten, wo er die Gelegenheit wahrnahm, Lao-Ly-Tschens Berichte zu prüfen, hätte Whijan-Tse jedes Mal festgestellt, dass dieser in seiner Berichterstattung die

Wahrheit immer stark verkleinert hatte: „Hättet ihr von eurem Ruhm also berichtet wie es wahr ist, so hätte euch niemand in der Kaiserstadt Glauben geschenkt. Man hätte euch für einen Übertreiber, wenn nicht gar Lügner gehalten. Aber jetzt habe ich vieles selbst gesehen und muss den Kaiser damit konfrontieren, dass keiner eurer Berichte wahr ist. Sie sind allesamt maßlose Untertreibungen."

Weiters beschrieb Whijan-Tse seine ärztlichen Beobachtungen über die Menschen der vor ihnen liegenden Stadt. Dass die Bevölkerung recht jung und kräftig sei. Zwar wohl eher blass, aber dieses könnte auch von der kühleren Gegend herrühren, zumal sie hier ja unweit der nördlichen Landesgrenze lebten. Jenseits davon gab es nur noch weit verstreut, und immer in Bewegung, wilde Reiterhorden, welche raubend und mordend jedem Ehrbaren alles nahmen, was die eigene Erde nicht hervorzubringen vermochte. Reis, Gerste, Vieh und Pferde; und nicht zuletzt Weiber, welche selten in der rauhen Gegend lange durchhielten. Sicher ist diese Gegend reich zu nennen, doch kärglich nur mit solchem, was die Bäuche füllen kann. Die großen Schätze halten die Hügel gefangen und müssen ihnen mit Gewalt entrissen werden; dem Heer für Waffen, dem Bürger für Werkzeug, dem Kaiser das Gold.

Zielstrebig wurden sie auf die Stadt zugeführt, ebenso zielstrebig wie die Sonne nun den Grat der Hügelkuppen suchte und auch alsbald von jenem verschlungen wurde und die Stadt in bleiernes Grau tauchte, das in einer schier endlos dauernden Dämmerung anhielt.

Die Garde hatte vor den Toren der Stadt ihr Lager aufgeschlagen. Für Lao-Ly-Tschen und seine Begleiter, wie auch für Whijan-Tse, stellte der Mandarin angemessenes Quartier zur Verfügung.

„Primitiver, niederer Landadel ...", hatte der Anführer der Garde abfällig zu warnen versucht, doch was sich dort hinter den groben Klötzen seiner Palastmauern verbarg, war alles andere als zutreffend auf diese Beschreibung. Ein heißes Bad für jeden, erlesene Kleidung als Geschenk und seltene, wohltuende Speisen erwarteten die Reisenden mit einem Heer dienstbeflissener Dienerschaft. Es schien, als hätte der Mandarin keinen erdenklichen Aufwand gescheut, sich für die Ankunft des reisenden, kaiserlichen Leibarztes zu rüsten. Wohl waren Lao-Ly-Tschen und seine Begleiter, mit zunehmender Dauer der Reise, mit äußerst freundlichem Empfang in den verschiedensten Orten konfrontiert, aber dieser hier übertraf alles. Dennoch ließ es sich nicht verheimlichen, dass auch Whijan-Tse seinen Teil dazu beigetragen hatte.

Der Mandarin, selbst der Gesundheit seiner Untertanen sehr aufgeschlossen, hatte ein größeres Gebäude herrichten lassen, welches der Arzt für die Ausübung seiner Tätigkeit nutzen konnte. Er legte mit Überzeugung seine Meinung dar, dass Lao-Ly-Tschen über einen längeren Zeitraum sich der örtlichen Bevölkerung annehme. Doch zunächst bemühte er sich, den Langgereisten bestmögliche Erholung zu verschaffen. Lang und breit führte er aus, was in Form von Kunde und Überlieferung aus Guandao seinen Weg bis in den entlegensten Norden des Reiches gefunden hatte. Und Lao-Ly-Tschen wie auch seine Begleiter konnten sich eines Lächelns nicht erwehren, während sie erfuhren, wie sich auf der Reise der Ruhm aus Guandao auf wahrhaft fabelhafte Art und Weise vermehrt hatte. Lao-Ly-Tschen bemühte sich redlich, diese phantastischen Legenden auf den Boden der Wahrheit zurückzuführen, doch erwuchs ihm wenig Unterstützung von Whijan-Tse, der sich vehement auf die Seite des Mandarins stellte und oft noch ganz besondere Ausschmückungen dazu beitrug.

Also gaben sie sich geraume Zeit der genussvollen Erholung hin, bis Lao-Ly-Tschen der sich ausbreitenden Trägheit Einhalt gebot und zur Arbeit drängte. Alles war wohl vorbereitet und die Bewohner der Stadt strömten in praktikablen Abständen zu Lao-Ly-Tschen, welcher wie gewohnt die Menschen zunächst aufteilte und dann seinen jeweiligen Helfern zuwies. Jeder erfüllte seine Aufgabe und doch bekam Lao-Ly-Tschen jeden zu Gesicht und konnte sich ein allgemeines aber sehr klares Bild von den ankommenden Menschen machen. Wohl wollte Whijan-Tse umgehend seine Rückreise nach Guandao antreten, doch hielt ihn die Neugierde zurück, so dass er noch etliche Tage Lao-Ly-Tschen bei der Arbeit beobachtete, wobei er sich mancherlei gewinnbringende Hinweise erhoffte und auch erhielt.

Lao-Ly-Tschen beurteilte den Gesundheitszustand der Bevölkerung jedoch gänzlich anders, als dieses bereits zuvor von Whijan-Tse geschehen war. Zwar wohl stimmte es, dass die Menschen jung und kräftig waren, doch dieser allgemeinen Blässe maß Lao-Ly-Tschen weit höhere Bedeutung zu: „Sie leiden alle an einem gewissen Blutmangel, den ich mir noch nicht erklären kann. Viele besitzen trotz ihrer Kraft eine gewisse Apathie, wenn nicht gar Freudlosigkeit, wie sie mir noch nie begegnet ist“, erläuterte er Whijan-Tse gegenüber.

„Wie meint ihr, Blutmangel? Wie kann ich es erkennen?“, wollte Whijan-Tse wissen.

Lao-Ly-Tschen, der wohl erkannte, dass es seinem Gegenüber schwer fiel den Farbkranz der Menschen zu sehen, wenn es ihm überhaupt möglich war, beschrieb nun die Farbe der Haut, den Glanz und die Farbe der Augen, Haare und Nägel: „Von dem einen zuviel, von dem andern zuwenig. Es müssen wohl Elemente in der Luft, in der Nahrung vorhanden sein, welche diese Unausgeglichenheit der Blutausstrahlung hervorrufen. Die meisten der Menschen zeigen ähnliche Anzeichen. Leider wurden mir noch keine alten Menschen zugeführt, dass ich diesen Ausdruck in verschiedenen Entwicklungsstufen beobachten könnte. Ich hoffe nur, dass es sich hierbei nicht um die Vorstufe einer Seuche handelt. Dann könnte es schwierig werden. Die Suche nach einem Heilmittel hier in dieser Umgebung kann unter Umständen längere Zeit in Anspruch nehmen.“

Whijan-Tse versprach, den Mandarin davon in Kenntnis zu setzen und ihn aufzufordern, diese Lücke zu schließen.

Mian-Tsian-Hay, welche in sich viele von Lao-Ly-Tschens heilerischen Fähigkeiten entwickelt hatte und mit Nijan-Hay sich vornehmlich um die Frauen und deren Leiden kümmerte, berichtete, auf Befragung von Lao-Ly-Tschen, dass diese beschriebenen Anzeichen bei Frauen weit weniger ausgeprägt anzutreffen seinen, wenn überhaupt.

Lao-Ly-Tschen machte sich Sorgen, denn schon sehr lange war es her, dass er ratlos einer Krankheitserscheinung gegenüber stand, bei welcher sich nicht, wie so oft, eine heilsame Lösung unmittelbar anbot. Trost fand er sehr wohl bei seinem Weibe, doch raten vermochte sie ebenfalls nicht. Da nun aber trotz mehrmaligen Ansuchens ihm immer noch keine alten, sondern nur ältere Menschen zugeführt wurden, beschloss er, sich einige Tage mit Mian-Tsian-Hay in die Wildnis zurückzuziehen, wo er hoffte, von den Wesenhaften der Gegend Hilfe zu erhalten. Fhu-Tang, Nijan-Hay und die anderen Helfer sollten weiterarbeiten wie die Zeit davor.

Whijan-Tse nahm diesen beabsichtigten Ausflug nun endlich als Anlass, selbst seine Rückreise anzutreten, dem Kaiser zu berichten und zuletzt Guandao aufzusuchen. Unerfreut zeigte sich der Mandarin über Lao-Ly-Tschens Absicht und wollte ihm sogleich angemessenen Begleitschutz bereitstellen, doch Lao-Ly-Tschen wehrte: „Ich muss frei denken und arbeiten können. Eure Soldaten würden nur störend wirken, gleichgültig, wie sehr sie sich zurückhielten."

„Andauernd gibt es Grenzstreitigkeiten und Überfälle. Es ist sehr gefährlich und ich kann nicht zulassen, des Kaisers Leibarzt einem solchen Wagnis preiszugeben", verteidigte sich der Mandarin in seinem Unmut.

„Der Kaiser sandte mich aus, mich um die Gesundheit seines Volkes zu bemühen und diese zu fördern. Wenn dieses nicht möglich ist, oder mir in einer Art, wie ich es für richtig empfinde, verhindert wird, werde ich mich Whijan-Tse anschließen. Und dann, ehrenwerter Mandarin, seid gewiss, dass ich niemals wiederkehren werde", drohte Lao-Ly-Tschen freundlich.

Widerwillig nur sah sich der Mandarin gezwungen, Lao-Ly-Tschen ziehen zu lassen; verweilten doch weiterhin seine Helfer und stellten die Gesundheitsversorgung sicher, wie auch sie Gewähr boten, dass Lao-Ly-Tschen nicht einfach verschwinden würde.

„Ganz wie in alter Zeit", lachte Mian-Tsian-Hay vergnügt als sie Hand in Hand, und nur mit dem Nötigsten bepackt, durch das Stadttor in die Weite des Landes hinausschritten. Was durch die eingehenden Gespräche bei ihrer Ankunft nicht bemerkt wurde, fiel nun den beiden umso stärker auf. Die Wesenhaften in Wald und Flur mieden diese Gegend und beschränkten ihr Wirken auf das Nötigste; dabei hielten sie sich wohl versteckt, auch denen, die sie sonst sehen konnten.

In weitem Bogen wanderten sie zwischen den meist kargen Feldern den horizontbildenden Kuppenhügeln zu, an deren Hängen struppige, undurchdringliche Wälder wucherten; es schien den beiden so, als schützten die Wesenhaften ihr letztes ihnen noch verbliebenes Refugium in dieser Gegend. Umgestürzte Bäume, dicht wachsende, knorrige Büsche und durchgangverwehrende, darin verflochtene Dornenranken machten das Gelände beinahe unpassierbar. Nur die kleinen, beinahe unsichtbaren Pforten, auf den nur selten begangenen, raren Wildwechseln gewährten einen Durchschlupf.

Erst als bereits die Sonne die Baumwipfel vergoldete und einzelne Strahlen noch waagrecht einen Weg durch das trutzige Gewirr fanden, erblickten sie eine Möglichkeit, ihre Wanderung in jenes unberührte Gebiet, jenseits des Dornenwalles, fortzuführen. Nach gemessener Strecke durch das feindliche Dickicht, auf verwirrend verschlungenem Pfad, der auf jedem Schritt mit stacheliger Wehr zurückzuhalten suchte, eröffnete sich der Wald in einer märchenhaften Schönheit, die die beiden nur in andachtsvoller Verzückung schweigen ließ. Bald fand sich dort auch ein munter gurgelnder Bach, welcher talwärts springend dann im Untergrund versickerte, noch bevor er sich durch die feindliche Hecke zu zwängen hatte, und unsichtbar dem Reisenden seinen Weg fortführte. Überall dem Bach entlang fanden sich bald hier, bald da Nischen, in welchen sich das trockene Laub gesammelt hatte und oft knietief den Boden bedeckte. Mian-Tsian-Hay und Lao-Ly-Tschen erkoren sich eine solche als Nachtlager. Nahrung gab es in Hülle und Fülle; es duftete wunderbar nach Pilzen, Waldkräutern und gesunder Erde. Auch fand Mian-Tsian-Hay süße Beeren und der Wald schien ihnen nichts vorzuenthalten, was der Mandarin ihnen mit viel Mühe auf die Tafel türmte. Im Grunde ging es ihnen besser, denn sie brauchten nur zu nehmen, wessen sie bedurften. Nach diesem wunderbaren Mahl legten sie sich genüsslich ins Laub, sahen zum Himmel, in dessen Blässe, in den Lücken des Blätterdaches, schwach schimmernd die ersten Sterne grüßten und Lao-Ly-Tschen flüsterte nachdenklich: „Wie sehr habe ich das alles vermisst. Doch schlimmer ist, dass ich dieses Vermissen in all den Jahren nicht einmal wirklich bemerkt hatte."

„Es ging uns beiden so ...", wandte Mian-Tsian-Hay ein und fuhr fort: „... aber jetzt sind wir wieder so richtig in der Natur, von wo uns alle Hilfe wird."

„Wenn es Hilfe gibt, dann nur hier", ergänzte Lao-Ly-Tschen, gab seinem Weibe die Hand und rollte sich zum Schlafen ein. Mian-Tsian-Hay staunte noch lange zum Himmel, der sich schimmernd, einem schwarzen Seidentuche gleich, über die Wälder zog, bis schließlich das gleichmäßige Seufzen von Lao-Ly-Tschens Atem sie ebenfalls in den Schlaf lullte.

Einige Tage streiften sie also durch diesen Märchenwald, ohne auch nur ein einziges Tier zu sehen, geschweige denn, wenn auch nur flüchtig, Wesenhafte wahrzunehmen, obgleich sie wohl empfanden, dass sie dauernd beobachtet wurden. Eine eigentümliche Stimmung herrschte in diesem Zauberwald und schien sie sanft, aber bestimmt in eine ganz bestimmte Richtung zu drängen. Seltsam fühlten sich die beiden in dem hohen Wald, in dem sich die Bäume wie Pagoden türmten und Schreinen gleich, wie von den größten Künstlern geformt, sich das Unterholz gruppierte, dass selbst begnadetste Baumeister in Ehrfurcht solcher Schönheit ihren Tribut gezollt hätten. Gewunden ging es auf und ab, mal über eine Hügelflanke aufsteigend, ein andermal wieder einem malerischen Bachlauf folgend, ließen sie sich treiben, wohin auch der Wald sie führen möge. Schließlich wurden die Hügelkuppen felsig und zunehmend schroffer und der Wald darauf schien sich mehr und mehr zu ducken und wurde gedrungener.

Ganz unvermittelt, kurz nach Tagesanbruch des siebten Tages, beendete eine jäh abfallende Felswand ihren Weg und öffnete die Aussicht auf eine weite Landschaft. Mian-Tsian-Hay entfuhr ein Ausruf des Entsetzens. Vor ihr fiel die Felswand ab, gähnend, tief, wie eine trutzige Burgmauer, an deren Fuß ein wildes Wasser tobte und sein hohles Rauschen bis an die Zinnen dieses natürlichen Bollwerks empor brüllte. Jenseits aber dieser alles verschlingenden Flut lag das Schweigen grenzenloser Marter über der Landschaft. Der Wald war gänzlich kahlgeschlagen, nur einzelne Baumstümpfe ragten noch, alles war übersät mit grauroten Schutthalden und entsetzlich tiefe Narben waren in die Berge gerissen und legten Zeugnis für die Gier der Menschen ab. Dieses war ganz offenkundig die Quelle des Reichtums mancher mit von den Skrupellosesten, welche hier rücksichtslos der Erde ihre Schätze zu entreißen suchten. Mian-Tsian-Hay war den Tränen nahe und griff hoffnungssuchend nach Lao-Ly-Tschens Hand, welcher fast erschlagen von diesem Eindruck ebenfalls stumm verblieb; nur das Land schrie sein tonloses Entsetzen hinaus. Lange standen sie auf ihrer wohlbehüteten Zinne und starrten in diese Verwüstung bis Lao-Ly-Tschen endlich Worte fand: „Das ist unser Ziel. Dort drüben ruht der Herd dieser seltsamen Krankheit.“

Das Sonnenlicht hatte sich langsam bis an den Fluss geschlichen und ließ in der Ferne aufsteigende dünne Rauchfäden wie schmutzbraune Mahnmale erscheinen.

„Bis da drüben?“, fragte Mian-Tsian-Hay, aus deren Stimme das Entsetzen noch nicht gewichen war.

„Bis da drüben!“, antwortete Lao-Ly-Tschen traurig.

Suchend wanderten ihre Blicke dem felsigen Bollwerk entlang und hielten Ausschau nach einem gangbaren Steig, ein paar Stufen, die sie in die Nähe des Wassers führen konnten. Doch je weiter talabwärts, umso trutziger und abweisender baute diese natürliche Feste ihre Mauern und türmten sich die wehrhaften Zinnen. Talaufwärts hingegen, dort wo der Fluss aus mehreren Armen zusammenströmte, dort wo er über turmhohe Kaskaden der Vereinigung zuschäumte, schien sich ein Übergang den besonders sprunggewaltigen Tieren zu bieten. Lange folgten sie dem unerbittlichen Grat, der ungebrochen absturztief neben ihnen flussrauschend, hohl gähnte, überzeugt seiner uneinnehmbaren Wehrhaftigkeit, und zwang die beiden unnachgiebig nochmals auf der Klippe Kranz zu nächtigen.

Der Morgen brachte dann den gangbaren Weg. Auf der Suche nach Nahrung fiel Lao-Ly-Tschen, ein gutes Stück hinter dem Grat, an einer schroffen Bergflanke, beinahe in eine unscheinbare Grotte, auf deren trümmerhaftem Untergrund spärliche Tierlosung auf einen Wildwechsel hindeutete. Alsbald war der Entschluss gefasst, diesem finsteren Steig zu folgen, der sie immer tiefer in den tageslichtfernen Schlund führte. Oft mit mannshohen Stufen nach unten, welche nur tastend erahnen ließen, in welchen Abgrund sie stiegen, erwies sich einzig der Geruch frischer Losung als zuverlässiger Wegweiser. Der Abstieg nahm derart alle Sinne in Anspruch, dass jegliches Zeitgefühl dabei gänzlich verloren ging. Doch erwies sich der Beschluss als richtig, als sie weit unter sich wieder ferngrüßendes Tageslicht erblickten. Die Kluft mündete dort in einer messerscharf geschnittenen Felsspalte, durch welche das Tosen eines Wasserfalls empor orgelte und dessen Gischt in alle Ritzen blies. Schwer troffen die Simse von dem sich dauernd über sie ergießenden Nebel, doch hart und griffig war der Fels in dieser Nässe, in deren Überfluss sich nicht der Ansatz glitschigen Bewuchses zu bilden vermochte. Dämmrig verwehrte die kantig gebrochene Spalte einen Ausblick, in welcher sie wie in einem Kamin hinunterstiegen und sich ganz überraschend an deren Grund auf einer ebenen Sandbank einfanden.

Hier war nun erst zu erkennen, dass der Fluss über ihnen über eine Kante schoss und in freiem Flug jeden Blick auf die Felsspalte verwehrte, und ebenso diesen besandeten, heimlichen Übergang verbarg, dessen gegenüberliegende Seite wiederum in einer Kluft verschwand. Die Tierspuren deuteten darauf hin, dass der Weg fortführen musste, also folgten sie ihm. Wieder ging es durch eine Enge, an deren Ende aber das Tageslicht lockte. Dauernd umspült von dem ohrenbetäubenden Orgeln des Flusses kletterten sie über die Trümmer dieser Verwerfung nach oben, und ebenso unerwartet eröffnete sich ihnen der Blick über den Fluss auf die Zinnen der Trutze, deren endlos scheinender Grat in der scheidenden Sonne mit zarten Abstufungen von Gold bis Rosa sich zierte. Der Märchenwald war fern von ihnen und fest standen sie auf der Einöde menschlicher Verwüstung.

Äußerst anstrengend erwies sich ihr Weg während der folgenden Tage den fernen braunen Rauchsäulen zu, durch die ausgewaschenen, verschutteten Täler, in denen es oft kaum möglich war einen Weg zu finden. Es war ihnen aber lieber, die einmal gekreuzte, staubige Fuhrwerksstraße zu meiden.

Endlich war es so weit, dass sie auf der Schulter einer ausgedehnten Schutthalde, auf halber Höhe eine Stollenmündung entdeckten, in deren unmittelbarer Nähe Bewetterungsöffnungen am Berg wie Kamine ihren braunen Rauch ausstießen. Hin und wieder erschienen dort oben einige Menschen, um mit dem zutage geförderten Abraum der Schutthalde das

Ihrige dazu beizutragen. Ein Stück kollerten die Brocken über den losen Schotter, gleichmäßige Staubwolken aufwirbelnd, ehe sie irgendwo verstreut liegenblieben, während der Wind den graubraunen Gesteinsnebel davontrug. Trotz des zeitweiligen Gepolters lag über der Landschaft eine bedrückende Stille, die die trostlose Lebensfeindlichkeit der Gegend noch besonders hervorhob. Lao-Ly-Tschen und Mian-Tsian-Hay mussten etwas weiträumiger der Abraumhalde ausweichen, um nicht Gefahr zu laufen, von einem der Brocken getroffen zu werden. Solcherart von dem unangenehm riechenden Gesteinsstaub umweht, gewannen sie allmählich an Höhe.

„Hab ich euch endlich!“, rief eine wütende Stimme plötzlich unmittelbar hinter ihnen und eine derbe Hand packte Lao-Ly-Tschen grob an der Schulter. Und in einem zweiten Griff wurden beide unsanft dem Mundloch zugeschoben. Es war ihnen überhaupt nicht in den Sinn gekommen sich zur Wehr zu setzen, während sie ganz verblüfft dem rohen Griff Folge leisteten.

„Wer seid ihr? Was geht hier vor?“, wollte Lao-Ly-Tschen wissen und fasste sich allmählich.

Ein hässliches, sadistisches Lachen ertönte hinter ihnen: „Ihr seid hier und wisst nicht, wer ich bin? Die Frage lautet doch wohl eher, wer oder vielmehr was seid ihr?“

„Nun denn, ich bin Lao-Ly-Tschen, der erste Leibarzt des Kaisers, und ...“ Er kam nicht dazu, seine Ausführungen zu vollenden, als ihn das noch gesteigerte Lachen des Grobians unterbrach: „Ja, und ich bin der Kaiser höchst persönlich ...“ Dabei beugte er sich zwischen ihre Köpfe und hauchte lachend seinen üblen Mundgeruch den beiden unter die Nase: „,... und werde euch jetzt ganz direkt zur Hölle fahren lassen.“

Damit hatten sie bereits den Stolleneingang erreicht. Dämmerung und dumpfer Modergeruch erfüllten das Mundloch. Mit dem unverkennbaren Geräusch einer brettsteifen Lederschürze und dem matten Klingen, als wenn ein Peitschenschlag im Schritttakt gegen ein Schwert pendelte, begleitet, trieb sie der Fremde in den Berg hinein, während von unten die verhaltenen Geräusche von tätigem Bergbau empor schollen.

Nur ein schwelend brennender Kienspan beleuchtete den Zugang zu einem senkrecht verlaufenden, weiträumigen Schacht, als das Gedränge ein Ende fand. Dumpfer Geruch wehte mit dem dauernden Wind und dem Rauch durch den Schacht empor, in dessen unabsehbarer Tiefe eine Bambusleiter verschwand. Ächzend und knarrend schwebte eine Holzschütte, angefüllt mit taubem Gestein und Resten von Schlacke, getragen von einem dicken, bestäubten Tau aus dem Schlund zu ihnen herauf und zwei müde wirkende Männer hasteten der Leiter entlang, der beladenen Holzschütte hinterher. Kaum dass die Männer den Schacht verlassen und mit einem weiteren Seil, unter heftigen Rufen, die Schütte in den Stollen gezogen hatten, herrschte der Lederbeschürzte: „Braucht der Leibarzt eine Sondereinladung? Wenn ich dir in den Schacht helfe, geht es tief!“

Beide fühlten, dass Reden hier jeden Zweck verfehlte und das hämische Lachen begleitete sie gellend der Teufe entgegen. Schwer lastete die immer drückendere Dunkelheit, in der matter werdenden Ferne, wo der letzte Schimmer von Hoffnung des verblassenden Kienspanes erstarb. Von Mian-Tsian-Hay war ein tonloses Schluchzen zu vernehmen. Neben ihnen glitt lautlos erneut eine Schütte durch den Schacht nach oben und leise rieselte etwas Sand herab. Fern hallendes Knirschen und einige herabfallende Kiesel verrieten, dass die Schütte den Stollen erreicht hatte. Unentrinnbar hielt sie der Schacht gefangen und der einzige Ausweg schien nach unten zu gehen, nach oben hielt der Lederschürzenmann Wacht, der sie bestimmt nicht sehr freundlich empfinge.

Endlich gründete der Schacht mit sandigem Boden und unweit im davon seitwärts führenden Stollen glimmte eine Lampe hinter dem Schattenkegel einer sitzenden Person. Lao-Ly-Tschen beschloss bestimmter aufzutreten, um klare Verhältnisse zu schaffen, doch es entfachte nur den Zorn dieses Mannes, der ebenso lederbeschürzt wie der obere war, und es erging ihnen kein Stück besser, dass also sie gezwungen waren, noch tiefer in den Berg einzudringen.

„Es muss hier doch auch einen vernünftigen Menschen geben", versuchte Lao-Ly-Tschen sein Weib zu trösten, während sie immer tiefer über Bambusleitern hinabstiegen. Dieser Schacht war zumindest nicht so verraucht wie der erste, doch leider nahm die Freundlichkeit der Wachen, denn dieses waren die Lederbeschürzten, mit zunehmender Teufe ab, und noch unfreundlicher wurden sie weiter gescheucht.

Erst nach dem dritten Schacht kamen sie auf eine Ebene, in welcher mehr Leben stattfand und eine Vielzahl von Stollen sich ausbreiteten, deren unterschiedlichste Gerüche und Geräusche von Tätigkeit zeugten. Hier wählten sie jenen mit der frischesten Luft, womit sie einem fatalen Irrtum erlagen.

Bald führte der Stollen abwärts, wurde gröber, stufiger, gewundener, bis endlich sie sich an dessen Ende auf halber Höhe einer tätigen Abbauhalle fanden, an deren Grund eifrig Menschen den frisch gesprengten Fels und Erz beiseite schafften. Eine Weile betrachteten sie das Treiben, das im Schein rußender Fackeln stattfand, ehe sie von einer der Wachen entdeckt und zur Arbeit befohlen wurden. Irgendeinen Einwand oder auch nur den Ansatz einer Erklärung abzugeben war völlig sinnlos, denn hier unten war keiner davon zu überzeugen, dass nur durch Zufall sie hier angekommen seien.

Und während sie mit bloßen Händen die scharfkantigen Brocken in die Schütten füllten, sprach Mian-Tsian-Hay leise: „Du wolltest die Wurzel dieses Übels finden. Ich glaube, nun bist du dort."

Hier am Grund der Halle flog der Staub und erschwerte schon das Atmen, ausgeprägter noch das Sprechen, also gab Lao-Ly-Tschen keine Antwort und auch Mian-Tsian-Hay schwieg darauf. Lange, eintönig und kräfteraubend war die Arbeit, bis sich unter all den Brocken sandiger Boden zeigte und die Wachen den Rückzug der Arbeiter anordneten. Erschöpft und hungrig zogen sie in einen kleinen, kaum mannshohen, mehrfach gewundenen Stollen, in welchem in Abständen noch engere Schächte nach oben sich in der Dunkelheit verloren. Alle folgten im Gänsemarsch der einen Wache, die voranschreitend eine Fackel trug. Den Schluss bildete wieder eine Wache, deren Fackelschein dämonische Schatten der Dahintrottenden an die Stollenwände malte. Schließlich bogen sie von dem Stollen weg in eine Höhle, gerade groß genug, um die Menschen aufzunehmen. Es gab hier hölzerne Pritschen, die sowohl als Bank, wie auch als Liege verwendet wurden. Auch gab es Wasser und eine gemessene Anzahl an Zinnschalen, in welchen eine dünne Suppe an die Arbeiter ausgegeben wurde.

Lao-Ly-Tschen und Mian-Tsian-Hay hatten sich im Hintergrund auf einer Pritsche niedergelassen und schlürften dort ihre Suppe, dabei beobachteten sie die erschöpften Menschen, welche genau so wie sie selbst von bleigrauem Staub bedeckt waren.

Ein kleiner, abgemagerter aber sehniger Mann setzte sich bei ihnen dazu und sprach leise, ohne sie dabei mit seiner Miene zu beachten: „Ihr müsst euch ein nasses Tuch vor Mund und Nase binden, sonst macht ihr es nicht lange."

Lao-Ly-Tschen, der die Art des Sprechens als Warnung empfand, antwortete in gleicher Weise: „Was wird hier abgebaut?"

„Zinn und Blei. Aber ich glaube, da ist auch giftiges Zeug mit dabei."

„He! Ihr da drüben ...", brüllte eine der Wachen: „... hier wird nicht geredet!"

Der Mann machte eine beschwichtigende Handbewegung zu der Wache hin, legte sich dabei so gut als möglich auf die Pritsche und drehte sich der Felswand zu, dabei raunte er: „Versucht ein wenig zu schlafen, bald geht es weiter."

Die Wachen hatten inzwischen den Eingang der Höhle mit vorbereiteten Bohlen zugeplankt und sich ebenfalls auf ein kurzes Nickerchen auf der Pritsche nahe des Einganges niedergelassen. Und bald erfüllte das Schnarchen völlig erschöpfter Menschen den Raum, nur Lao-Ly-Tschen und Mian-Tsian-Hay fanden keinen Schlaf.

Die Stunden schlichen dahin und nacheinander verlöschten die Fackeln in rauchiger Glut, bis zuletzt nur noch im Herd ein matter Schimmer glomm. Jegliches Zeitgefühl war verloren und nichts deutete darauf hin, ob es Tag oder Nacht da draußen war, ob Sonne, Mond, Wolken oder gar Regen die Natur erfrischten.

Irgendwann, die beiden waren doch eingeschlafen, weckte sie der Donner eines im Traum erlebten heftigen Gewitters. Hier und da rieselte etwas Sand aus der Höhe der Höhle und weißgrauer Staub drängte durch die Ritzen der Planken am Eingang. Allgemein war dieser Donner wahrgenommen worden. Der Koch entfachte neues Feuer, die Wachen entzündeten frische Fackeln, die Arbeiter räkelten sich lustlos. Nur neben dem Herd auf einer Pritsche zeigte sich einer so unbeeindruckt, dass eine Wache ihn mit einem Peitschenhieb zum Erwachen zwingen wollte. Leider nutzlos, denn der Mann war in der Ruhepause verstorben.

Als Lao-Ly-Tschen seine Suppe holte, beugte er sich einen Augenblick über den Toten und fühlte seinen Puls.

„Alles nutzlos. Der ist hin ...“, rief die Wache mit krächzendem Lachen und stellte sich neben Lao-Ly-Tschen: „... aber wenn dir Leichen lieber als Steine sind, kannst du ihn gleich wegschaffen. Nimm dir noch einen zum Helfen und eile. Nur wer Steine schleppt, kriegt Essen!“

„Wohin?“, gab Lao-Ly-Tschen knapp zu Antwort.

„Rechts den Stollen hinunter. Du wirst es schon finden. Immer nur der Nase nach.“ Dabei erheiterte sich die Wache so sehr, dass auch die anderen Wachen in sein Lachen einfielen.

Lao-Ly-Tschens und Mian-Tsian-Hays Zinnschalen blieben leer, weil sich Lao-Ly-Tschen sogleich für seine Gefährtin zur Hilfe entschieden hatte. Der Mann, der neben ihnen auf der

Pritsche geschlafen hatte, rempelte die beiden im Vorbeigehen und brummte: „Das war nicht gut“, und schon stand er beim Herd seine Suppe zu holen.

Die Wachen hatten zwischenzeitlich den Eingang wieder geöffnet und die beiden trugen die Leiche in die Dunkelheit hinaus. Nur tastend kamen sie vorwärts, doch schon bald schwelte ihnen verwesender Leichengeruch entgegen. Es war nun klar, was die Männer an „immer der Nase nach“ so belustigte. Der Geruch steigerte sich bis ins Unerträgliche, ohne dass sie eine Formation erfühlten, welche sie als Ziel annehmen konnten. Schließlich mussten sie an einer Kante inne halten, über welche Lao-Ly-Tschen, der voraus ging, beinahe hinuntergestürzt wäre.

„Jetzt ist genug! ...“, verkündete er bitter. „Hier geht es tief und wir werfen die Leiche in den Schacht.“

Ein, zwei Mal schlug die Leiche irgendwo gegen den Felsen, bis sie offensichtlich auf einem weicheren Untergrund landete. Die beiden eilten sogleich zurückzukehren und die zunehmend frischerwerdende Luft wies ihnen den Weg. Sie wollten arbeiten, weil ihnen das die einzige Möglichkeit erschien, diesem Bergwerk jemals entrinnen zu können.

Aus der Höhle, in welcher sie geschlafen hatten, glomm schwacher Schein in den Stollen hinaus. Alle waren noch versammelt, aber es herrschte eisiges Schweigen. Lao-Ly-Tschen ergriff zwei Zinnschalen und kratzte den letzten Rest der kalten Suppe in die Schalen, um sich ganz hinten mit seinem Weibe auf einer Pritsche niederzulassen. Kein Ton, kein noch so leises Flüstern brach das Schweigen, während sie sich zwischen den auf den Pritschen Hockenden hindurch schlängelten, dahin wo der Mann saß, welcher nachts direkt neben ihnen schlief. Fast waren sie schon dort, als Lao-Ly-Tschen heftig am Ärmel gefasst wurde, dass er beinahe seinen Rest Suppe verschüttete. Es war einer der Arbeiter, in dessen Blick, entgegen allen anderen, plötzlich starke Hoffnung flammte: „Du! Ich kenne dich! Und auch das Weib, das mit dir geht ...“

Lao-Ly-Tschen schüttelte verständnislos den Kopf, löste sich und drängte seiner Pritsche zu. Manche starrten nun zu den beiden hin, die ihre wenig erquickende Suppe schlürften. Der Mann neben ihnen brummte: „Ihr hättet gleich dort bleiben sollen, wohin ihr die Leiche brachtet.“

„Wie das? Die Suppe gibt es hier“, gab Mian-Tsian-Hay zurück.

Der Abbau ist eingestürzt. Wir alle sind eingeschlossen!“, brummte der andere wieder.

„Jetzt weiß ich›s!“, rief der eine plötzlich und erhob sich von seiner Pritsche, um auf die beiden zuzugehen: „Du bist der Arzt, der in der Stadt gewesen ist!“

Aufgeregtes Raunen, Flüstern bemächtigte sich des Raumes, doch unbeirrt führte der seinen Gang aus: „Ich bin Ponqua. Was tust du hier?“

Lao-Ly-Tschen, der sich angesprochen fühlte, gab zur Antwort: „Ich sah, dass wenige in der Stadt wirklich gesund waren und wollte dazu die Ursache finden. Leider bin ich hier nicht sehr freundlich empfangen worden. Wir waren nur zu zweit unterwegs. Vielleicht hat man uns deshalb nicht geglaubt.“

Eine der Wachen wurde hellhörig und kam ebenfalls herbei: „Ist das wahr, was der da behauptet?“

„Gewiß doch ...“, rief Ponqua erregt: „... Er kann bestimmt helfen, hier heraus zu kommen.“

Lao-Ly-Tschen beschwichtigte: „Ich bin Arzt. Mit Bergbau bin ich nicht bewandert.“

„Ich bin Lee, der Kommandant ...“, fuhr die Wache dazwischen: „Wie konnte nur ein solcher Irrtum je geschehen? Jetzt sind wir eingeschlossen und es gibt kein Entkommen.“

Er wandte sich wieder seiner Pritsche zu und schüttelte den Kopf: „Waren die da oben alle betrunken?“

Ponqua drang nun wieder auf Lao-Ly-Tschen ein: „Bitte hilf uns. Ich weiß, dass du es kannst.“

„Hör endlich auf zu jammern. Es ist zu Ende!“, schnauzte ihn der neben Lao-Ly-Tschen an und Mian-Tsian-Hay frug ihn:

„Hast du es schon versucht?“

„Es gibt keine Chance. Der Berg ist mürbe geworden und bricht jetzt nach und nach zusammen.“

„Woher kommt die Luft?“, wollte Lao-Ly-Tschen wissen.

Der Mann wies zur Decke der Höhle auf eine finstere Spalte: „Dahin zu kommen ist eines, da durchzukommen ein anderes.“

„Dann lass es uns versuchen!“, rief Ponqua, in dem noch immer Hoffnung schwelte.

Sehr hoffnungsreich war dieser Ansatz jedoch nicht, allein die Höhe des Raumes zu gewinnen, in dessen Mitte die Spalte sich befand.

„Wohin führt diese Spalte?“, frug ein anderer der Arbeiter.

„An die Luft! ...“, schimpfte Lee: „... Wohin weiß keiner.“

„Dann ist es eine natürliche Höhle?“, gab Lao-Ly-Tschen seine Neugierde preis.

„Es kann genauso sein, dass auch da oben alles eingestürzt ist“, wich Lee der Frage aus.

„Wenn wir es nicht ausprobieren, werden wir es niemals wissen ...“, bohrte Lao-Ly-Tschen weiter: „Jetzt sind wir ausgeschlafen und noch bei Kräften. Zeig mir, Lee, was geschehen ist.“

Lee nahm eine Fackel und winkte ihm. Auch Mian-Tsian-Hay und noch zwei weitere Arbeiter folgten. Nur noch kurz war die Strecke, die sie zu gehen hatten, ehe mächtige Brocken den Stollen verschlossen. Der einzige noch nach oben führende Schacht war ebenfalls verschüttet. Beim Rückweg fragte Lao-Ly-Tschen: „Was ist mit dem Leichenschacht?“

„Das ist ein tauber Abbau. Der Stollen ist der einzige Zugang“, knurrte Lee.

Ponqua und einige andere Arbeiter hatten begonnen einen Turm aus den Pritschen zu bauen, um zum Höhlendach zu gelangen.

„Das geht niemals“, rief der Mann auf Lao-Ly-Tschens Pritsche, die einzige, die noch nicht verwendet worden war, und er machte auch keine Anstalten, diese verlassen zu wollen.

„Komm, gib her ...“, forderte Ponqua ihn auf: „... Wie heißt du überhaupt?“

„Ich heiße Mulao, — und ich bleibe hier sitzen!“, antwortete dieser bestimmt.

„Du gibst jetzt diese Pritsche her!“, herrschte Lee und machte Anstalten, seine Peitsche verwenden zu wollen. Die Arbeiter waren ihm aber zuvorgekommen und hatten ihn bereits gewaltsam davon heruntergerissen, um die Pritsche nach oben zu reichen. Nun wurde Mulaos Widerstand offenbar. Unter der Pritsche war ein langes Seil eingeklemmt und Ausrufe des Erstaunens gaben die Umstehenden von sich, Lee aber baute sich vor ihm auf: „Du wolltest fliehen? Das ist gut. Jetzt flieh!“, und deutete auf den Pritschenturm. Zu Ponqua aber befahl er: „Bind ihm das Seil um, dass er uns mitnimmt auf seiner Flucht.“

Der Turm genügte noch bei weitem nicht die Decke zu erreichen, so dass noch weitere Männer helfen mussten, bis Mulao sich endlich in die Spalte zwängen konnte. Als er nun so weit oben war, dass er sich sicher festhalten konnte, wurde ihm eine Fackel angereicht.

„Klettere dem Wind nach“, rief ihm Lee zu.

„Da ist kein Wind“, scholl es von oben und allmählich verschwand die Leine und der Lichtschein. Gespannt blickten alle zur Decke, unter welcher Ponqua stand und das Ende des Seiles in der Hand hielt. Schleife um Schleife glitt in die Spalte, bis zuletzt Ponqua von oben das Seil aus der Hand gerissen wurde und auch dessen Ende verschwand. Ponqua reichte es nur für ein verdutztes: „Hey!“

Am Fuße des Turmes machte sich Gefluche breit und es war die Rede von Verräter und ähnlichem, als zuletzt noch die Fackel aus der Spalte fiel.

„Nicht so voreilig“, rief Lao-Ly-Tschen: „Er heißt uns nachzukommen. Der Schacht ist leicht zu steigen und er hat einen Standort gefunden, der groß genug ist.“

„Jeder nimmt ein paar Fackeln mit, damit wir lange Licht

haben, können wir sie nach und nach entzünden", befahl Lee.

Langsam, Mann für Mann, wurden nun alle in die Spalte gehoben. Für die Letzten hatte man aus den kurzen Stricken, die die Hosen der Männer hielten, eine Strickleiter geknotet, nur einzig das Glimmen im Herd blieb zurück.

Lao-Ly-Tschens Annahme bestätigte sich und Mulao hatte tatsächlich in einer riesigen Grotte gewartet. Für ihn ein schier unendlich dauerndes Warten in der Dunkelheit, denn es nahm beinahe den ganzen Tag in Anspruch, bis alle vierzig Personen oben anlangten. Zur Freude aller gab es Wasser in der Höhle, doch zwang die Erschöpfung sie zur Ruhe. In Abständen wurden die Wachen dazu bestimmt, über die Fackeln zu wachen und die eine, die stets brannte.

Mian-Tsian-Hay fand keinen Schlaf, dem alle anderen totengleich verfielen. Sie suchte tastend die Höhle zu erkunden, ob irgendeine Ritze, eine Spalte weiter führte, der Höhe und dem Tageslicht entgegen. Manche Kluft war zu erfühlen, deren Gang ins Ungewisse führte, doch keiner der hoffnungsnährend den Weg zur Oberfläche wies. Es schien als seien sie gefangen in unbekannter Grotte und verzweifelt darüber lehnte sie sich an eine glatte Felswand, und fiel dann doch in einen unruhigen Schlummer, aus welchem sie erst durch lautes Rufen geweckt wurde. Sie brauchte eine kurze Zeit um sich zu fassen, doch die Rufe entfernten sich bereits, als sie so laut als möglich Antwort schrie. In ihrem Suchen war sie in eine Nebenhöhle abgeirrt, so dass ihr Fehlen sofort auffiel.

Ihr Ruf wurde gehört und es kam zu einem Hin und Her, bis endlich Fackelschein sich zeigte. Nun erst war zu sehen, wohin sie sich verirrt hatte. Nur wenige Schritte von ihr gähnte ein Abgrund, der sich aber genauso unergründlich schräg nach oben weiter in die Höhe zog. Der Arbeiter, der sie gefunden hatte, leuchtete die Spalte aus, um Genaueres erkennen zu können in der Schwärze, doch kein Ende war abzusehen, nur die Fackel flackerte sanft in dem leichten Luftzug, der nach oben strich.

Erfreut rief er: „Hier! Hier her!“

Ein fernes: „Wo?“, echote aus der Richtung von woher er kam und überschlug sich hin und her eilend mit dem „Hier her, hier her!“, das er aus Leibeskräften schrie. Als die anderen eintrafen, allen voran Lee und Lao-Ly-Tschen, rief der Arbeiter hoffnungsfroh: „Wir haben Wind!“

Einer der letzten, welcher vor Ort eintraf, war Mulao. Kaum merklich schüttelte er den Kopf und es entwischte ihm die Bemerkung: „Hier war ich noch nie.“

Lee hatte es aufgefangen und fragte barsch: „Was soll das denn heißen?“

Mulao blieb nun keine andere Möglichkeit als zu erzählen: „Der, mit dem ich davor die Pritsche teilte, riet mir: „Flieh so schnell du kannst“ und zeigte mir das Seil. Später zeigte er mir noch wie man zu der Spalte hinauf gelangte und beschrieb mir den Weg hinaus. Leider hatte ich diesen Ort bisher noch nicht gefunden und musste zum Essen zurückkehren.“

„Man muss wohl eine Spinne sein, um zu der Spalte in der Höhlendecke zu gelangen“, sinnierte Lee und Mulao fuhr fort: „Am nächsten Tag war auch ein Arbeiter verreckt und der Mann wurde dazu bestimmt, die Leiche zu beseitigen. Er nahm mich mit. Nachdem es mir aber damals nicht gelang, die Spalte zu erreichen, musste ich zurückbleiben und er floh alleine. Ich erzählte dann der Wache, er sei mit der Leiche abgestürzt. Viele Nächte habe ich geübt, bis ich lautlos zur Spalte klettern konnte und nochmals viele Nächte, die vordere Höhle zu erkunden.“

„Daraus ersehe ich, dass du ein guter Kletterer bist. Du kletterst voran!“, entschied Lee.

„Deine Flucht hat wirklich großen Nutzen“, grunzte Ponqua leise als er Mulao beim Einstieg in die Spalte half.

Gespannt blickten die Danebenstehenden in die Spalte, in welcher nach und nach der Schimmer der Fackel, die Mulao zwischen den Zähnen fest hielt, verblasste. Bange harrten sie in der Dunkelheit, denn Lee hatte eine sparsame Verwendung angeordnet. Keiner konnte sagen, wie lange sie in diesen Klüften umherirren würden, oder ob sie jemals einen Ausgang fänden. Fernes, undeutliches „Ho, ho“ war das Zeichen zum Aufbruch. Im Funkenschlag wurde eine Fackel entzündet und einer nach dem andern stieg in die zerklüftete Spalte ein. Lao-Ly-Tschen gemahnte es an den Aufstieg zu Lobsangs Klause, der ebenso damals alle Geschicklichkeit erforderte. Tastend folgte einer dem andern und gegenseitig gaben sich die Leute Hinweise über Griffe und Standmöglichkeiten. Zuweilen fluchte einer, wenn ein anderer ihm auf die Finger trat, bis endlich wieder Mulaos Fackelschein lockte.

Dort mündete die Spalte in einem leicht abfallenden, klaffenden Riss, mehr breit als hoch, der sich zunehmend verengte und die Fackeln zu einem munteren Flackern anregte.

„Wind ist gut, nur ob es bis zum Ausstieg weit genug bleibt, weiß ich nicht. Ich glaube es ist besser, wenn wir ab jetzt zusammen bleiben“, rief Mulao und krabbelte dem Wind hinterher. Bald hatte sich die Ritze so sehr verengt, dass die Leute nur noch bäuchlings wie die Würmer vorwärts robben konnten und im stärker gewordenen Wind die Fackeln verlöschten.

Manches Mal nahm die Ritze eine scharfe Wendung seitlich, oder auch nach oben, oder schlimmer noch nach unten, doch nach wie vor wehte der Wind ungebrochen durch die Kluft und zerriss die herabfallenden Tropfen zu Sprühregen. Kalt und klamm wurde jedem nach und nach, trotz der Anstrengung, die jeder für sich zu bewältigen hatte.

„Halt! ...“, scholl es plötzlich von ganz vorne: „... Hier geht es nicht weiter. Ich brauche Licht!“

Mühevoll wurden Feuersteine nach vorne gereicht und jedem war, so unbehaglich die gegenwärtige Stellung auch war, die kurze Erholungspause willkommen.

Funken flogen und nach einiger Mühe zündete eine Flamme von beinahe erblindender Helligkeit, da sich das Auge schon so sehr an die absolute Finsternis gewöhnt hatte. Kaum bestand die Möglichkeit, dass sich Mulao mit seiner Fackel rühren konnte, um seine Umgebung zu erfassen. Mit einem Puffen verlöschte die Fackel, also wiederholte sich die Prozedur des Entzündens; und noch einmal, kaum dass er die Fackel aus seinem Windschatten hob, verfielen sie wieder in völlige Schwärze. Doch dieses Mal hatte er erblickt, welchen Weg der Wind nahm. Mehr als noch senkrecht, rückwärts verlaufend, einem Schlangenmenschen gleich wand er sich durch die Engstelle und fand sich fast unmittelbar danach in einer Grotte, die ihm wieder volle Bewegungsfreiheit gewährte. Dort beschloss er zu warten, bis alle die Engstelle passiert hatten. In der Grotte verteilte sich die Luft, dass das Brennen der Fackel wieder möglich war.

Ächzend zwängte sich Lee, der die Nachhut gebildet hatte, in die Höhle und verkündete: „Wir sind schon beträchtlich weit oben, aber ich brauche eine Pause. Ich gehe keinen Schritt mehr, ehe ich nicht eine Weile geschlafen habe. Gibt es in dieser Höhle vielleicht Wasser?"

„Wenn wir die richtige Höhle gefunden haben, nach der mir bekannten Beschreibung, dann gibt es das nicht, doch müssten wir beinahe draußen sein", entgegnete Mulao, der sich bereits wie ein nasser Sack hatte fallen lassen.

Der Durst war zermürbend, aber schlimmer noch war die Erschöpfung. Diesmal verzichtete Lee auf eine Wache und gleich darauf fiel die Höhle der undurchdringlichen Schwärze anheim. In das beklemmende Dunkel rief er noch: „Wer sich davonmacht, den suchen wir nicht mehr. Es kann sich jeder selber der Nächste sein."

Seine Worte verhallten größtenteils ungehört, denn mit dem Verlöschen der Fackel schliefen die meisten bereits.

Ponqua zwinkerte, etwas berührte lästig schmerzhaft sein Auge und unwirsch drehte er sich zur Seite, dabei fiel er auf seinen Kameraden, der ihn verärgert wieder loszuwerden suchte. Ponqua war wach und mit dem vollständigen Erwachen erwies sich die vormalige Belästigung als das lang Ersehnte. „Licht!“, schrie er aus Leibeskräften.

Dieser Ruf weckte auch die andern. Ein von der Decke der Höhle fallender Lichtstrahl malte einen weißen Punkt auf die Stelle, auf welcher Ponqua geschlafen hatte.

Dort oben war der Ausgang und mit Jubel wurde der weiße Punkt am Boden begrüßt. Rasch entzündeten die Männer mehrere Fackeln, um des Gewölbes Ferne auszuleuchten. Auf schmalem Sims lag etwas erhöht, in der Mitte der Wand der Lichteintritt, welcher dem Sonnenschein Durchgang gewährte. Mulao war rasch nach oben geklettert und berichtete von weitem Blick auf die Landschaft, über welcher in wolkenlosem Himmel die Morgensonne stand. Eilends zwängte er sich durch die Lücke, doch unmittelbar kehrte er wieder zurück.

„Ich weiß jetzt, wozu wir das Seil brauchen. Die Lücke befindet sich in einer Felswand, und ohne Seil werde ich der Einzige sein, der sich retten kann.“

Die Freude der nahen Befreiung gab allen neue Tatkraft, doch dauerte es Stunden bis alle wohlbehalten am Fuße der Felswand angekommen waren und erleichtert die Wärme genossen.

Erst gegen die Dämmerung hin fanden sie dann aber aus dem Schutthaldengewirr auf eine Straße, die sie menschlichem Leben wieder näher brachte. Doch noch einmal standen ihnen Tage des Darbens bevor, ehe sich endlich die Stadt zeigte; und hätte nicht Lao-Ly-Tschen all seine Fähigkeiten genutzt, wäre wohl der eine oder andere den Strapazen erlegen. Für Lao-Ly-Tschen brachte aber jeder Schritt ihn dem Verstehen dieses sonderbaren Leidens näher.

In großer Sorge fanden sie bei ihrer Ankunft die Stadtbevölkerung über sein langes Ausbleiben vor. Man hielt ihn und sein Weib schon für verschollen, daher war die Freude über ihr Eintreffen umso größer. Des Mandarins Sorge jedoch galt vielmehr der Art, sich bei Lao-Ly-Tschens Verlust vor dem Kaiser zu rechtfertigen. Er sprach dies wohl nicht aus, aber eine gewisse Hektik in seinem Gebaren verriet ihn.

In Lao-Ly-Tschen aber blieb der Drang zum Reisen und er besprach sich mit dem Mandarin: „Ich kann Euch hier nicht wirklich helfen. Nur etwas Linderung vielleicht, sonst nichts."

„Wie das? Wo doch nur durch die Ankündigung Eurer baldigen Ankunft es den Menschen bereits besser ging", protestierte der Mandarin.

„Sehet, ehrenwerter Mandarin, es ist der Bergbau. Es ist der Staub, es sind die Metalle, die im Übermaß sich in den Körpern lagern. Ihr müsstet den Bergbau verbieten ..." Beschwichtigend hob Lao-Ly-Tschen die Hand, dass der Mandarin ihn aussprechen ließe: „Wohl weiß ich, Euren Lebensnerv damit zu treffen, deshalb muss ein Zwischending gefunden werden. Täglich sterben Menschen in den Minen. In diesem Ausmaß müsste das nicht sein. Auch wäre darin Euer größter Nutzen, der in der Steigerung der Erfahrung läge, sinnvoller die Bodenschätze zu gewinnen, wie auch länger gesund zu bleiben."

„Und wozu ratet Ihr, ehrenwerter Arzt?", antwortete der Mandarin, ohne sich große Mühe zu geben, seinen Unmut zu verbergen.

„Lasst die Menschen nur sieben Tage unter Tage arbeiten, und gönnt ihnen dann drei Tage Tageslicht ..."

„Dann brauche ich einen Drittel mehr Arbeiter!", redete sich der Mandarin in Rage.

„Die Menschen werden kommen! Es ist nicht die Peitsche und der Nahrungsentzug, welche ihnen Freude an der Arbeit geben. Lasst sie an dem Gewinn teilhaben, so dass sich ihr Mühen für sie selbst auch lohnt."

„Habt Ihr bedacht, was das alles kostet?", frug der Mandarin, dem nur noch die Verwunderung die blanke Wut zurückhielt.

„Ja, das habe ich. Ein Vielfaches wird der Ertrag und auch Euer persönlicher Gewinn daraus sein. Ihr seid nicht reich, in dem Ihr hortet, sondern nur in dem, was Ihr davon verwendet, was wechselwirkend auch anderen zum Segen wird. Und wenn im Wechselwirken, als erster Ihr damit beginnt, ist der Gewinn dann umso größer."

„Und Ihr meint, das funktioniert?"

„Ich weiß es! Ein Letztes noch, gebt gutes Essen diesen Menschen, denn das erhöht die Freude und die Kraft."

Dem Mandarin, welchem in seinen inneren Bildern seine eigene, opulente Tafel auftauchte, stieg die Zornesröte aus dem Kragen, doch ehe noch der Ausbruch kam, reichte ihm Lao-Ly-Tschen eine Ansammlung Schriften, mit dem Hinweis, dass oft nicht das Was, sondern das Wieviel den Ausschlag gibt, wofür die Menschen dankbar sich erweisen. Der Mandarin ärgerte sich verborgen noch, doch fühlte er sehr wohl, dass er des Kaisers Leibarzt nicht gewachsen war, dementsprechend war der Abschied kurz und kühl.

Mulao, Lee und Ponqua entschlossen sich, den Dienst im Bergbau hinter sich zu lassen und ihre Kräfte Lao-Ly-Tschen und der Gesundheit zur Verfügung zu stellen. Dem Mandarin missfiel es zwar, doch machte er gute Miene zum bösen Spiel und stattete die drei mit ärmlichen Pferden aus, damit sie ihrem neuen Meister folgen konnten.

Über die Grenzen

Noch vor der Morgendämmerung verließen sie in geschlossener Formation die Stadt, von welcher sich Lao-Ly-Tschen so schnell wie möglich entfernen wollte; und um größtmögliche Strecke am ersten Tag schon zu gewinnen, gab der Hauptmann ein entsprechendes Tempo vor.

Waren sie bei ihrer Ankunft von Süden auf die Stadt zugeritten, so wählte Lao-Ly-Tschen den Weg nach Osten, der größeren Karawanenstraße folgend. Entlang der Route gab es auch in den Abständen von Tagesmärschen Unterkunft, meist nur eine einsame Herberge, die oft sogar mehr einer kleinen Trutzburg glich; nach außen wehrhaft, im Innern sehr einfach, aber geräumig. Lee nahm an, dass oft mehrere Karawanen gleichzeitig zu beherbergen seien, der Wirt einer solchen Herberge bestätigte es ihm, aber hauptsächlich waren es Soldaten, welche auf der großen Mauer ihren Wachdienst anzutreten oder beendet hatten.

Im Laufe ihrer Reise hatten sie vieles bereits von der großen Mauer gehört, welche die nördliche Grenze bewacht; und nun, da ihnen deren Nähe bewusst wurde, legte sich eine seltsam beklemmende Empfindung auf die Menschen, ausgeprägter noch auf die Frauen. Mian-Tsian-Hay schlug vor, möglichst bald Richtung Süden zu reiten, in größere Ferne der Mauer. Zu ihrem Missfallen riet der Wirt davon ab. Zum einen sei nach Süden hin nur weg- und steglose Wildnis und zum anderen sei die Karawanenstraße so ziemlich das Sicherste hier in der Gegend. Wegen der vielen Soldaten gebe es nicht einmal Räuber.

Nur mit Unbehagen folgten sie während der nächsten Tage der Karawanenstraße, dauernd in der Hoffnung bald eine Abzweigung zu finden, welche einen Weg nach Süden wies. Die Hoffnung blieb unerfüllt, und immer einsamer wurde die Gegend. Zwischen gedrungenen Bergen, sanften, bewaldeten, gewundenen Tälern entlang, war gut vorwärts zu kommen, doch die einzigen Spuren menschlichen Lebens blieben die Herbergen. Einen Tag gab die Landschaft sogar fernen Ausblick auf die Mauer frei, die einsam, trutzig, wie ein nie endender Drache dem Bergkamm folgte.

Gegen Abend zeigte sich zu Füßen der stolzen Wehr dann eine Herberge, welche, von der scheidenden Sonne angestrahlt, wie in Flamen stund, umgeben vom lechzend zehrenden Brand der im Sonnenuntergang erglühenden, umstehenden Bäume, gleich einem schaurig schönen Inferno, das mit dem Sinken der Sonne nach und nach zu ödgrauer Asche erlosch. Als sie bald darauf dort eintrafen, war es, als hätte die Sonne ihnen zuvor die Geschichte des Anwesens erzählt und stummes Entsetzen bemächtigte sich ihrer. Unbewohnt waren die Gebäude. Zwischen verkohlten Balken und herabgestürzten Trümmern lag mehr als knöcheltief die kalte Asche und bedeckte beschwichtigend das Grauen, aus welcher noch die Mahnmale verrußter Mauern, das Schrecknis begrenzend, emporwuchsen. Einzig ein abseits stehender Stall blieb von dem Fraß der Flammen verschont und wurde als Nachtlager bestimmt.

In unbehaglicher Bedrückung verrichteten alle die Vorbereitungen für die Nacht, während Lao-Ly-Tschen und Mian-Tsian-Hay die Ruinen genauer untersuchten. Noch flimmerte hier und da ein verblassender Farbkranz eines Menschen, die grauenvoll erlittenen Nöte widerspiegelnd, doch fanden sie nur einige verkohlte Leichen, welche umherirrend entweder von fallenden Trümmern erschlagen oder schutzsuchend in einer Nische verbrannt waren.

„Warum sind sie nicht geflohen?“, verlieh Mian-Tsian-Hay ihrer Bestürzung Ausdruck.

„Ich weiß nicht ...“, gab Lao-Ly-Tschen zurück und starrte traumwandlerisch zu einigen rußgeschwärzten Balkenresten empor, welche aus den Trümmern ragend, Drachenzähnen gleichend, sich mordlustig in ihre Beute schlugen.

„... Vielleicht konnten sie nicht. Vielleicht hielt sie etwas davon ab. Vielleicht glaubten sie, noch irgendetwas retten zu können. Nun wissen sie aber nicht, dass ihre Erdenkörper gestorben sind und halten sich immer noch hier auf. Es irren einige hier in den Ruinen umher."

Mian-Tsian-Hay gruselte: „Kannst du sie fragen, was vorgefallen ist? Ich möchte ungern mit Toten das Nachtlager teilen."

„Dauernd sind wir von irdisch abgeschiedenen Menschen umgeben, genauso wie von den Wesenhaften der Natur, auch wenn wir sie nicht wahrnehmen können. Wir sind niemals alleine."

Erschrocken hauchte Mian-Tsian-Hay: „So gibt es keinen Moment, in dem wir ungestört wären?"

„Doch, selbstverständlich. Der Ausdruck zeigt dir den rechten Weg. Es heißt doch nur, dass sie uns in abgeschiedenen Momenten nicht stören, nicht dass sie nicht mehr vorhanden wären, und das „Nichtstören" geht so weit, dass wir sie in solchen Augenblicken nicht einmal empfinden können. Überhaupt ist der Vorgang umgekehrt, nämlich dass sie sich nur bemerkbar machen, wenn wir ihrer Hilfe bedürfen und dafür geöffnet sind. Manchmal helfen sie uns sogar, ohne sich unserer Wahrnehmung preiszugeben."

„Doch wenn hier Menschen sind, die sich nicht von ihren verbrannten Leibern lösen können, bedürfen dann nicht jene der Hilfe?"

„Ja schon, nur diese sind in der feineren Welt, wir in der allergröbsten. Wie könnte solches geschehen?"

„Erinnerst du dich an Liu-Longau? Auch ihr hattest du geholfen, als sie von einem solchen abgeschiedenen Menschen bedrängt wurde."

„Ich dachte auch schon daran, doch jenen hatte ich nur verjagt, und es ging damals hauptsächlich darum, Liu-Longau zu helfen. Hier bedürfen die Toten der Hilfe. Ich bin doch gänzlich unbewandert in den feineren Ebenen dieser Welt."

Es schwang Verzweiflung in Lao-Ly-Tschens Stimme.

„Vielleicht hilft es diesen Menschen schon, wenn sie von ihrem Leid erzählen können. Und wenn du sie sehen kannst, bist du der richtige Gesprächspartner“, beharrte Mian-Tsian-Hay.

Lao-Ly-Tschen setzte sich auf einen Mauerbrocken und schloss die Augen. Viel lebendiger erstand vor seinem Bewusstsein nun die feinere Umgebung und aus dem Farbengewirr kristallisierten sich einzelne Individuen. Angstvoll irrten sie umher, ständig auf der Suche nach etwas, das sie nicht ergründen konnten. Alles was sie zu berühren schienen, existierte in ihrer Welt, doch in Lao-Ly-Tschens Welt lagen dort nur Schutt und Trümmer. Die Not dieser Menschen war so bedrückend und wirkte in ihrer Art auf Lao-Ly-Tschen, dass dieser in seinen Gedanken ganz laut den Ruf hörte: „Was sucht Ihr?“

Seine Inbrunst hatte seinem Denken solche Kraft verliehen, dass sein Ruf wohl in die Welt der Toten drang und manche sich aufgeschreckt nach ihm umsahen.

„Was sucht Ihr?“, wiederholte Lao-Ly-Tschen seine Frage.

Alsbald begannen die Menschen durcheinander zu reden und jeder wollte als erster antworten. Der eine packte ihn bei der Schulter und stieß ihn zu einer Tür, die fest verschlossen war, aber noch bevor er mit seinen Ausführungen beginnen konnte, riss ihn ein anderer fort und zeigte Lao-Ly-Tschen mehrere gefesselte Menschen, die stumpfsinnig in einem Keller hockten. Lao-Ly-Tschen erkannte sofort, dass diese Menschen nur verständnislos neben ihren toten, gefesselten Leibern kauerten und auf eine Errettung hofften, nicht wissend, dass ihre Körper bei dem Brand erstickt waren und sie irdisch betrachtet tot waren.

Eine Frau war unter ihnen, die ihr Kind schützend in den Armen barg, doch seltsam, das Bild, das so wahr sich bei den erstickten Leichen zeigte, erschien beinahe grotesk bei den Abgeschiedenen. Die Frau hielt dort eine kindgroße Puppe, die sie zu schützen suchte, das Kind aber war nirgends zu sehen. Lao-Ly-Tschen legte seine Hand auf den Kopf des vermeintlichen

Kindes und fragte die Mutter nach dessen Namen. Weinerlich erhielt er Antwort und er bat die Mutter nach dem Kinde zu rufen, doch was diese auch tat und wie zu erwarten, reagierte die Puppe nicht.

„Er ist tot! Er ist tot!“, rief die Mutter in grenzenloser Verzweiflung.

Manche der Kauernden wiegten sich in stumpfsinniger Bewegung und wiederholten in monotonem Geleier: „Er ist tot, er ist tot.“

Lao-Ly-Tschen sprach sanft auf die Frau ein: „Ihr seid alle tot. Seht nur eure verwesenden Erdenhüllen.“

Der sich wiegende, kauernde Chor leierte: „Gleich werden wir gerettet, gleich werden wir gerettet.“

Die Mutter aber schrie hysterisch: „Und du bist vielleicht auch tot? Woher kommst du überhaupt? Du warst vorhin noch nicht hier. Aber siehe, ich lebe und mein Kind ist tot, denn es bewegt sich nicht mehr.“

„Dein Kind lebt ebenso wie du ...“, sprach Lao-Ly-Tschen weiter, „... Es ist nur weiter geschritten an einen Ort an dem seine Entwicklung weiterführt, weil ihm sein lebloser Erdenkörper dazu nicht mehr helfen kann. Das Kind in deinem Arm ist nur ein Erzeugnis deiner Fürsorge; dein wirkliches Kind hat diesen schrecklichen Ort längst verlassen.“

Die Mutter brach in Tränen aus und der Chor echote: „Längst verlassen, längst verlassen.“

Aus erschütterndem Schluchzen brach es aus der Frau hervor: „Wie willst du beweisen, dass du wahr sprichst? Wir sitzen hier seit Stunden gefesselt im Dunkeln, nur das Schreien und Toben hat oben aufgehört.“

Lao-Ly-Tschen fuhr gütig fort: „Reiche mir deine Hand und ich führe dich und die anderen hier hinaus. Du wirst sehen, dass keine Fesseln dich mehr halten.“

Hoffnungskeimend streckte die Frau zaghaft ihre Hand aus, und in dem Moment sie es tat, zerfiel das Kind in ihrem Arm in Nichts. Sie und manche der Kauernden erhoben sich und folgten Lao-Ly-Tschen mühelos in die ausgebrannte Ruine, wo dieser immer noch eingesunken auf dem Mauerbrocken hockte. Mian-Tsian-Hay saß ihm zu Füßen und hatte ihren Kopf auf seinen Schoß gelegt. Beide boten einen Anblick äußersten Friedens und liebevoller Harmonie.

Zu den Menschen, welche Lao-Ly-Tschen gefolgt waren, sprach er warmherzig: „Seht her, das ist mein Erdenkörper, aber ich bin noch fest mit ihm verbunden und ich werde bald darin erwachen. Ihr aber sollt diesen trostlosen Ort verlassen und streben, euch weiter zu entwickeln."

Gerührt sprach die Mutter: „Und du sagst, mein Kind lebt?"

„So gewiss wie du und ich", und liebevolle Bestimmtheit lag in seinen Worten.

Leise flüsterte die Mutter ein „Danke", ehe sich ihre Farben erhellten und sie sich schließlich ganz aufzulösen schienen. Staunend hatten es andere beobachtet und manche folgten ihrem Beispiel. Einer fragte Lao-Ly-Tschen: „Was machen die da? Wohin gehen sie? Du bist bestimmt ein Zauberer, entzaubere mich auch, ich möchte folgen können."

Lao-Ly-Tschen wollte antworten, doch verwirrte ihn eine Art Faden oder Schnur, die schlaff um den Mann gewickelt von ihm wegführte. Er folgte dieser Schnur, bis endlich er in einem weiteren abgelegenen Teil der Ruine einen Leichnam fand, mit welchem diese Schnur verbunden war. Die Spuren verrieten, dass jener Mann entsetzlich zu Tode gefoltert worden war und Lao-Ly-Tschen erkannte, dass dieser durch diese seltsame Schnur noch mit dem Leichnam verbunden war und nicht davon loskommen konnte. Lao-Ly-Tschen nahm den Mann beim Arm und fragte ihn: „Bist du das?"

Etwas irritiert antwortete der Mann: „Ja, ich glaube schon. Zumindest war ich das einmal."

„Willst du zurück?"

„Nein! Niemals!"

„Warum gehst du dann nicht?“

„Ja, warum eigentlich nicht? Ich brauche diesen Körper ja gar nicht mehr.“ Bei diesen Worten begann die Schnur zart rosa zu leuchten und zerfiel alsbald, worauf sich auch der Mann, gleich den andern, löste und Dank wie Glockenklang für Augenblicke versprühte.

Seltsamerweise waren jene, welche sich nicht gelöst hatten, überhaupt nicht ansprechbar.

Lao-Ly-Tschen zwinkerte mit den Augen. Vor sich auf seinem Schoß gewahrte er Mian-Tsian-Hays Haupt. Friedlich schlief sie und am Himmel tauchte eben die Mondsichel über das schwarze Gemäuer in das Geflimmer der Sterne ein. Behutsam strich er ihr übers Haar und sie murmelte noch im Traum: „Du konntest helfen. Ich habe es gesehen, aber ich konnte dir nicht helfen.“

„So siehst du nun, dass alles ein einheitliches Sein, angefüllt mit Leben ist, wo immer du bist, nur — unser Denken bildet eine Grenze zu dem, was wir nicht sehen können; noch unüberwindlicher als jene große Mauer dort auf dem Bergkamm.“

Lao-Ly-Tschen koste ihre Wange und sie gab zur Antwort: „Es war schön zu beobachten. Ich glaube du bist heute bewusst durch jenes Tor geschritten, das die gröbste von der feineren Welt trennt. Mir gelang es erst später im Schlaf und ich habe von dort nur das „Wissen davon“ mitgenommen, während ich das Erlebte nicht in meinem Tagbewusstsein verankern konnte.“

Nachdenklich erhoben sie sich und schritten dem Lager zu. Zu ihrer Überraschung fanden sie am Eingang zu dem ausgebrannten Gebäude Lee, der dort, bis an die Zähne bewaffnet, Wache hielt und mit Erleichterung ihrer Rückkehr harrte: „Der Hauptmann hatte Wachen eingeteilt, aber ich glaube, dass niemand Schlaf gefunden hat. Wir waren in Sorge um euch.“

„Ich danke für eure Fürsorge und Wachsamkeit, ...“, äußerte sich Lao-Ly-Tschen beim Lager, „... konnte ich dadurch ungestört meiner Arbeit nachgehen.“

„Könnt ihr uns das nächste Mal vielleicht vorwarnen?", gab der Hauptmann vorwurfsvoll zu bedenken und Nijan-Hay fügte vorsichtig hinzu: „Es gibt noch Tsampa."

Mian-Tsian-Hay und Lao-Ly-Tschen bemerkten erst jetzt wie hungrig sie eigentlich waren, schließlich war die Nacht bereits weit über Mitternacht vorgeschritten und bald die Dämmerung zu erwarten.

Und während sie aßen, erzählte Lao-Ly-Tschen, was er erfahren und erlebt hatte. Allgemeine Bestürzung griff um sich, als verständlich ward, dass diese Herberge Opfer eines Überfalls, und die Menschen auf bestialischste Weise gemordet worden waren; und dieses in unmittelbarer Nähe der so streng bewachten Mauer. Rätsel über Rätsel verwirrte die Menschen, nun da sie wussten, was geschehen war, noch mehr als zuvor, wie sie die Brandruine erblickten, dass rascher Aufbruch beschlossen wurde. Auch die anderen stärkten sich noch in dieser schlaflosen Nacht, um unmittelbar danach, noch in der Dunkelheit aufzubrechen. Der helle Kies der Straße schimmerte im fahlen Mondlicht, während die Sterne langsam bereits zu verblassen begannen und sich im Osten über den Bergkämmen ein Hauch von Grau in die Nachtschwärze mischte.

Weit kamen sie jedoch nicht, als sich vor ihnen, mitten in der Straße, einem Standbild gleich, ein gut gewappneter Krieger, auf einem kleinen, weißen, struppigen Pferd, in den Weg stellte. In gemessenem Abstand blieben sie stehen und harrten der Reaktion des Reiters. Dieser aber blieb bewegungslos, als wäre er in Stein gehauen und das Pferd schimmerte ebenso hell wie der Kies der Straße, als wäre dieser an der Entstehung des Reiters mit beteiligt. Ratlos wechselten die Blicke in der Truppe, was nun zu geschehen sei, während beinahe lautlos hinter ihnen ein gutes Dutzend ebensolcher Krieger aus dem Buschwerk heraus ihre Pferde auf die Straße leiteten.

Lee hatte es knacken gehört und wandte den Blick: „Ich glaube, wir werden erwartet", bemerkte er halblaut.

In der nächtlichen Stille war das leiseste Knirschen des Kieses, der zarteste Hauch des Zitterns der Blätter vernehmbar, nur die Krieger waren noch lautloser als die Nacht selbst. Unwillkürlich wandten alle ihre Blicke auf die plötzlich aufgetauchten Krieger, die langsam und unhörbar auf sie zu ritten. War Flucht eine Lösung? Denn wirklich vertrauenserweckend sahen diese nicht aus, doch vorwärts ihren Fluchtweg überschauend hatte sich jener einzelne Krieger auf wundersame Weise in gute zwei Dutzend Standbilder vermehrt. Den Abstand zu den hinteren, wie zu den vorderen Kriegern gleich behaltend, ließen sie sich vorwärts drängen, bis schließlich in jeder Richtung nur noch eine Pferdelänge übrig blieb.

Das Standbild kam in Bewegung und senkte seine Hellebarde in Anschlag: „Siebzehn! Das sind drei zu viel! ..."

Lao-Ly-Tschen kombinierte blitzartig und antwortete sogleich, ehe ein anderer ein Wort finden konnte: „Siebzehn ist genau richtig. Ich habe den Auftrag, aus dem Reich Schüler mitzunehmen, die geeignet sind. Die Drei sind die Ersten, da ich mich seit der letzten Stadt auf dem Heimweg befinde."

In seiner neuen Stellung bereits wieder zum Standbild erstarrt, befahl dieser: „Zeig mir den Ring!"

Lao-Ly-Tschen zog des Kaisers Ring an dem Lederband um seinen Hals aus dem Gewand hervor und hielt ihn hoch, so dass er im Mondlicht glitzerte, um ihn unmittelbar danach wieder verschwinden zu lassen.

„Komm!", befahl das Standbild weiter, dabei wandte sich das Pferd, ohne dass die geringste Bewegung von dem Reiter ausgegangen wäre, quer ab von der Straße auf einen schmalen Pfad, der in Richtung Mauer führte.

Lao-Ly-Tschen folgte mit seiner Truppe und die lautlosen Krieger hinterher; einer hinter dem andern. Ein Nebeneinanderreiten oder gar Ausbrechen von dem Pfad war unmöglich.

Gespenstig war dieser Ritt, denn nicht der geringste Laut war zu vernehmen von den Kriegsrossen, kein Huftritt, kein

Schnauben, nichts. Gespenstig hob sich auch plötzlich vor ihnen die große Mauer aus dem Wald, auf die sie unbeirrt zu ritten. Fast hatten sie die Mauer erreicht, da befahl der Anführer „Absitzen“ mit einer unmissverständlichen Handbewegung. Weiter mussten sie die Pferde führen und bald bog der Pfad in einen Tunnel, von welchem Lao-Ly-Tschen annahm, dass es ein verborgener Zugang zu der Wehranlage sei. Etwas weiter im Innern lagen Fackeln bereit. Schweigend folgten sie dem Anführer. Lao-Ly-Tschen fiel auf, dass der Tunnel kaum größer als ein Pferd in den Fels gehauen war, was sich äußerst bescheiden in Anbetracht der Möglichkeiten der Wehranlage ausnahm. Lang und gewunden ging es dahin und Tageslicht erwartete sie bereits an dem fern grüßenden Ausgang.

Jäh erschrak er jedoch, als er beim Ausgang weit hinter sich, über einer mächtigen Felswand, uneinnehmbar die Mauer erblickte. Sie waren dem Feind in die Hände gefallen, und jede Flucht unmöglich. Hier bei Tageslicht gewahrte er auch den Grund für diesen lautlosen Ritt. Die Hufe der Kriegsrosse waren mit Tüchern umwunden. Mit einem regelrechten Schleichweg hatte der Feind die Mauer umgangen, und wer weiß, wie viele es davon gab. Hier am Ende des Tunnels befreite man die Pferde von ihren Huftüchern, ehe alle wieder aufsaßen und mit einem schlichten „Yepp“ des Anführers stürmten alle in rasendem Galopp davon; Lao-Ly-Tschen und die Seinen wie in einem reißenden Strudel mitgejagt. Immer geradewegs nach Norden, tiefer und tiefer in Feindesland, welches bald die hügeligen Berge hinter sich ließ und weite, spätsommerliche, trockene Ebene vor ihnen ausbreitete, wie ein dürrer Grasteppich, in dessen unendlich scheinender Weite, an ungreifbar fernem Horizont sich Behausungen abzeichneten. Darauf hielten sie geradewegs zu. Wie unfasslich riesig, weitläufig sich diese Ebene dehnte, zeigte ein flüchtiger Blick zurück; so war am südlichen Horizont kaum mehr die Silhouette der Berge auszumachen, und trotz des fliegenden Galopps wirkte es, als ob sie an Ort und Stelle dahinrasten, ohne einen Schritt Weges zu gewinnen. Ein einzelner Tag bedeutete nichts in dieser Weite.

Erst am Abend des nächsten Tages, die Dunkelheit war schon hereingebrochen, erwiesen sich die Behausungen als eine stadtähnliche Ansiedlung, bestehend aus etlichen größeren, einfachen Holzgebäuden, umringt von zahllosen Zelten aus Tierhäuten. Die Stadt bedurfte keiner Schutzmauern. Durch die sie umgebende Unendlichkeit konnte keiner ungesehen dem Orte nahen oder zielführend diesen gewandten Reiterhorden gegenübertreten.

Die Nacht verbrachte Lao-Ly-Tschens Truppe in einer Grube, die, mit dicken Stämmen überdeckt, eher einem Gefängnis glich. Wildes Treiben herrschte umher. Pferde wirbelten Staub durch die Ritzen, dass während des Vorbeigaloppierens die Erde bebte. Menschen gingen teils schwatzend, teils schreiend vorbei oder darüber hinweg und andauernd war die Nacht durch den flackernden Schein von Feuern erhellt.

Lao-Ly-Tschen beschlich ein Empfinden, wie es wohl jene in der Herberge erlebt haben mussten, welche dort in dem Keller erstickt waren. Trostlos kauerte jeder, vor sich her stierend, oder den Blick zu den flackernden Ritzen erhoben, in sich hineinbangend, was der nächste Tag bringen möge, und schwiegen und fanden keinen Schlaf.

Erst als zwischen den Ritzen das Flackern langsam ermattete und sich mit dämmrigem Grau mischte, kehrte etwas Ruhe ein; nur für kurze Zeit.

Jäh wurden Bohlen weggehoben und ein rußgeschwärzter Topf an einem Seil herabgelassen. Dampfend heiß verströmte er einen Geruch von Fleischbrühe, beinahe unerträglich, gleich dem Geruch der entsteht beim Seifesieden. Also auch ähnlich schmeckte der Inhalt, obgleich mächtige Fleischbrocken darin herumschwammen ermangelte es diesem Fraß gänzlich an Salz; hätte sie nicht riesiger Hunger getrieben, wäre der Topf wohl unberührt geblieben. Gerade genügend Zeit verblieb, um in Hast einige Bissen herunter zu würgen, da wurde Lao-Ly-

Tschen von einigen Wachen und dem Anführer abgeholt und in das größte Holzgebäude gebracht.

Grob waren die Klötze gefügt und besaßen noch die Rundungen der Bäume, sowohl die Säulen als auch die Wandausbildungen, die im Innern nur als Sichtschutz dienten. Über allem wölbte sich ein hoher, leerer Dachraum, in dessen Mitte eine beträchtliche Öffnung für Licht und Rauchabzug sorgte. Die an den Außenseiten gelegenen Räume umschlossen eine Halle, in deren Mitte, auf grob gefügten Steinblöcken, die Reste eines mächtigen Feuers schwelten. In dieser Halle einzig war der nackte Erdboden teilweise mit Fellen ausgelegt, wie auch solche in reicher Fülle die Wände zierten. Gegenüber dem Feuer standen rechts und links zwei lange Tische, so zusammengeschoben, dass nur ein schmaler Durchgang verblieb, an dessen Ziel, auf einigen Stufen erhöht, ein in Fellen ertrinkender Stuhl stand. Der Stuhl war leer, doch wie sich alsbald herausstellte, tat sich dessen Besitzer an der rechten Tafel lautstark gütlich und winkte Lao-Ly-Tschen und den Anführer belanglos herbei.

Der Anführer beugte sich über die Tafel hinweg und unterhielt sich kaum hörbar mit dem Schmausenden, dabei warfen sie immer wieder Blicke zu Lao-Ly-Tschen und der Gefängnisgrube Richtung. Der Anführer wandte sich zu Lao-Ly-Tschen, doch zum Sprechen kam er nicht.

Mit Gepolter und Geschrei stießen einige Wachen zwei Männer in den Raum. Eine Wache rief: „Großer Kahn, hier sind die Verräter!“

Die beiden als Verräter bezeichneten hatten sich der Länge nach auf die Erde geworfen und küssten den Rand der bodenbedeckenden Felle vor dem Kahn. Dieser hatte sich ungestüm erhoben und donnerte mit heiserer Stimme: „Ihr wagt es, mit Karoulkahn gemeinsame Sache zu planen? Ihr spioniert mich aus, um ihm dann zu berichten? Wie sollte die Mauer fallen, wenn wir uns gegenseitig die Schwerter in den Rücken rammen? Sprecht, wenn ihr dazu etwas sagen wollt!“

Der eine hob etwas den Kopf um zu antworten, während der andere mit Fellküssen weitermachte: „Karoulkahn drohte uns vierzuteilen, oh großer Kahn, wenn wir nicht willens seien."

Der Kahn hatte sich zwischen den Tischen durchgezwängt und stand nun breitbeinig vor dem Sprecher. Drohend lag seine Hand auf dem Schwertknauf an seiner Seite: „Soooh, vierteilen wollte er euch?", dabei zerrte er den Sprecher an seinem dünnen Zopf zum Stehen und griff nach seinem Gürtel, dahinter sich ein Beutel barg, den er triumphierend hervorzog und dessen Inhalt auf die Erde klimpern ließ.

„Ja! Vierteilen!", dabei griff er mit eiserner Faust nach des Verängstigten Kragen und zog ihn also heran, dass sie Nase an Nase einander gegenüberstanden und brüllte, dass die Halle erbebte: „Wer sind die anderen beiden?"

Der Beschuldigte, dessen Knie ihren Dienst zu versagen drohten, flehte: „Nur wir beide, nur wir beide ..."

Der am Boden Liegende setzte zu einem Echo an, doch kam es nicht mehr dazu. Der Kahn hatte in seiner Wut sein Schwert aus der Scheide gerissen und in einem Rundumschlag beiden die Köpfe abgetrennt. Verärgert warf er das Schwert auf die Tischplatte und bemerkte, während er sich wieder hinter den Tisch zwängte: „Sucht die andern beiden! Und die Köpfe schickt Karoulkahn als Warnung."

Entsetzt ob der verrohten Urteilsfindung fand Lao-Ly-Tschen doch einen winzigen Funken Bewunderung für die unglaubliche Gewandtheit des außerordentlich beleibten Kahns.

„Oh, diese lästigen Amtsgeschäfte ...", brummte der Kahn.

„... Ich bedaure, dass dabei die Gastfreundschaft so sehr leidet ...", und mampfte dabei mit vollen Backen.

„Greif zu, großer Arzt, es ist genügend da, für jene, die mir willkommen sind. Vergebt, dass ich verabsäumte, euch schriftlich um eure Aufwartung zu bitten. — Vermutlich hätte der Kaiser etwas dagegen gehabt." Seiner Erheiterung folgte ein Lachen, das nicht zu sparsam den Inhalt seines Mundes über den Tisch verteilte, und mancher an der Tafel stimmte in das Gelächter ein.

„Habt Dank, großer Kahn. Ich habe bereits mit meinem Gefolge in meinen Gemächern getafelt“, bemühte sich Lao-Ly-Tschen höflich zu sein.

Bei dem Wort „Gemächer“ prustete der Kahn von neuem heraus, dass ihn die Fettleibigkeit schmerzte: „Ich hoffe, sie waren angemessen für die eine Nacht. Ihr kamt so überraschend, dass ich keine Vorbereitungen veranlassen konnte.“

Lao-Ly-Tschen fühlte sich peinlich berührt durch die allgemeine Heiterkeit, die er hervorrief: „Oh, großer Kahn, hättet ihr die Güte, mir kundzutun, weshalb ihr mich an euern Hof berieft?“

Eine neue Welle der Belustigung stürmte über die Anwesenden und der Kahn klopfte dabei lautstark seinem Nachbarn auf die Schulter, dabei brüllte er: „Da sag mir doch einer, dass unsere Nachbarn ein unhöfliches Völkchen seien. Morondey, davon solltest du dir eine Scheibe abschneiden.“

Der mit Morondey bezeichnete war in dem schallenden Gelächter aufgesprungen und hatte sein Schwert blank gerissen und mit einer übertriebenen Verbeugung salbte er: „Oh, großer Kahn, wo ist es euch genehm, dass ich schneide, Hüfte oder Lende?“

Mit einem Schlag war Ruhe. Der Kahn fand diesen Witz nicht angebracht und griff nach seinem Schwert, das noch bluttriefend auf der Tafel lag: „Hüte deine Zunge, wenn du sie behalten möchtest“, drohte er unmissverständlich.

Ein jeder schien zu wissen, verwirklichte der Kahn seine Drohung, so geschähe das auf Schulterhöhe.

„Nun, mein höflicher Arzt, mein Sohn ist erkrankt, darum bat ich dich zu mir zu kommen.“

Lao-Ly-Tschen fand in eisiger Kaltblütigkeit Schutz, als er antwortete: „War es deshalb nötig, die gesamte Herberge auszulöschen?“

Ärgerlich grunzte der Kahn: „Du hattest dich verspätet. Wenn ich es nicht getan, hätte der Kaiser meinen Wunsch vereitelt. — Aber ich bekomme immer, was ich wünsche, und du bist hier.“

„Es fällt mir schwer, wie ein Gefangener behandelt, mich richtig auf meine Arbeit zu konzentrieren“, erwiderte Lao-Ly-Tschen.

„Noch wusste ich nicht, ob du meiner Bitte Folge leisten wirst. Da du mir jedoch deine Hilfe zusagtest, sei nun meiner Großzügigkeit gewiss.“

„Wie lange werdet ihr meine Hilfe benötigen?“

„Das hängt ganz von dir ab. Gesunde Krieger kämpfen besser. Ein Vorteil, den ich gegen Karoulkahn ganz gut verwenden kann.“

„Wenn es sich um so viele Menschen handelt, wird mir mein Geleite helfen müssen. Doch all zu lange werde ich euch nicht helfen können, der Kaiser erwartet meine Rückkehr.“

Der Kahn lehnte sich wohlgesättigt zurück: „Der Kaiser wird denken, du seiest in der Herberge umgekommen.“

„Der Kaiser wird den Ring nicht finden.“

„Ach so, du meinst also den Ring kann dir keiner gestohlen haben?“

„Wenn Diebe den Überfall durchgeführt hätten, wären alle Toten beraubt. Dieses ist nicht der Fall.“

Der Kahn war gereizt und amüsiert zugleich ob des Schlagabtausches: „Gut beobachtet, Arzt, doch wer wollte die Herberge überfallen, welche so nahe der Mauer liegt? Natürlich die bösen Nachbarn aus dem Norden, wo auf viele Tage in beiden Richtungen kein einziger Übergang besteht. Glaubst du, wir machen solches das erste Mal?“

„Ihr wiegt euch in Sicherheit, das birgt die allergrößte Gefahr. Unterschätzt niemals euern Feind; überschätzt ihn aber auch nicht, sondern achtet ihn. Nur so könnt ihr siegen.“

„Du bist nicht nur heilkundig sondern auch weise. Was schlägst du vor?“

„Ich kümmere mich um euern Sohn. Ob ich ihm helfen kann, weiß ich jetzt nicht. Dann lasst ihr mich mit den Meinen ziehen. Als Begleitung gebt ihr mir von euren fähigsten Männern mit und ich mache in meiner Heimat Ärzte aus ihnen."

Der Kahn war erzürnt: „Wie? Du willst dir hier eben kurz die Hände abwischen und dann wieder verschwinden?"

„Ja! Gebt einem Mann einen Fisch und er hat zu essen einen Tag. Wenn ihr ihn aber Fischen lehrt, wird er eurer Hilfe nie wieder bedürfen. Ich biete euch mehr als ihr erwarten konntet."

„Ein weiser Denkansatz, doch warum sollte ich mich mit Lehrlingen zufriedengeben, wenn der Meister bereits hier ist. Fliehen ist hier unmöglich."

„Was ist euch denn lieber: Ein Sack voll altem Reis oder eine Handvoll jungem? Ihr könnt den Sack leer essen und habt dann nichts mehr, selbst wenn ihr den Reis ausstreut, wird von der alten, vertrockneten Saat wenig aufgehen und nur spärliche Ernte bringen. Streut ihr aber den jungen Reis, immer wieder, so habt ihr ewig jungen Reis zu ernten und werdet satt. Was kann euch also ein alter Reissack wie ich wirklich nützen?"

„Aha ...", rief der Kahn belustigt: „... Du lässt dich nicht so schnell klein kriegen, das gefällt mir. Besser finde ich es allerdings, wenn du deine Schüler hier ausbildest."

„Die Sonne scheint auf die ganze Welt, auf jede Kreatur, ob gut oder schlecht. Wenn ihr die Sonne einsperren wolltet, müsste die Welt verdorren. Die Wolken ziehen ungehindert über das Land, ungehemmt aller Grenzen. Befehlt ihnen zu regnen ihr Wasser, das sie über dem fernen Meer aufgenommen haben. Befehlt dem Wind zu schweigen."

„Mein weiser Arzt, keiner befielt dem Wind oder den Wolken, aber du bist weder das eine noch das andere und deshalb bleibst du so lange, wie ich es für gut befinde."

„Dann gebt mir zunächst Morondey. Er ist kühn und schnell mit der Klinge. Er scheut sich nicht die Eitergeschwüre seines Volkes aufzuschneiden."

„Er ist ein Krieger!“, rief der Kahn verblüfft.

„Jeder gute Arzt ist ein Krieger, im ständigen Kampf für die Gesundheit der Menschen.“

Morondey fuhr aufgebracht hoch: „Soll ich mir von diesem Schönling etwas zeigen lassen? Das ist doch Weibergewäsch. Mich dürstet nach Streit und Blut.“

Ruhig antwortete Lao-Ly-Tschen: „Blut wirst du mehr zu sehen bekommen als dir lieb ist.“

Morondey wurde nur noch wütender: „Kahn, befiel ihm, dass er einen anderen wählt!“

Der Kahn, der sich wieder genüsslich zurücklehnte, brummte weise: „Überzeuge ihn selbst.“

Wütend und verzweifelt zugleich riss Morondey sein Schwert heraus und stürzte auf Lao-Ly-Tschen, welcher mit einer unscheinbaren Bewegung dem ungestümen Angriff auswich und dabei behende die Klinge des Kahns an sich nahm, um verteidigungsbereit im freien Raum Stellung zu beziehen. Verdutzt schaute Morondey um sich, nachdem sein Angriff unerwartet ins Leere ging. Holte aber gleich von neuem aus und verlieh seinem schmetternden Hieb mit einem brachialen Schrei noch erhöhte Kraft. Nur um Handbreite wich Lao-Ly-Tschen aus, ohne den Schlag zu parieren, aber derart, dass Morondey zu Sturze kam. Er drehte sich, um sich wieder aufzurichten, da fühlte er bereits an seiner Kehle die Schwertspitze, die ihn auf den Boden zwang, an deren Ende ihm Lao-Ly-Tschen kaltblütig entgegen blickte: „Lerne als erstes Überzeugungskraft, Krieger!“, damit warf Lao-Ly-Tschen das Schwert hinter sich, dass es zitternd in der Tischplatte vor dem Kahn stecken blieb und reichte Morondey die Hand zum aufstehen: „Die wahre Kunst eines Kriegers ist Leben zu schenken, nicht zu nehmen“, ergänzte er.

„Du bist nicht bloß scharfzüngig, sondern auch gewandt und verstehst es mit unseren Werkzeugen umzugehen“, verkündete der Kahn bewundernd: „Morondey, du hast den Auftrag unser erster Arzt zu werden. Wenn du nicht anständig lernst, soll der Meister dir die blutige Seite seines Berufes zeigen."

Lao-Ly-Tschen legte beide Handflächen aufeinander und verneigte sich kurz, dann äußerte er knapp: „Da dieses nun geklärt ist, bitte ich zu eurem Sohn geführt zu werden. Morondey kann sogleich assistieren."

Der Kahn grinste breit und befahl Morondey: „Zeig ihm, wo es hin geht."

Nur widerwillig folgte dieser der Anweisung. Es ging in ein nahegelegenes Gebäude. Dieses war niedriger, gedrungener, aber im Grunde von gleicher Bauart, jedoch im Inneren waren die peripheren Räume nur durch eine Unzahl Felle abgetrennt; das Ganze erinnerte mehr an ein geräumiges Zelt. Morondey trat zu einem dieser Abteile hinzu und schlug das Fell, das den Eingang markierte, zurück und brummte etwas Schwerverständliches, wie in etwa: „Ich warte hier."

Düster, muffig und feucht war es in dem Raum und die Luft roch fiebrig. Gegenüber dem Eingang war ein üppiges Felllager, an welchem nur das sanfte Auf und Nieder regelmäßiger Atmung verriet, dass jemand darin ruhte. Alle Farben waren düster, matt und erinnerten an den nahen Tod; diesen Eindruck verstärkten noch einige den Raum zierende Jagdtrophäen. Von des Kahns Regierungssaal schon einiges gewöhnt, war Lao-Ly-Tschen wenig überrascht, über das, was er vorfand und befahl Morondey: „Bringe mir meine Tasche, die beiden Frauen und noch zwei weitere Helfer ... und ...", rief er nun etwas lauter, weil der Angesprochene bereits lostraben wollte: „... sorge noch dafür, dass die andern ein vernünftiges Quartier erhalten. Wie der Kahn selbst sagte: gesunde Krieger sind bessere Kämpfer."

Lao-Ly-Tschen wühlte nun den Schläfer aus seinen Fellen, um ihn zu untersuchen. Der Halsansatz war dick geschwollen und auch in den Schulterbeugen und Leisten waren heftige Knoten; der Knabe, kaum vierzehn mochte er sein, kämpfte mit dem Ärgsten und Lao-Ly-Tschen schüttelte nur erschüttert den Kopf. Ihm unbemerkt war der Kahn hinter ihn getreten und grunzte verhalten: „Wie schlimm ist es? Kann man überhaupt noch etwas machen?“

Lao-Ly-Tschen, der auf der Lagerkante saß, wandte sich um: „Ich will nichts beschönigen, ich erachte die Wahrscheinlichkeit für äußerst gering.“

„Wie kann ich hilfreich beitragen?“, wollte der Kahn mit einem fürsorglichen Tonfall wissen, welchen ihm Lao-Ly-Tschen nicht zugetraut hätte.

„Möglicherweise könnte ich Mittel benötigen, welche ich selbst nicht mitführe. Deren Beschaffung zu ermöglichen ist hilfreich.“

Morondey erschien mit der Tasche und den Helfern, und alsbald war auch der Kranke in der Nähe der Feuerstelle gebettet, näher der Wärme und dem Licht. Lao-Ly-Tschen suchte in seiner Tasche, gedankenleer wie er es schon damals bei Lobsang-Tsche-Kum tat, doch nichts darin wollte sich hilfreich zeigen, einzig Morondeys Stiefel schienen jenen hilfebringenden Glanz zu haben, und kurzentschlossen ging er dieser Ahnung nach: „Morondey, deine Stiefel bitte, und dein Schwert.“

Verständnislos, verdutzt reagierte dieser nicht sogleich, worauf der Kahn ihn anbrüllte: „Tu, was er sagt! Er wird schon wissen warum.“

Lao-Ly-Tschen nahm beides entgegen, legte die Stiefel auf den Tisch und hieb deren Schäfte ab. Diese nahm er an sich, den Rest erhielt Morondey zurück, welcher verzweifelt auf Lao-Ly-Tschen blickte, der seine Stiefelschäfte in Streifen schnitt. Zuletzt gab er dem Knaben ein Stück eines Streifens und hieß ihn darauf zu kauen.

„Baut warme Holzböden in den Schlafräumen“, riet er dem Kahn. Die Frauen mit Hilfe der Männer hatten bereits begonnen, das Gemach des Knaben komplett zu zerlegen und zu reinigen.

Neugierig wollte der Kahn wissen: „Was bewirken die Holzböden?“, während er gleichzeitig wie Lao-Ly-Tschen des Knaben Reaktion beobachtete.

„Diese regulieren die Feuchtigkeit besser als es Felle alleine können", gab der Angesprochene zur Antwort.

Zunächst hatte der Knabe widerwillig, missmutig des Morondeys Stiefel zwischen die Zähne genommen, als wäre es die bitterste Medizin, aber mittlerweile kaute er mit einer Begeisterung darauf herum, die er nicht der größten Delikatesse angedeihen ließ. Neugierig hatte sich Morondey ganz verstohlen auch ein Stück seines Stiefels in den Mund gesteckt und überrascht rief er aus: „Salz!"

Unmittelbar hatte er die Blicke auf sich gezogen und Lao-Ly-Tschen meinte ernst: „Bring mir Salz!"

In aufwallendem Zorn, diesen nur mit Beherrschung zurückhaltend, fragte der Kahn: „Ist es Salz, was dem Knaben fehlt?"

„Das werden wir gleich wissen, wenn Morondey wiederkehrt. Möglich ist es schon. Noch weiß ich allerdings nicht, was der Stiefel sonst noch enthält", sinnierte Lao-Ly-Tschen, der Kahn aber brauste auf: „Ich habe es gewusst! Ungeheuer von Karoulkahn! Schon lange verwehrt er uns den Zugang zum Salz und glaubt, uns damit in die Knie zu zwingen. Aber nicht mit mir! Wir brauchen sein dreckiges Salz nicht!"

„Oh, großer Kahn, ihr zürnt vergebens. Alle Menschen brauchen Salz, mehr noch, jede Kreatur. Und ja, er wird euch damit in die Knie zwingen, wenn ihr euch nicht an anderer Stelle Salz beschaffen könnt."

Immer noch wütender rief der Kahn: „Woher sollte ich hier Salz nehmen, wo es nicht einmal einen Berg gibt."

Lee, der die Frauen begleitete und zwangsweise mitgehört hatte, knurrte mehr nur vor sich hin: „Für Salz braucht es keinen Berg. Im Meer gibt es genügend Salz ..."

„Das Meer! Das Meer! ...", brüllte der Kahn: „Weißt du, wie weit das Meer entfernt liegt und wie viele Stämme dazwischen?"

Lee ließ sich nicht einschüchtern: „Das Meer ist eine Möglichkeit, aber vielleicht braucht ihr nicht bis dahin. Vielleicht liegt Salz unter euren Füßen."

„Du meinst doch wohl nicht, dass wir den Tieren gleich am Boden scharren und Erde fressen?“ Die Stimme des Kahn überschlug sich fast dabei.

Lao-Ly-Tschen war hellhörig geworden: „Eure Tiere fressen Erde? Haben sie eine bevorzugte Stelle?“

Morondey kam mit einem Brocken rosa-bräunlichem Salz zurück und berichtete: „Jemand hat Salz gestohlen. Ich konnte ihn aber noch nicht ausfindig machen.“

Das brachte den Kahn vollends zur Explosion. Er entriss Morondey das Schwert und stürmte schreiend aus dem Gebäude, Lao-Ly-Tschen aber befahl: „Hol ihn zurück!“, und zu Lee gewandt: „Könntest du in der Erde graben und Salz finden?“

„Wenn es hier Salz gibt, dann ja“, gab dieser knapp zurück.

Das Salz zeigte bezogen auf den Knaben seine heilende Wirkung. In Lao-Ly-Tschen aber wogte die Erschütterung darüber, wie der Mangel an solchen unscheinbaren Kleinigkeiten derart verheerende Folgen zeitigen konnte und noch schlimmer, dass ihm bisher diese zwingende, natürliche Einfachheit noch nie aufgefallen war.

Morondey brachte den aufgewühlten Kahn zurück und er hatte all seine Geschicklichkeit aufzubieten, um dessen Handgreiflichkeiten zu entgehen. Dennoch erfüllte es ihn mit einer gewissen Genugtuung, da noch vor wenigen Stunden die Ausführung eines solchen Ansinnens ihn seinen Kopf gekostet haben könnte. Lao-Ly-Tschen ließ den Kahn erst gar nicht zu Worte kommen: „Das Salz scheint seine Wirkung zu tun. Wir müssen über Salz reden.“

„Was wollen wir über Salz reden? Karoulkahn hält seine Hand darauf, aber das ist auch schon das einzige Mittel seiner Macht.“

„Und ihr dachtet seine Macht zu brechen, in dem ihr euch unabhängig gebt und auf Salz verzichtet?“, rügte Lao-Ly-Tschen scharf.

„Soll ich mir selbst das Salz aus dem Ärmel schütteln? Und

wenn wir alle unsere Stiefel gefressen haben werden, gehen wir barfuß?“

„Ihr könntet ebenso wie Karoulkahn danach in der Erde graben.“

Der Kahn hatte offenbar kein Interesse, sich besänftigen zu lassen: „Wir sind Krieger! Oder sehen wir vielleicht aus wie Wühlmäuse?“

„Nun ihr habt auch unter der Mauer hindurch einen Stollen gegraben. Wo liegt da der Unterschied?“

Der Kahn schob sich dicht vor Lao-Ly-Tschen. Er bebte vor Wut: „Der Unterschied liegt darin, dass ‚heute‘ heute ist. Der Tunnel wurde bereits angelegt, als die Mauer gebaut wurde. Da fiel es am wenigsten auf. Und überhaupt geschah das lange vor unserer Zeit.“

Lao-Ly-Tschen konnte es nicht lassen, den Kahn zu provozieren: „Ihr wollt doch nicht etwa damit eingestehen, dass ihr weniger könnt als eure Vorväter?“

Zu Morondey rief nun der Kahn: „Zu dumm, dass ich den Arzt noch brauche, sonst wüsste ich genau, was ich mit ihm täte!“

Lao-Ly-Tschen ließ sich nicht beirren: „Großer Kahn, es ist sinnlos und auch unwürdig, eure großen Pläne hinter eurer Wut zu verbergen.“

„Aha ...“, entgegnete der Kahn zynisch: „... und was denkt denn der weise Arzt, welche Pläne ich hege?“

„Nun endlich hat der Fisch angebissen“, dachte Lao-Ly-Tschen und begann vorsichtig: „Darf ich denn vor all diesen Menschen sprechen?“

Der Kahn machte eine ungeduldige Handbewegung, dass er endlich weitersprechen solle und Lao-Ly-Tschen fuhr fort: „Mit dem eigenen Salz hat Karoulkahn keine Macht über euern Stamm, mehr noch, ihr gewinnt Macht über ihn und alle Stämme, welche er durch die Macht seines Salzes unterdrückt. Ihr könnt endlich in diesem Land Freiheit erringen, wie ihr lange schon darnach dürstet, ohne einen einzigen Tropfen Blutes.“

Der Kahn setzte ein Lächeln auf, als wären dieses schon immer seine Gedanken gewesen und verkündete gönnerhaft: „Ja, aber nach dem du meine Pläne so unbefangen ausgeplaudert hast, werden einige deiner Männer mir helfen das Salz auszugraben. Morondey, zeig ihnen die Stelle“, daraufhin stolzierte er aus dem Gebäude.

Morondey stand da, als hätte man ihn geohrfeigt: „Welche Stelle?“, stotterte er dem Kahn hinterher.

Begütigend klopfte ihm Lao-Ly-Tschen auf die Schulter: „Bring mich zu der Stelle, wo die Tiere scharren und die Erde fressen. Das ist ein Anfang.“ Innerlich aber wünschte er inständig, dass sich ihm Wesenhafte zeigen wollten, die weiterhelfen können.

Er winkte Lee, dass er ebenfalls folgen möge, und nachdem die anderen Männer seiner Truppe bei der Arbeit im Gebäude bereits mithalfen, war er dort leicht zu entbehren. Unterwegs, es ging ein gutes Stück aus der Ansiedlung heraus, sprach Lao-Ly-Tschen leise zu Lee: „Wie tief könnte Salz liegen, wenn Tiere an der Oberfläche Spuren davon finden?“

Lee schaute misstrauisch auf den vor ihm gehenden Morondey und antwortete ebenso leise: „Wenige Fuß nur, oder ... unendlich. Keiner weiß das genau. Es kann der Rest, aber auch der Anfang eines Vorkommens sein.“

„Du weißt nicht, wie froh ich bin, mit dir einen Bergbauspezialisten an meiner Seite zu haben.“

Niedergeschlagen gab Lee zurück: „Du weißt nicht, wie froh ich wäre, wenn du recht hättest. Ich war Aufseher und habe vom Berg wenig Ahnung.“

„Glaubst du Mulao oder Ponqua wissen mehr?“

„Mulao vielleicht. Ponqua eher nicht. Er kam erst wenige Wochen vor dir in die Mine.“

„Kann es denn so schwer sein, mit einer Hacke und einer Schaufel umzugehen?“ Lao-Ly-Tschen wollte nicht glauben, dass schon alles zu Ende sei, noch bevor es begonnen hatte. Unausgesprochen wusste Lee, dass Lao-Ly-Tschen sich darin eine Möglichkeit zur Flucht erhoffte und wollte dieses schwache Hoffnungsglimmen nicht verlöschen lassen: „Mit Hacke und mit Schaufel ist da wenig zu machen. Man müsste mit dem schwarzen Pulver umzugehen verstehen, ansonsten musst du dich auf die nächsten dreißig Jahre Bergbau einstellen."

„Kennst du das schwarze Pulver, und wie man es herstellt?"

„Wie man das Zeug herstellt, ist nicht schwer. Die Anwendung ist gefährlich." Die Vorstellung bedrückte Lee, dass er den Rest des Weges schwieg. Nach einer guten Stunde Fußmarsch erreichten sie die Stelle. Eine eigentümliche Senke in Mitten der tafelflachen Ebene, mit geschätzten fünfhundert Schritt Durchmesser, und so tief, dass selbst ein Reiter, der auf seinem Pferd stand, nicht darüber hinausschauen konnte. Die Tiefe bildete eine Ebene, die gänzlich ohne Bewuchs da lag und nebst den zahllosen Pferdespuren auch reichlich Spuren von Wildtieren aufwies. Morondey erläuterte: „Hier finden wir die Pferde meistens, wenn sie davongelaufen sind."

In Lao-Ly-Tschen arbeitete es fieberhaft, dass er sich mühen musste, ruhig zu antworten. „Warst du oft beauftragt, die entlaufenen Pferde einzufangen?"

„Ja, meistens, warum fragst du?"

„Und dir ist noch nie etwas aufgefallen?", bohrte Lao-Ly-Tschen weiter.

„Was sollte mir an diesem Dreckloch auffallen, außer wenn es geregnet hat, dass tagelang das Wasser darin steht. Jedenfalls kommen die Pferde nicht zum Scheißen her, sonst müssten wir den Mist zum Heizen ziemlich weit tragen."

In Lao-Ly-Tschen schwelte ein Ahnen, welches weltenfern von Morondey zu liegen schien, sich aber auf wundersame Weise auf Lee übertrug. Diesem Ahnen folgend sprang Lee in die Senke, in die kahle Fläche und grub mit der Hand im Schlick herum. Dabei kauerte er also, dass er den Obengebliebenen den

Rücken zukehrte, und von jenen unbemerkt mit der Zunge auf den Schlick auf seiner Hand tippte. Es durchfuhr ihn dieselbe Überraschung wie Morondey, als er an seinem Stiefel kaute. Belanglos drehte er sich um, als hätte er solches genau gewusst; zumindest versuchte er bei Morondey diesen Eindruck zu erwecken und rief, gerade eben an der Kante hörbar „Salz“, dann stiefelte er zurück.

Morondey durchschaute das Ganze noch nicht: „Wie? Salz?“

Lao-Ly-Tschen half ihm weiter: „Was glaubst du denn, woher deine Stiefel salzig waren?“

„Ich dachte vom Pferdeschweiß. — Du sagst, da ist wirklich Salz“, wandte er sich an Lee und dieser streckte ihm die schmutzige Hand entgegen. Morondey kostete mit der Fingerkuppe, dann erhellte sich sein Blick: „Es ist verrückt! Wir lassen uns von Karoulkahn unterdrücken, dabei liegt das Salz unter unseren Füßen.“

Wir werden hier Zelte aufbauen, um das Salz abzubauen“, entschied Lao-Ly-Tschen und Lee witterte erneut das mögliche Gelingen eines Fluchtplanes.

Lao-Ly-Tschen aber dankte innerlich, dass die Natur überall das hervorbringt, wessen die darauf lebenden Kreaturen bedürfen.

Leicht war es nun den Kahn zu überzeugen, doch Monde vergingen, während welcher sie im Schlick wühlten, der nimmermehr gründen wollte, doch die Not war vorerst gebrochen und die Menschen aßen, wie der Kahn sich ausdrückte „Dreck“.

Erst der einbrechende Winter erwies sich als hilfreich bei der Arbeit und machte den Schlick zähflüssiger, und dadurch des Tages Arbeit nicht wieder des Nachts zunichte, als dass man die Grube an einer Stelle immer tiefer abstützen konnte. Letztlich fand sich in beträchtlicher Tiefe das begehrte Salz wie fester Fels; nur an Flucht war niemals zu denken. Stets waren viele Arbeiter zugegen, welche Abstützmaterial heranschleppten oder Aushub beiseiteschafften. Manches Mal war auch Lao-Ly-

Tschen mit einigen der Seinen zu ärztlichen Tätigkeiten in der Ansiedlung herangezogen, so dass sie niemals alle beisammen oder unbeaufsichtigt waren.

Dessen ungeachtet war Morondey nicht nur Lao-Ly-Tschens Lehrling, sondern genau so gut sein Wächter, denn der Kahn misstraute Lao-Ly-Tschen. Irgendwo im Verborgenen unterdrückte er sein schlechtes Gewissen, Lao-Ly-Tschen und seine Leute gewaltsam hergebracht zu haben und ahnte ebenfalls, dass die Gelegenheit zur Flucht abgewartet werde. In dauernder Gegenwart von Lao-Ly-Tschen veränderte sich aber Morondey und während eines Ganges zu des Kahns Sohn sprach er ihn fern genug aller Mithörer an: „Der Kahn wird dich nicht gehen lassen."

„Nein, das wird er nicht", entgegnete Lao-Ly-Tschen traurig.

„Um zu fliehen braucht ihr einen Führer."

„Der Führer wird uns wenig nützen. Der Tunnel durch die Mauer ist wohl leicht zu finden, doch der Weg dorthin schwer zu verbergen."

„Höre, Lao-Ly-Tschen, der Tunnel nützt euch nichts. Er wird Tag und Nacht bewacht. Du siehst ja selbst, wie misstrauisch der Kahn ist."

„Ja, dann heißt es halt ausharren und dicht zusammenzurücken, dass wir diesen Winter nicht erfrieren. Dass Karoulkahn jetzt in den Krieg zieht, ist kaum wahrscheinlich."

„Karoulkahn zieht nicht in den Krieg, er übt seine Macht mit dem Salz."

„Er würde nur dann in den Krieg ziehen, wenn er wüsste, dass der Kahn eigenes Salz hat", meinte Lao-Ly-Tschen finster und hoffte insgeheim auf einen Boten, der ihm die Nachricht überbringen würde.

„Sei dir gewiss, dass er es längst weiß. Die beiden unbekannten Verräter haben es ihm sicher schon erzählt. — Du fragst dich nun, woher ich das weiß? Zum einen durch das Misstrauen des Kahns, der dadurch eine feine Nase für Verräter entwickelt hat und zum andern, weil Salz gestohlen wurde. Niemand mit Loyalität zum Kahn würde uns auf diese Art schaden wollen.“

„Ich dachte, die beiden seien enthauptet worden.“

Morondey brachte ein kurzes, trockenes Lachen hervor: „Das meine ich mit „Nase“. Der Kahn hatte bestimmt recht, als er nach den anderen gefragt hatte.“

„Wenn es andere gibt, warum werden diese nicht ausgeforscht?“

„So lange jene im Verrat leben, leben sie. Im Kampf aber werden sie uns beistehen, da ihnen Karoulkahn ebenfalls nur mit dem Tod drohen kann.“

„Und das Geld?“

„Im Grunde können sie wenig damit anfangen, weil kaum etwas anderes außer Salz dafür erhältlich ist. Und auch das Geld ist größtenteils gestohlen, dafür ist der Tunnel in der Mauer. Er ist, oder besser nun war, das Tor zum Salz.“

Lao-Ly-Tschen schüttelte langsam den Kopf: „So wie es aussieht hat der Kahn wohl recht, wenn er sagt, dass fliehen aussichtslos sei.“

„Das ist es nicht. Harre der günstigen Stunde, und wenn du mich mitnimmst, kann ich dich führen.“

Nun malte sich doch etwas Erleichterung auf Lao-Ly-Tschens Züge und er seufzte: „Wann?“

„Manchmal im Winter kommen die Wölfe. Dann!“

Lao-Ly-Tschen freute sich. Seine Untersuchung zeigte, dass des Kahns Sohn seinen Salzmangel weitgehend ausgeglichen hatte und nun auf dem besten Wege der Genesung war. Noch einmal horchte Lao-Ly-Tschen des Knaben Brust ab, dabei flüsterte das Kind: „Wenn du fliehst, denke an mich. An deiner Stelle würde ich fliehen, denn mein Vater trägt keinen Gedanken und erzählt jeden Tag, wie er mit dir über Karoulkahn siegen will.“

Lao-Ly-Tschen legte dem Knaben die Hand auf die Lippen und sprach leise: „Tief durchatmen, schön gleichmäßig.“

Der Knabe aber wisperte weiter: „Nein, denk nicht an mich, wenn du fliehst. Nimm mich mit!“

Lao-Ly-Tschen hielt beschwichtigend des Knaben Stirn: „Schlaf jetzt, und halte dich warm. Bald bist du wieder ganz gesund.“

„Ich bin schon gesund. Ich reite sogar schon wieder“, protestierte der Knabe leise.

Nicht nur der Frost hatte die Gegend heimgesucht, auch leichter Schneefall begleitete Lao-Ly-Tschen und Morondey, die düster brütend zum nächtlichen Lager zurückkehrten.

Trostlos schlichen die Tage dahin, dunkel und kalt die Nächte. Drückend lastete die Gefangenschaft auf allen. Zwar genossen sie viel Freiheit als Gefangene, waren aber doch halt eben Gefangene. Überhaupt waren sie die einzigen Gefangenen des Kahns, denn üblicherweise regelte er solche Belange mit dem Schwert, ehe auch nur einer seiner Gefangenschaft anheim fiel.

Der wenige Schnee, der gefallen war, wurde stets wieder vom Wind fortgetragen und weiß und borstig wimmerte die Gegend unter seinen Böen. Ständig war der Himmel drückend grau überzogen von einer dicken Hochnebeldecke und nur selten ließ sich die Sonne auch nur erahnen.

So oft Lao-Ly-Tschen dem Kahn begegnete, brüstete sich jener über den Salzbesitz, niemals war die Rede von Dank oder von Freiheit.

Neue Schüler

Noch immer waren die Tage recht kurz. Lao-Ly-Tschen und die Seinen hatten sich schon früh in ein einziges Zelt zurückgezogen und drängten sich dicht an dicht um das schmächtige Feuer. Seit langem waren sie das erste Mal gänzlich unter sich. Als Wächter war ihnen nur der schneidende Wind beigestellt, der mit messerscharfen, waagrecht fliegenden Schneeflocken, wie tausend Nadeln auf der Haut stach. Jetzt im Zelt noch zeigte er seine Gegenwart und rüttelte unablässig an den Häuten, warf hier und da seine scharfkantigen Flocken durch die Rauchöffnung und sauste pfeifend um die Zeltstangen mit stetig hohlem Geheule.

Niedergeschlagen kauerten alle, sich aneinander schmiegend, um das winzige Feuer, hingen trüben Gedanken nach und lauschten schweigend dem Gesang des Windes, welcher sein eintöniges „Huuuuuh üüüüuuuuüüüh“ flötete.

Der Wind frischte auf und verstärkte sein Pfeifen, nur Morondey entfloh langsam der Trübsinnigkeit und lauschte mit steigender Aufmerksamkeit. Plötzlich erhellte sich sein Blick und er flüsterte kaum hörbar: „Wölfe!“

Lao-Ly-Tschen, der neben ihm saß, wandte ihm seinen Blick zu und raunte ebenso leise: „Du hörst Wölfe?“

„Ja, Meister, es ist so weit. Die Wölfe sind da!“

Die andern lauschten nun ebenso gespannt, nichts von der Besonderheit der Worte wissend, denn Lao-Ly-Tschen hatte über das Gespräch mit Morondey geschwiegen. Für alle außer Morondey war aber nichts außer des Windes Heulen zu vernehmen.

Jäh wurde die den Eingang bedeckende Haut fort gerissen und mit den einfallenden Schneeflocken erhellte sich im matten Schein des Feuerchens ein Knabengesicht, das rief: „Die Wölfe sind da! Alle Pferde sind davon gelaufen!“

Lao-Ly-Tschen erkannte sogleich unter der pelzverbrämten Kapuze des Kahns Sohn, aber Morondey zischte hastig: „Alle?“

Der Knabe grinste, als er antwortete: „Ja, alle, aber einige sind hierher geflohen. Ich glaube, es sind eure.“

Jetzt begriffen auch die andern die Bedeutung dieses Wortwechsels und drängten rasch aus dem Zelt in die Sättel.

Offenbar hatte der Knabe schon längst an dem Plan gearbeitet und alles gut vorbereitet, selbst einige Lastpferde standen schon beladen bereit.

Morondey schalt ihn aber: „Du wirst dir den Tod holen. Geh zurück! Wir werden keine Rücksicht auf dich nehmen können.“

Ebenso bestimmt gab der Knabe zurück: „Ohne mich säßet ihr noch in eurem Zelt und würdet Löcher in die Asche starren“, damit schwang er sich in den Sattel und mit einem leisen „Yepp“ wollte er in die Dunkelheit davon reiten. Morondey hielt ihn zurück: „Wir müssen die Pferde zusammenbinden, sonst verlieren wir uns.“

„Was glaubst du, wie ich die Pferde herbrachte? Yepp!“

Durch das Losgaloppieren spannte sich das Seil und also sprangen auch die anderen Pferde hinterher, geradewegs dem Wind folgend nach Westen in die Dunkelheit hinein. Am Ende der Packpferde bildete Morondey die Nachhut. Zurück blieb das leere Zelt, in dem das Feuer rasch verlöschte und sich der Schnee in den windgeschützten Nischen ablagerte. Lautlos hetzten sie in den Sturm durch die Nacht, der auch die geringsten Geräusche mit ihnen nach Westen davontrug.

Lange waren sie so geritten und es musste schon gegen Morgen zu gehen, als allmählich der Wind auf Nord drehte und unbarmherzig, schneidend von der Seite peitschte, um wenig später im ersten Grau auf West zu schwenken, dass sie nun mit aller Kraft dagegen ankämpfen mussten und daher eine langsamere Gangart wählten. Jeder hielt den Kopf gesenkt, um sich bestmöglich zu schützen, achtete auf sein Pferd und folgte dem mehr oder weniger gespannten Seil zum vorderen. Mit zunehmender Dämmerung war auch wieder der stoppelige, schneebedeckte Boden vom Sattel aus auszumachen.

Da gewahrte der Hauptmann plötzlich, dass das Seil, welches zu des Knaben Pferd führen sollte, neben ihm her schleifte. Erschrocken gebot er Halt. Morondey war schnell aufgeschlossen und brummte dann verärgert: „Ich habe den Knaben gewarnt. Ich habe ihm gesagt, dass wir auf ihn keine Rücksicht nehmen werden. Ich führe jetzt."

Morondey knotete sein Pferd nun an die Spitze des Zuges und bat den Hauptmann die Nachhut zu bilden. Etwas verwirrt schaute Morondey in das Schneetreiben und schnupperte die kalte Luft. Entsetzt entfuhr es ihm: „Wir sind in die Irre gegangen. Nicht der Wind hat gedreht, sondern wir haben die Richtung geändert. Wir müssen nach Westen. Ich weiß nur nicht, wo wir sind."

Also wendete er, um wieder mit dem Wind zu reiten und langsam folgte der Zug. Es wurde heller, als einmal für Augenblicke ein Geringes die Wolkendecke auflockerte und kurze Zeit die Sonne erahnen ließ, so dass sie zumindest ihrer Richtung sicher sein konnten. Irgendwann am späteren Vormittag hielt auch Morondey an. Auf Sichtweite waren in westlicher Richtung die schattenhaften Umrisse eines Reiters erkennbar. Morondey beriet sich mit Lao-Ly-Tschen, dieser wollte aber nicht darauf eingehen: „Wenn es ein Reiter des Kahns ist, dann sind wir aufgeflogen. Gleichgültig. Dieser hat uns längst entdeckt, also was sollen wir verheimlichen. Ich neige eher dazu, wenn er uns feindlich gesonnen ist, ihn zu überwältigen."

Beim Näherkommen erwies sich der Schrecken umsonst. Der Knabe harrte ihrer: „Ich hatte nicht bemerkt, wie sich das Seil gelöst hat und ihr euch verirrtet. Als es mir auffiel, bin ich da hingeritten, wo ich wusste, dass ihr mir begegnen werdet. Jetzt binde ich einen besseren Knoten", entschuldigte er sich.

Als Morondey noch einmal alle Knoten geprüft hatte, preschte der Knabe wieder voran, bis weit in die Nacht hinein, ehe er eine langsamere Gangart wählte, dass die Leute im Sattel schlummern konnten. Zwei Nächte und Tage hindurch gönnten sie sich keine Pause, als endlich am Abend, weit westlich, sie die Hügel erreicht hatten, wo auch einige Bäume standen, dazwischen sie ihr Lager aufschlugen.

Um ein kleines Feuer geschart gab es getrocknetes Fleisch. Die Pferde hatten sie an die Bäume gebunden, so dass sie wohl fressen, aber nicht weglaufen konnten. Lao-Ly-Tschen konnte nun endlich seiner Wissbegier Raum gewähren und fragte den Knaben: „Wie wusstest du, wo du uns begegnen wirst?"

Kauend gab dieser zur Antwort, und es schwang Stolz in der Stimme: „In unserer Landschaft gibt es kaum Orientierungspunkte, also müssen wir uns unser Ziel denken. Wir erdenken unser Ziel noch bevor wir losgegangen sind."

„Können das alle?", fragte Lao-Ly-Tschen aufgerüttelt.

„Mehr oder weniger. Der Knabe kann es mit am besten ...", schloss sich Morondey dem Gespräch an, „... Er ruft auf diese Weise sogar die Pferde herbei."

„Aber wenn das alle können, dann sind wir sehr leicht zu finden", befand Lao-Ly-Tschen bestürzt.

„Nein, das nicht ...", erklärte der Knabe: „... sie wissen nur, dass wir geflohen sind, aber nicht wohin."

Mian-Tsian-Hay rätselte: „Wenn du dein Ziel denkst, können dann nicht die anderen deine Gedanken erspüren?"

„Doch das können sie ..." Der Knabe setzte ein Grinsen auf: „... nur diesmal nicht."

„Was hast du dir für ein Ziel erdacht, dass sie uns nicht finden können?", platzte Fhu-Tang dazwischen.

„Folge dem Wind", und der Knabe lachte über das ganze Gesicht.

„Dann sind wir doch sehr leicht zu finden ...", meinte Nijan-Hay enttäuscht.

„Eben nicht. Denn so gut ich die Pferde rufen kann, kann ich sie auch wegschicken, — und das tun die Pferde solange ich sie treiben kann. Jetzt laufen sie noch ostwärts."

Auch Morondey lachte nun: „Du hast die Pferde fortgejagt und die Wölfe gerufen."

Mian-Tsian-Hay stimmte in das Lachen mit ein: „Du erinnerst mich an einen Knaben vor langer Zeit, den wir Xin-Xiin genannt haben."

Niemand wusste davon, und Lao-Ly-Tschen blickte verlegen, aber auch ein wenig stolz in das Feuer: „Das ist meine Mian-Tsian-Hay", dachte er bei sich.

Geschlafen hatten alle wie die Toten, doch noch vor Tagesanbruch weckte sie Morondey, welcher mit dem Knaben alles reisebereit gerichtet hatte. Noch gab es für jeden Tee, bei welchem Morondey erklärte, dass sie von nun an den Knaben Xin-Xiin-Po nennen wollten, das sei weniger verfänglich als sein bisheriger Name. Bald darauf saßen wieder alle im Sattel, die Feuerstelle war gelöscht und erinnerte kaum mehr an das, was sie einst war, und der Knabe stürmte wieder vorweg. Nicht ganz so stürmisch wie in der Ebene, doch immer so schnell als es das Gelände zuließ. Wirklich dicht wurde der Baumbestand nicht, dass er der Bezeichnung Wald gerecht geworden wäre und auch bald gingen die Hügel wieder in sanfte Wellen über, die mehr an Dünen erinnerten. Einmal meinte Mian-Tsian-Hay zu ihrem Mann: „Nun sind wir schon wieder auf der Flucht. Weichen wir dem Leben aus, das uns beschieden wäre?"

Erst geraume Zeit später antwortete Lao-Ly-Tschen: „Hatten wir nicht stets alle erdenkliche Hilfe auf unseren Wanderungen? Durch unsere Fähigkeiten erhielten wir eine Aufgabe, die unablässig nach Erfüllung drängt; und deshalb fliehen wir dort, wo Menschenwillkür sich hindernd dem entgegen stellt."

„So meinst du, dass Berufung uns zur Flucht gedrängt?"

„Ja! Es muss so sein, wo Kampf nicht zu dem Siege führen kann."

Grau und einöd war der Ritt. Das eine Mal mit Schneegestöber und wieder dann nur trüb in trüb auf kurzer, stoppeliger Steppe, felsdurchsetzt wie Schaumkronen auf der windgepeitschten See. Tage gingen so dahin, ohne eines Menschen Spur, und doch gelang es Xin-Xiin-Po, stets Wasser aufzufinden. Sehr langsam stieg das Land hinan, die Gräser wurden rar und jäh weitete es sich zu kahler, besandeter Ebene. Xin-Xiin-Po hielt an und verkündete: „Wüste! Ab hier sind wir vor der Verfolgung meines Vaters sicher. Weit wird es nicht sein, doch könnte es an Wasser mangeln."

Schneetreiben zog über die Ebene dahin und lockte kleine Wirbel, mit Sand vermischt, zu ihrem herben Reigen. Bald wich auch der Schnee und trocken rieselten die kleinen Sandwirbel über die wogenden Dünen. Langsam ging es voran in dem weichen Sand, dass die Pferde oft knietief versanken und geführt werden mussten. Nur selten, dass ein fester Dünenkamm sich entlang ihrer Richtung gelegt hatte, worauf das Wandern dem Gang auf Messers Schneide glich. Einseitig knietief weicher Rieselsand, anderseitig steiler, unhaltbar fester Abhang, und dauernd nagte, Nadeln gleich, der geringe, vom Wind getriebene Sand an der Haut und suchte alle Körperöffnungen zu verstopfen und zusätzlich war es bitter kalt.

Und wieder änderte die Gegend ihr Gesicht in eine panzerharte, scharfkantige Geröllebene, über welche die Pferde nur sehr bedachtsam geführt werden konnten. Zu deren Schutz wurden ihnen Tücher um die Fesseln gebunden, die sich aber bald zerschlissen hatten. Unbeirrt schritt der Knabe voran, so dass keiner, auch nur im Ansatz daran dachte, dass er in seiner Zielstrebigkeit irren könnte. Auch dass er auf geradem Weg zu den äußerst seltenen Brunnen fand, die tageweit von einander entfernt lagen, bestärkte sie in ihrer Meinung. Mehr wurde die Nahrung für die Pferde zur beinahe unüberwindlichen Schwierigkeit, dass also sie sich von den Packpferden trennten, welche selbst wieder Nahrung für die Menschen boten.

Die Wüste wurde allen zu einer Durststrecke, worin ein jeder auf sich selbst zurückgeworfen, mit seinen eigenen inneren

Unzulänglichkeiten zu kämpfen hatte, bis endlich am Horizont zart begrünte Hügel das Ende der Entbehrungen kündeten.

Am Rande dieser karggrünen Hügel lagerten sie für den langersehnten Weidegang. Es fand sich sogar zwischen den Felsen verborgen eine unergiebige Quelle, deren abgestandenes Wasser von schleimigen Algen durchzogen war; es genügte aber, mit viel Geduld, den größten Durst zu stillen. Selbst für Feuer gab es ausreichend abgestorbene, vertrocknete Dornenbüsche, die trotz ihrer stacheligen Widerborstigkeit allen willkommen waren und eifrig gesammelt wurden.

Sie brieten Pferdefleisch und kochten Tee. Allgemeine Erleichterung hob die Stimmung und bis weit in die Nacht plauderten sie über dieses und jenes, vornehmlich jedoch, wie es nun weitergehe. Die Pferde hatten sich verstreut und fraßen alles, was grünte, fast beinahe den Heuschrecken gleich. Xin-Xiin-Po hatte ihnen Schellen umgehängt, um sie anderntags leichter wiederzufinden.

Fahl dämmerte der Morgen herein und seltsam feuchter Nebel umgab das Lager, dass nur das ferne und nahe Klingen der Schellen die Anwesenheit der Pferde verriet. Auch die Wüste hatte sich in Grau gehüllt und stand wie eine schaurige, unerschütterliche Wand, gleich der großen Mauer, schützend, verbergend auf ihrem vergangenen Weg. Das Kräuseln in den Dünen hatte jede Spur ihrer Anwesenheit getilgt, nur zurückliegend dörrten die bleichen Gerippe zweier Packpferde, deren spärliche Reste noch den Wüstenskorpionen Nahrung boten.

Die Wärme des Feuers ließ alle dicht zusammenrücken und Tee die Mühsale der Flucht vergessen, in deren Hintergrund das Bimmeln der Schellen friedevolle Geborgenheit vermittelte, dass darin der Entschluss erwuchs, noch weitere Tage hier zu rasten.

Xin-Xiin-Po umlagerte stets Lao-Ly-Tschen, um alles über die Heilkunst von ihm zu erfahren, und auch Morondey folgte teils mit Verwunderung, teils mit Gruseln dem Gespräch. Schließlich konnte er sich nicht mehr zurückhalten: „Diese Wesenhaften, Meister, machen mir Angst. Nichts kann ich sehen, wo du deutlich davon sprichst. Wie soll ein Mensch von ihnen lernen, von denen, die du die wahren Meister der Heilkunst nennst, wenn er sie nicht sehen kann?"

Lao-Ly-Tschen verteilte den restlichen Tee, worauf sich Mulao anschickte, neues Wasser zu holen, — ihn gruselte mindestens ebenso viel wie Morondey, dass also er lieber den Anschein erweckte, nichts davon wissen zu wollen. Ohne seinen Blick von seinem Becher zu lösen, gab Lao-Ly-Tschen Antwort: „Mein lieber Morondey, kannst du nur mit deinen Augen sehen? Sind nicht ebenso deine Hände, deine Nase, oder deine Ohren am Sehen beteiligt? Und wie unendlich viel vermagst du mit deinem Herzen zu schauen. Oder hattest du noch niemals einen Traum, der dir greifbare Wirklichkeit war, trotzdem du auf deinem Lager schliefst? Sehen ist kein Privileg der Augen. Sehen heißt doch nur Verstehen."

Morondey schüttelte den Kopf: „Wie soll ich die Wesenhaften verstehen, ohne zu sehen?"

„Ganz recht. Verstehen ohne Sehen geht nicht. Beginne nur mit all deinen Sinnen und Fähigkeiten zu sehen. Wenn du eine Speise zu dir nimmst, verrät dir deine Zunge sofort, ob sie Salz enthält, obwohl du das Salz nicht sehen kannst. Sage nicht, dass das etwas anderes sei, denn du verstehst es in diesem Moment, und somit siehst du das Salz, weil du einen Begriff davon hast. Ich lehre euch nur neue Begriffe. In diesem Moment, wo ihr sie versteht, werdet ihr auch sehen."

Erfreut rief Xin-Xiin-Po: „Ich weiß, was du meinst. Siehe, Morondey, wenn ein Pferd Kolik hat, siehst du es auch, obwohl du nichts siehst."

Entrüstet entgegnete jener: „Ja gerade eben weil ich nichts sehe, sehe ich es. Das sieht doch jedes Kind."

Immer noch stierte Lao-Ly-Tschen auf die geringen Kräuter

in seinem Tee: „Also siehst du doch nicht nur mit deinen Augen. Du siehst doch, weil du verstehst. Und verstehst, weil du siehst.“

Leichte Resignation bemächtigte sich Morondey: „Das ist mir alles zu hoch.“

„Dann klettere nach oben. Wenn du dann dort bist, wirst du verstehen und sehen, weil ich ein Samenkorn in dich lege, das bis dahin in dir reift zu einem Begriff. Erst oben auf dem Berg kannst du die Aussicht genießen, welche du am Fuße des Berges nicht einmal ahnst.“

Morondey schwieg und auch Mulao, der sich wieder dazugesellt hatte, folgte den Erläuterungen. Obgleich sie wenig verstanden, war es ihnen dennoch nicht möglich, sich dem Gespräch zu entziehen.

Leicht aufkommender Wind trieb langsam den Nebel auf die Wüste hinaus, bis er endlich, nach Tagen, an deren Rand wie eine Wand zu stehen schien und sie so vor den Blicken verbarg, als wäre sie nicht vorhanden, während über dem Grün hier und da ein paar Sonnenstrahlen durch die Wolken blitzten. Alle beteiligten sich an den Arbeiten und rüsteten zum Aufbruch, als plötzlich der Knabe nach der Nebelwand deutete und laut „Da! Seht nur!“, rief.

Aus dem Nebel schälte sich die schattenhafte Silhouette eines Menschen, dessen schleppender Gang alle Entbehrungen der Wüste verriet.

„Schnell, Wasser!“, rief der Hauptmann, der nicht bemerkt hatte, dass ihm bereits Fhu-Tang zuvorgekommen war. Er eilte dem Menschen entgegen und rief alsbald: „Es ist ein Mädchen.“

Groß war aller Verwunderung als Fhu-Tang sie stützend zu dem bereits abgebrochenen Lager geleitete. Jung, und doch mit so entbehrungsmüden Augen, war kaum mehr etwas, durch den Staub und die aufgesprungenen Lippen, von ihrer kindlichen, herben Schönheit zu erkennen. Ihr pelzverbrämter Kapuzenmantel war schmutzstarrend zerschlissen und ihre ehemals farbenprächtigen Reiterstiefel ließen bessere Zeiten nur noch erahnen. Erschöpfung raubte ihr geraume Zeit das Bewusstsein, währenddessen sich die Männer berieten und schließlich beschlossen, das Lager noch um weitere Tage zu verlängern.

Xin-Xiin-Po bestürzte das Ereignis am meisten. Unruhig ging er dauernd vor dem Zelt auf und ab und eilte um jede Hilfestellung, um möglichst anwesend zu sein, wenn das Mädchen zu sich komme. Es war ihm anzusehen, dass schreckliches Ahnen ihn umdüsterte, doch sprechen wollte er davon nicht.

Wieder trug er Brennmaterial in das Zelt als das Mädchen sich regte und zu sich kam: „Wo bin ich?“, flüsterte sie.

„Du bist im Zelt des Lao-Ly-Tschen“, antwortete Mian-Tsian-Hay gütig.

Seine Ungeduld nun nicht mehr zurückhaltend platzte Xin-Xiin-Po heraus: „Wer bist du? Woher kommst du?“

Das Mädchen flüsterte nur: „Ich bin Yen-Mau. Mein Vater ist Karoulkahn ...“, dann brach sie in Tränen aus.

Mian-Tsian-Hay war nun ebenso bestürzt: „Du lieber Himmel. Was ist geschehen? Erzähle, Kind.“

Unter Schluchzen berichtete nun Yen-Mau: „Es gab einen Überfall. Mein Vater wurde beschuldigt Lao-Ly-Tschen geraubt zu haben, daraufhin kam es zu einem fürchterlichen Gemetzel ...“

Erneut schüttelten Tränen das Mädchen, während dieser ihr Mian-Tsian-Hay sanft übers Haar strich, ehe es fort fuhr: „... Ich, ... ich, ... ich musste mit ansehen, wie mein Vater geköpft wurde. Meine Großmutter ist mit mir geflohen. Ich weiß nicht, ob noch jemand am Leben ist. Viele Tage hat man uns verfolgt, dass meiner Großmutter die Anstrengung zu viel wurde und sie zurückbleiben wollte. Zuletzt rief sie mir noch hinterher: „Folge dem Kind.“ Ich hatte keine Ahnung wohin ich sollte, nur dieser Satz stand in meinem Kopf. Und dieser Satz trieb mich auch in der Wüste weiterzugehen, nachdem gestern auch noch mein Pferd starb. Jetzt bin ich hier und bin einem Kind gefolgt.

Gibt es hier ein Kind?“

„Ich bin das Kind! Ich bin das Kind!“, rief Xin-Xiin-Po aufgebracht: „Andauernd fühlte ich, dass wir verfolgt werden, doch konnte ich es nicht als Gefahr empfinden. Das war ein schrecklicher Widerspruch. Jetzt weiß ich, du bist unser Verfolger.“

Yen-Mau flüsterte nun etwas gefasster: „Darf ich bei euch bleiben?“

Mian-Tsian-Hay wollte nur wissen: „Glaubst du, dass du noch verfolgt wirst?“

Wie aus einem Munde antworteten Xin-Xiin-Po und Yen-Mau: „Niemals! Unser Volk meidet die Wüste.“

Verwundert sahen sich die beiden Kinder in die Augen, dass sie eben denselben Gedanken aussprachen und Yen-Mau flüsterte: „Ja, du bist das Kind, welchem ich folgen sollte.“

Xin-Xiin-Po senkte verlegen den Blick: „Yen-Mau, willst du mit mir reiten, nachdem du in der Wüste dein Pferd verloren hast?“

Yen-Mau senkte ebenfalls den Blick und nickte nur.

Längst hatte sich Yen-Mau erholt. Ihre Wanderung hatten sie alle fortgesetzt und die große Mauer lag bereits wieder nördlich hinter ihnen. Morondey war es zu verdanken, dem noch weitere Durchgänge bekannt waren. Ebenfalls war es sein Verdienst, dass des Kaisers Truppen diese Durchgänge zu finden vermochten und sie daraufhin mit Sprengungen zum Einsturz brachten. Auf Grund dieser Zusammenarbeit wurde ihm, als vom Feinde kommend, auch der Aufenthalt in China gewährt, solange er sich der Ausbildung als Arzt Lao-Ly-Tschen unterstellte. Da dieses ohnehin Morondeys Ziel war, wurde diese Bestimmung auch nicht als Beschränkung empfunden.

Gewandert wurde in denkbar größter Eile, denn Lao-Ly-Tschen drängte nun Guandao zu erreichen. Hatte doch sein Zwischenaufenthalt bei den nördlichen Nachbarn länger angedauert als erwartet, auch fürchtete er, Whijan-Tse nicht mehr zu begegnen.

Guandao war nicht wieder zu erkennen. Die Stadt hatte ihre Größe beinahe verdoppelt und die Straßen waren sauber. Reger Handel erfüllte die Straßen, die hoffnungsfrohe, fleißige Menschen bevölkerten, welche kaum Notiz nahmen von den Reisenden, die durch das Tor einritten. Sahen sie doch aus wie zahllose Reisende, welche täglich durch die Tore von Guandao gingen. Lao-Ly-Tschen und die Seinen suchten zunächst sein Heim auf.

Das Tor erweckte einen verwitterten, vernachlässigten Eindruck und das Glockenseil war grün von den Algen, die daran wuchsen. Der Hauptmann zog kräftig daran, worauf das Seil nachgab und zu Boden fiel, jedoch heftig genug, um der Glocke noch einen Ton zu entlocken.

Die Luke im Drachen der Torschnitzerei öffnete sich und eine zittrige aber barsche Stimme rief: „Der Herr ist nicht zuhause!"

Lao-Ly-Tschen hatte solches geahnt und hielt in jenem Moment des Kaisers Ring vor die Luke. Aus dem Innern vernahm man die gehauchten Worte: „Lao-Ly-Tschen!"

Langsam wurde das Tor aufgezogen und ein greiser Ghimayong lächelte ihnen tränengerührt entgegen. Er hatte ebenso wenig Haare als vor vielen Jahren, nur um ein Vielfaches mehr Falten, die seine Züge durchfurchten.

„Herr des Hauses, willkommen!", mühte sich Ghimayong tränenerstickt zu stammeln.

Lao-Ly-Tschen führte allen voran sein Pferd in den Hof, dem er freien Lauf gab und drückte Ghimayong beide Hände. Dieser stammelte weiter: „Es wurde behauptet, ihr wärt tot, bei einem Überfall ermordet, — doch Yongmalin wollte es nicht glauben. Von diesem Tag an hatten wir eure Ankunft vorbereitet und, — Yongmalin hatte recht. Ihr lebt."
Bald war der Hof angefüllt mit Pferden und Menschen, hinter welchen Ghimayong das Tor schloss. Keine Scheu und keine Etikette hielt nun diesen mehr zurück, seiner Freude Ausdruck zu verleihen, bis endlich Mian-Tsian-Hay frug: „Wo ist Yongmalin?"

Und als hätte sie eben nur auf dieses Wort gewartet, schlug das Haustor auf und Yongmalin trat heraus. In den Händen ein großes Tablett mit der rechten Anzahl dampfender Teebecher. Ghimayong raunte nur zu Lao-Ly-Tschen: „Sie hat es gewusst. Heute bei Tagesanbruch war sie bereits munter und lief durchs Haus und sang unentwegt: „Heute kommt der Herr, heute kommen Lao-Ly-Tschen und Mian-Tsian-Hay."

Mit diesen Worten stand Yongmalin neben ihrem Gatten und bot Tee. Zu Lao-Ly-Tschen gewandt aber sprach sie: „Euer Tee ist kalt geworden, Herr, darf ich euch heißen nachgießen? Ghimayong erzählt aber nicht alles. Ich habe jeden Tag gesungen, so dass ich meinem Gebieter bereits auf die Nerven gegangen bin."

Lao-Ly-Tschen nahm den einzigen und letzten Becher kalten Tees und zwinkerte Ghimayong zu, während er Yongmalin antwortete: „Ich glaube, niemals so alten Tee getrunken zu haben."

Yongmalin setzte ein spitzbübisches Lächeln auf: „Der Tee ist frisch, ... nur die Butter ist von damals."

Mian-Tsian-Hay fühlte den Scherz, doch war ihr unklar worauf er gerichtet war, also frug sie: „Was hat es mit dem Tee für eine Bewandtnis?"

Yongmalin gab Auskunft: „Im Lande des Buttertees wird zum Abschied eine Schale Tee getrunken. Eine weitere Schale Tee wird eingegossen, aber nicht berührt. Sie ist ein Symbol der Hoffnung, dass der Verabschiedete vor dem Erkalten des Tees wiederkehre. Da nun Lao-Ly-Tschen ein wenig länger ferngeblieben war, gebührt ihm zunächst eine Schale kalten Tee, ehe er den heißen erhält ...", und zu Lao-Ly-Tschen gewandt fuhr sie fort: „... Oh ja, Herr, ihr wart sehr lange fort. So lange, dass ich fürchtete, euch keinen Tee mehr bieten zu können und noch schlimmer, dass die Butter ranzig würde."

„Yongmalin, ich danke dir für deinen Empfang. Lass uns ins Haus gehen und unseren Gästen Quartier bereiten", erwiderte Lao-Ly-Tschen.

Die Teeschale noch in der Hand, schlug heftiges Klopfen außen gegen das Tor. Verdutzt begab sich Ghimayong dorthin und öffnete. Draußen war ein Diener Hwun-Hlos, welcher, kaum dass sich das Tor zu öffnen begann, der Länge nach verbeugend auf die Erde warf.

„Nicht, nicht!“, wehrte Ghimayong und half ihm auf die Beine.

„Oh, vielgerühmter Leibarzt des Kaisers, Hwun-Hlo schickt nach Euch. Er bittet untertänigst zu eilen“, sprudelte es aus dem Boten hervor, aber Ghimayong wies ihn zurecht: „Der Herr ist soeben eingetroffen. Wie kannst du ihn zur Eile auffordern?“

Lao-Ly-Tschen hatte sogleich die Situation überschaut, die Teeschale Yongmalin in die Hand gedrückt und eilte bereits zum Tor hinaus, während der Bote noch zu stammeln versuchte: „Hwun-Hlo stirbt!“

Lao-Ly-Tschen rannte durch die Stadt und der Bote hastete nach Kräften hinterher. Ohne Förmlichkeiten stürmte er an den Torwachen vorbei, geradewegs zu den Gemächern des Mandarins. Der Bote konnte ihm eben noch japsend die richtige Tür zurufen, ehe er sich völlig außer Atem keuchend an den Boden kauerte, um sein Gleichgewicht wieder zu finden.

Das Gemach war abgedunkelt. Im Hintergrund standen etliche Diener und in der Mitte des Raumes umstanden die Frauen und Söhne das Lager des Mandarins. Einige wimmerten oder schluchzten verhalten. Lao-Ly-Tschen durchpflügte die Menschenmenge und drängte rücksichtslos an das Lager heran, worauf Hwun-Hlo gebettet lag.

Hwun-Hlo hob matt ein Geringes seine Hand von den Kissen, in welchen er beinahe versank, als er den Arzt bemerkte. Lao-Ly-Tschen kniete neben das Lager und ergriff des Mandarins Hand, während dieser tonlos hauchte: „Du bist gekommen ...“

Nach einer längeren Atempause fuhr er fort: „... Du hast unsere Stadt gerettet. Rette nun mich.“

„Deine Zeit ist gekommen“, beschwichtigte Lao-Ly-Tschen.

„Ich fürchte mich nicht, nur wünsche ich mir Ruhe.“

Lao-Ly-Tschen drängte nun die Anwesenden den Raum zu verlassen. Kein Wimmern, kein Schnupfen störte nunmehr die Ruhe des Raumes und Hwun-Hlo lächelte. Lao-Ly-Tschen wurde nun gewahr, dass der Raum immer noch dicht bevölkert war; hier und da stunden Gruppen lichter, durchscheinender Wesen, so wie er es erstmals bei Khenonasus Tod wahrgenommen hatte, heute nur viel bewusster.

Hwun-Hlo flüsterte: „Sie warten auf mich. Mit den vielen weinenden Menschen konnten sie mir nicht helfen."

Lao-Ly-Tschen ergriff von neuem des Sterbenden Hand und dieser fuhr fort: „Das Tor ist offen. Nun sehe ich hier wie dort und kann vieles begreifen, was dir vergönnt ist, schon zu deiner Lebzeit sehen zu können."

Lao-Ly-Tschen streichelte sanft die Hand seines Freundes, dessen Stimme immer mehr ersterbend hauchte: „Wahrlich, du bist ein Arzt."

Hwun-Hlo hatte während seiner letzten Worte die Augen geschlossen und ein unirdisches Lächeln umspielte seine Lippen: „Verweile nicht zu lange, denn es harren deiner noch große Aufgaben", sprach Hwun-Hlo kaum hörbar, doch die Worte schienen hinter Lao-Ly-Tschen zu klingen. Erschrocken drehte er sich um und erblickte hinter sich stehend eines jener Lichtwesen, welches zu ihm sprach. Er sprang auf, sah jenem fest in die Augen und fragte: „Was willst du mich lehren?"

Der Lichte aber sprach: „Siehe hin", und deutete dabei auf Hwun-Hlo.

Lao-Ly-Tschen wandte sich in der angegebenen Richtung und sah dort auf dem Lager Hwun-Hlo und alles um ihn verschwamm in den prächtigsten, durchscheinenden Regenbogenfarben, während die Person, die neben ihm kauerte und seine Hand hielt, stumpf und matt erschien. Da wurde Lao-Ly-Tschen gewahr, dass er selbst seinen Körper verlassen hatte und nun sehen konnte, wie Hwun-Hlo freudestrahlend, jugendlich straff sich von seinem Lager erhob und nur den entseelten Leib dort zurückließ. Er reichte Lao-Ly-Tschen die Hand und mit einer Stimme, Sphärenklängen gleich sprach er: „Mein Freund, es ist schön dich nun so zu sehen, wie du immer schon sahst, um die Menschen und deren Leiden zu erkennen."

Fasziniert starrte Lao-Ly-Tschen und brachte kein Wort heraus. Eigenartig an diesem Geschehen war, dass Hwun-Hlo, so befreit er auch wirkte, noch immer mit seinem Leib verbunden schien. Wabernd und schlingend verband die beiden ein hauchzarter, silberner Faden, durch welchen Hwun-Hlo dem sterbenden Körper die ganzen Lebenskräfte entzog. Immer langsamer pulsierte der Faden, bis er allmählich zu verblassen begann, und schließlich wie Nebel sich auflöste.

Hwun-Hlo begann wieder zu sprechen: „Ich kann nicht mehr lange verweilen. Meine Freunde rufen nach mir, dass ich mich meiner nächsten Aufgabe widme. Ich hatte verfügt, dass du, Lao-Ly-Tschen, meinen Nachfolger erwählst. Erst dachte ich meinen ältesten Sohn zu bestimmen, doch wusste ich, dass du siehst und vielleicht eine andere Wahl treffen würdest. Nun sehe ich selbst und weiß, dass mein dritter Sohn, Hwun-Hlo-Zin der geeignete ist. Bestimme jenen als Nachfolger. Das ist das Beste, wie du mir noch helfen kannst. Ich selbst habe jetzt andere Aufgaben, doch wenn du mich brauchst, werde ich bei dir sein, so dass wir uns immer sehen können, wenn es nötig ist, doch weißt du ja selbst, dass in der Schöpfung nur Nützliches zugelassen ist. Lebe wohl."

Lao-Ly-Tschen staunte der Gruppe hinterher, in deren Mitte Hwun-Hlo aus dem Raum schritt und die Fluten der Regenbogenfarben mit sich zog.

Schwärze umfing Lao-Ly-Tschen und seine Schulter schmerzte heftig. Ghimayong hatte rüde daran gerüttelt. Er kauerte immer noch neben Hwun-Hlos Lager und hielt seine Hand, welche inzwischen erkaltet war und sich bereits erstarrend nur schwer aus der seinen lösen ließ. Schal flackerte eine abgedunkelte Lampe und Lao-Ly-Tschens Knie brannten.

„Herr, geht es euch gut?", flüsterte Ghimayong, doch in seinen Ohren klang es wie Brüllen.

„Ja, Ghimayong, es geht mir gut. Ich muss mich nur erst wieder in deine Gegenwart finden."

„Es graut schon bald der Morgen. Ich wollte euch abends schon wecken. Das war aber unmöglich, also wachte ich vor dem Gemach."

„Du tatest gut, Ghimayong."

„Ich hoffte es, denn ich erinnerte mich des Erlebnisses mit Liu-Longau."

Lao-Ly-Tschen erhob sich steifgliedrig und stützte sich dabei auf Ghimayong: „Lass uns gehen und unsere Arbeit verrichten. Es muss ein neuer Mandarin bestimmt werden."

Beide verließen das Gemach und begaben sich in den Audienzsaal.

Neu schienen den Stadtgremien und des Mandarins Familie Lao-Ly-Tschens Eröffnungen nicht zu sein und einzig der älteste Sohn erhob lautstarken Protest. Glaubte er doch, dass Lao-Ly-Tschen Hwun-Hlo-Zin bevorzugte, weil jener eine Ausbildung in der Ärzteschule genoss.

Lao-Ly-Tschen ließ den Protest über sich ergehen ehe er antwortete. War doch Hwun-Hlo-Zin noch ein Knabe, ebenso wie seine älteren Brüder, als er im Auftrag des Kaisers aus Guandao auszog. Aus dieser Debatte entnahm Lao-Ly-Tschen jedoch, dass er nun endlich sich auch um die Schule zu kümmern hätte, was sich aber wegen Hwun-Hlos Beisetzung nochmals einige Tage hinauszog.

Viele Menschen gingen ein und aus bei der Schule. Teils heftig diskutierend, wieder andere tief versonnen, und viele in den braunroten Gewändern, wie sie bei den tibetischen Mönchen üblich waren. Wachen des Mandarins begleiteten die Schar um Lao-Ly-Tschen durch die ausgedehnten Hallen und Höfe, die sich einem Labyrinth gleich aneinander fügten. Vieler Orten wurden Essenzen und Mittel zubereitet, als würden in Guandao die gesamten Heilmittel für das große Reich zusammengestellt. Teils in Sälen, teils in Gärten fanden sich Gruppen, welche meist von Mönchen unterrichtet wurden und Lao-Ly-Tschen mühte sich, in diesem vielfältigen Farbengewirr Ordnung zu finden. Dabei besprach er sich mit seinen Leuten, die ebenfalls viel zu fragen wussten, oder einfach ihre Beobachtungen beschrieben.

Nach diesem doch einige Stunden in Anspruch nehmenden Rundgang durch die Schule, fanden sie sich dann endlich in den Räumen des Schulleiters ein. Mehr gemahnten diese an einen Tempel, denn eine Ärzteschule. Links und rechts neben der Türe standen mächtige Gebetsmühlen. Im Inneren waren mehrere Nischen aus kostbaren Tüchern gebildet, in welchen Altäre mit unterschiedlichsten Zwecken standen.

Ein hagerer Mann, mittleren Alters, mit kahlrasiertem Kopf, und gänzlich in die pfirsichrote Seide der Lamas gehüllt, verriet nur noch die braunrote Schärpe aus derbem Mönchsgewandstoff seinen tatsächlichen Stand und seine Herkunft. Er wurde Lao-Ly-Tschen mit Ziyon-Zen vorgestellt und er schien wenig erfreut über die Ankunft seines Vorgesetzten, dennoch mühte er sich, der Höflichkeit Schein zu wahren: „Oh, ehrenwerter Leibarzt des Kaisers, möge Weisheit deine Ankunft hier ebnen. Im Auftrag des Kaisers bin ich aus Tse-Prong entsandt, um diese Schule zu leiten. Als Ranghöchster von vier weiteren Mönchen, um dem großen Reich die höchste Heilkunst zu vermitteln. Vieles wurde von euch berichtet, so dass ihr nun bestens gerüstet seid, euch den Weisheiten von Tse-Prong zu öffnen. Das Schulleben ist hier sehr streng, doch ich habe mich entschlossen, euch selbst zu unterrichten, damit ihr nebenbei euren Verpflichtungen dem Kaiser gegenüber nachkommen könnt. Der Unterricht beginnt morgen bei Sonnenaufgang. Alles Weitere werden wir bei Bedarf besprechen."

Alle waren perplex, nicht so sehr Lao-Ly-Tschen, der eine solche Begrüßung bereits befürchtet hatte, weshalb er ruhig antwortete: „Oh, Ziyon-Zen, noch hatte ich keine Gelegenheit, dem Kaiser zu berichten. Ihr versteht, dass der Tod Hwun-Hlos mich davon abhielt. Ich werde mich, so wie es meine Arbeit erlaubt, zu euch bemühen. Ich bitte euch stattdessen, euch meiner Freunde anzunehmen, dass auch sie ihr Wissen erweitern können."

Ziyon-Zen war nun ebenso überrumpelt, gedachte jedoch, nicht so leicht klein beigeben zu wollen: „Oh, Lao-Ly-Tschen, wie ich schon erwähnte, führe ich die Schule einem Kloster gleich. Daher scheint es mir unmöglich, Frauen zu unterrichten. Wisst ihr doch selbst von dem beschränkten Auffassungsvermögen der Frauen."

Lao-Ly-Tschen fühlte Missbehagen in sich aufsteigen: „Oh, Ziyon-Zen, es ist des Kaisers Wunsch, dass alle Ausbildung erhalten, welche ich für fähig erachte. Da ihr im Auftrag des Kaisers die Schule leitet, fällt es euch sicher leicht, auch den weiteren Wünschen des Kaisers Folge zu leisten."

„Gewiss doch, gewiss doch. Ich bin dennoch der festen Überzeugung, dass dem Kaiser eure Abirrungen nicht bekannt sind. Wie könnte er sonst solche Widernatürlichkeiten gutheißen."

„Was ihr für natürlich erachtet, entzieht sich meiner Kenntnis. Gerne bin ich bereit, von eurer Heilkunst zu lernen und mein Wissen zu erweitern. Freue ich mich doch über euern Willen, dem Kaiser zu dienen und euer Wissen weiter zu geben an alle Schüler, — beiderlei Geschlechts."

Ziyon-Zen behielt die Beherrschung, doch war zu erkennen, dass es in ihm brodelte: „Ich fürchte, ihr habt mich falsch verstanden. Niemals seit Menschengedenken wurden je Frauen in der Heilkunst unterwiesen und ich beabsichtige nicht, damit zu beginnen."

Lao-Ly-Tschen setzte ein freundliches Lächeln auf und entgegnete: „Oh, großer Ziyon-Zen, ich bin hoch erfreut zu vernehmen, wie sehr es euch drängt, neue, ungewohnte Wege zu beschreiten und ohne Rücksicht auf euer eigenes Ansehen Männer *und* Frauen als ebenbürtig zu unterrichten. Auch sei an dieser Stelle jenes Weib gelobt, das euch einst gebar. Achtet sie doch gleichermaßen den Kaiser, dessen Wunsch es ist, dass ich euch heben kann nach meinem Gutdünken, und aber auch stürzen, wenn es notwendig wäre."

Ziyon-Zen rang in sich, den höflichen Ton zu wahren: „Wie könnte es sein, dass der Kaiser jemandem Macht verleiht über eine Sache, in welcher jener gänzlich unwissend ist. Immerhin handelt es sich um die wichtigste Schule der Heilkunst im großen Reich nach Tse-Prong. Gerne füge ich mich dem Wunsch des Kaisers, wenn es des Kaisers Wunsch ist."

Lao-Ly-Tschen lächelte immer noch, obwohl er schier platzte: „So sehr ihr euch auch dem Wunsche des Kaisers beugen wollt, bin ich davon überzeugt, dass ihr auch den Kaiser und sein Siegel kennt ...", dabei streckte er den Ring Ziyon-Zen entgegen, welcher ihn erblassend zur Kenntnis nahm und Lao-Ly-Tschen verbeugend verabschiedete.

Wenige Tage danach erschien Lao-Ly-Tschen zum Unterricht. Ziyon-Zen hatte jedoch Lao-Ly-Tschens Anordnung geschickt umgangen, was er damit begründete, dass es sinnvoller sei, kleinere Gruppen zu unterrichten. Er hatte sich der Soldaten angenommen, während für die Frauen und die restlichen Männer ein anderer Tse-Prong-Mönch sie zu lehren sich bereiterklärt hatte. Lao-Ly-Tschen schloss sich der Gruppe mit den Frauen an. Allen voran waren es Mian-Tsian-Hay und Nijan-Hay, welche Ponquas und Lees waches Interesse mitzufördern wussten. Mulao und Morondey konnten sich immer noch nicht eines Gruselns erwehren. Xin-Xiin-Po und Yen-Mau unterstützten sich gegenseitig bei all dem Neuen, zumal sie auch andere Neigungen verbanden. Fhu-Tang hingegen schien zur verbindenden Vaterfigur der Lerngruppe gereift. Das erleichterte Lao-Ly-Tschen nebenbei seinen Verpflichtungen nachkommen zu können.

Zsi-Zhiin, ihr Lehrer, war ungemein lang und dünn, und sein Gewand pluderte an seinen schlaksigen Gliedern als wären es nur Holzstöcke. Jung wirkte er, doch sein wirkliches Alter zu schätzen war unmöglich. Eifrig mühte er sich und nahm sich aller fürsorglich an, doch nur kaum konnte er etwas berichten, was Lao-Ly-Tschen nicht bereits geläufig gewesen wäre.

Bald schon schloss er sich Ziyon-Zen an, doch auch dieser wusste ihm nichts Neues zu vermitteln, was er nicht bereits in den Jahren seiner Wanderung oder durch Lobsang-Tsche-Kum gelernt hätte. Ein Grund mehr, sich wieder um die Menschen und seine Tätigkeit als Arzt zu kümmern. Die Menschen schienen es auch zu merken und zahlreicher kamen sie mit ihren Anliegen zu Lao-Ly-Tschen, so dass er auch bald nicht mehr auf seine bisherigen Helfer verzichten konnte. Einzig Xin-Xiin-Po und Yen-Mau lernten weiterhin eifrig; und dass sich Ziyon-Zen nicht gänzlich nutzlos fühlte, nahm er sich der beiden an. Ganz entgegen seiner vormaligen Überzeugung musste er dabei feststellen, wie aufgeweckt und wissbegierig Yen-Mau sich zeigte. Seine anfänglichen Vorurteile erwiesen sich als falsch. Und da nun Ziyon-Zen und Lao-Ly-Tschen gemeinsam die Ausbildung der Schüler leiteten, wuchs Ziyon-Zens Achtung seinem Meister gegenüber. Auch er hatte die Gewohnheit der anderen angenommen, Lao-Ly-Tschen Meister zu nennen, und in dieser Achtung bemerkte er erst, wie viel er noch von Lao-Ly-Tschen lernen konnte.

Die Schule strukturierte sich immer klarer unter des Meisters Führung. Zum einen in einen Bereich, welcher nur der Lehre der Schüler galt, des weiteren in die große Abteilung, die der Kunde und Herstellung der Heilmittel nützte, und nicht zuletzt dem wichtigsten Sektor, der Verbindung mit der Bevölkerung und der praktischen Anwendung.

So hatte Ziyon-Zen die Leitung über die Mönche und Schüler, welche sich mit der Lehre, dem menschlichen Organismus und deren Seelenlandschaft befassten. Fhu-Tang, der während der Reise und schon davor sein Feingespür für die Heilmittel bewiesen hatte, leitete die Abteilung, die damit zusammen hing und Lao-Ly-Tschen arbeitete mit den Kranken und jenen, welche als Schüler aufgenommen werden wollten. Ganz zaghaft sprach es sich herum, dass in Guandao auch Frauen Ausbildung erhielten, so dass hin und wieder eine junge Frau sich über die Konventionen ihrer Umgebung hinwegsetzte und um Aufnahme in die Schule bat.

Es war Lao-Ly-Tschen ein Leichtes zu erkennen, wer die entsprechende Eignung in sich trug. Manche gab es, die große Fähigkeiten in sich bargen, aus welchen der Arzt nur geweckt werden brauchte, andere, deren Art und Feingefühl ausschließlich den Heilmitteln zugewandt war. Aber auch solche, die die besten Eigenschaften verbanden, denen aber der wahrhaft innere Drang, den Menschen zu helfen, fehlte, und Ruhm und Reichtum sie veranlassten, um Aufnahme in die Schule zu bitten. Es waren jene, welchen Lao-Ly-Tschen den Eintritt in die Schule verwehrte; meist Männer, kaum Frauen, welche derart von ihrem Ehrgeiz getrieben wurden.

Einzig bei einem Solchen machte Lao-Ly-Tschen eine Ausnahme. Es war Hwun-Zei-Zao, der älteste Sohn Hwun-Hlos. Dieser hatte es vorgezogen, während der Zeit da Hwun-Hlo-Zin die Ärzteschule besuchte, das Kriegshandwerk zu erlernen, zumal er glaubte, damit die richtigen Voraussetzungen für einen künftigen Herrscher zu schaffen. Der Neid fraß ihn, seit sein jüngerer Bruder die Würde des Mandarins bekleidete; und Groll über seinen Vater. Nun hoffte er, mit dem Bestehen der Ärzteschule doch noch sein vermeintliches Geburtsrecht an sich reißen zu können. Doch ganz entgegen seiner anfänglichen Beweggründe erlebte er unter der Obhut und Führung von Lao-Ly-Tschen, dass in ihm selbst der bessere Arzt schlummerte, als es sein Bruder je hätte erreichen können. Seine Eitelkeit wich, sein Neid erstarb und sein Groll gegen den Vater wandelte sich in Ehrfurcht vor dessen Weisheit. Ein inbrünstiger

Arzt erstand, der nach und nach voller Hochachtung auf des Bruders Herrschergeschick sah und die unüberbrückbar scheinende Kluft zwischen den beiden wieder fugenlos schloss. Inniger als je zuvor konnte nun einer des anderen Ratgeber sein. Was einst Bubenstreiche zusammengeschmiedet hatte, waltete nun umsichtig mit gegenseitiger Achtung zwischen den beiden.

Jahre waren darüber vergangen, ungezählt, und hatten Guandao, die Schule und all diese Menschen zu einer festen Burg gefügt. Wohl hatte jeder seine täglichen Herausforderungen, die es zu bewältigen gab, doch hatte man beinahe das große Reich vergessen, welches der Ärzte bedurfte.

Herbstlich kühl zog durchschimmernder Nebel über Guandao hinweg, so dass nur gelegentlich die blassweiße Scheibe der Sonne zu sehen war. Blätter häuften sich in den windstillen Winkeln der Gassen, durch die ersten Nachtfröste von den Bäumen geschüttelt. Lao-Ly-Tschen und Mian-Tsian-Hay gingen wie immer des morgens zur Arbeit in die Schule und freuten sich, wie der Rauhreif die Dachkanten verbrämt hatte.

Vor der Schule stand ein ziemlich durchfrorener, abgehärmter, eigentlich heruntergekommener, rostrot gekleideter Mönch und es sah so aus, als hätte er die ganze Nacht dort gewartet. Erschrocken bat Lao-Ly-Tschen ihn einzutreten und fragte, ob er ihm helfen könne, und während der Mönch sich ausschwieg, bestürmte ihn Lao-Ly-Tschen mit weiteren Fragen. Erst eine Weile nach dem Mian-Tsian-Hay eine wärmende Decke über seine Schultern gelegt und er eine Schale heißen Tees geschlürft hatte, begann er noch zähneklappernd zu antworten: „Mein Name ist Mihou."

Wieder schlürfte er aus seiner Schale Tee und fuhr dann fort. „Ich bin in Eile! Ich suche den Meister von Guandao. Kennt ihr ihn vielleicht, edler Herr?"

Neugierig fragte Mian-Tsian-Hay: „Worin sollte dieser, den ihr Meiser nennt, seinen Ruhm verdienen?"

Der Mönch lächelte ein wenig und dabei bibberten seine Lippen, als er antwortete: „Das große Reich kennt den Meister von Guandao, und ihr in Guandao selbst wisst nichts von dem Meister in eurer Mitte? Arzt ist er, sofern ein Mensch je dieses Titels würdig war."

Lao-Ly-Tschen lachte erheitert: „Den ihr sucht, habt ihr nun gefunden. Was treibt euch denn zur Eile?"

Der Mönch verneigte sich nun tief: „Raptang-Tse hatte recht. Würde bedarf des Prunkes nicht. Er schickt nach Euch."

„Ihr habt eine lange Reise mit vielen Entbehrungen auf euch genommen, doch woher kommt ihr und wer ist der Mann von dem ihr sprecht?"

Das Lächeln des Mönches zitterte mittlerweile weit weniger und nochmals verneigte er sich würdevoll: „Ich komme von Tse-Prong. Raptang-Tse ist unser weiser Lehrer. Er ist Lama und Abt. Er bedarf Eurer Hilfe."

Lao-Ly-Tschen wurde ernst: „Wie könnte ich dem Weisesten in Tse-Prong Hilfe leisten? Wohl eher, dass ich seiner Hilfe bedarf."

„Säumet nicht zu lange. Ich führe Euch", gab Mihou zur Antwort.

Mihou hatte nun einige Tage Zeit sich als Gast in Lao-Ly-Tschens Haus zu erholen, bis dieser die Vorbereitungen für die Reise getroffen hatte. Mian-Tsian-Hay nahm es als selbstverständlich, ihn auf dieser Reise zu begleiten. Wohl an die hundert ausgebildete Ärzte schlossen sich ebenfalls an, welche Lao-Ly-Tschen beabsichtigte, im großen Reich für ihre Tätigkeit zu verteilen und über jene von der Volksgesundheit Bericht zu erhalten. Auch Ponqua und Lee baten nun in der heimatlichen Bergbaugegend wirken zu dürfen, doch Mulao entschloss sich als persönlicher Helfer Lao-Ly-Tschen zu begleiten. Fhu-Tang und sein Weib, so wurde bestimmt, sollten weiter die Schule leiten.

Der erste Schnee hatte einen weißen Hauch über die Landschaft gelegt, als sie aufbrachen. Die überaus greisen Ghimayong und Yongmalin verabschiedeten sich unter Tränen: „Oh, Meister, oh süße Mian-Tsian-Hay, wir werden uns nicht mehr sehen in dieser Welt. Vergebt, dass wir euch nicht mehr zu Diensten sein können, so wie wir es gerne wollen."

Stumm schwangen sich die beiden Reisenden in den Sattel, hatten sie doch selbst mit den Tränen zu kämpfen. Im Tor wandte sich Lao-Ly-Tschen noch einmal um und blickte liebevoll auf seine Getreuen. Da durchfuhr ihn ein Gedanke wie ein Blitz und er sprang nochmals aus dem Sattel. Eilends rannte er ins Haus, auf dessen Herd noch Tee stand und kehrte mit diesem und Teeschalen zu den Greisen zurück. Auch in Mian-Tsian-Hay erstand derselbe Gedanke, also war sie ebenfalls abgestiegen und harrte seiner.

Lao-Ly-Tschen goss den Tee ein, sah den Alten in die Augen und sprach liebevoll: „Ihr Guten, nehmt meine Liebe, statt der Butter."

Schweigend tranken sie den Tee und abschließend füllte Lao-Ly-Tschen ein zweites Mal die Schalen der Alten. Die beiden verneigten sich und Yongmalin nahm das Tablett mit den Teeschalen an sich. Ghimayong aber ergriff die Kanne und füllte die anderen beiden Schalen. In ihrer Ergriffenheit fand keiner Worte und das Zufallen des Tores hatte einen seltsam endgültigen Klang.

Rasch reiste der große Zug zunächst der Hauptsstadt zu. Lao-Ly-Tschen beabsichtigte dort die ersten Ärzte zurückzulassen. Diesen gab er den Auftrag, beim Kaiser um Audienz zu bitten, dass dieser über sie verfüge. Selbst wollte er sich keinen Aufenthalt gewähren. Doch es kam anders.

Einen Tagesritt vor der Hauptstadt erwartete sie ein mächtiger Zug mit zahlreichen Bewaffneten und Würdenträgern, an deren Spitze Whijan-Tse nach ihnen Ausschau hielt. Lao-Ly-

Tschen hatte noch nie zuvor einen so greisen Reiter gesehen, doch wacker hielt jener sich im Sattel. Unglaublich war seine Freude, dem Alten nochmals zu begegnen. Ergab sich doch während der Zeit in Guandao keine Gelegenheit, den zweiten Leibarzt des Kaisers aufzusuchen. Die Überraschung steigerte sich noch, denn in Mitten des Zuges harrte der Kaiser seiner, zu welchem Whijan-Tse ihn hingeleitete. Der Kaiser sprach sogleich seinen ersten Leibarzt an: „Ich will dich nicht aufhalten, da mir dein Auftrag bekannt ist, doch erweise mir einen nützlichen Dienst."

Lao-Ly-Tschen verneigte sich nur und der Kaiser fuhr fort: „Ich möchte, dass du diesen nichtsnutzigen Alten mit dir nimmst ...", dabei breiteten sich Lachfalten wie Sonnenstrahlen über sein Gesicht.

„Es ist sein sehnlichster Wunsch Tse-Prong zu sehen. Dies zu gewähren ist das Beste, wie ich ihm seine Verdienste vergelten kann. Nur eine Bedingung knüpfe ich daran. Er wird nicht wiederkehren, also belasse mir einen ebenso tüchtigen zweiten Leibarzt."

Der riesige Zug hatte sich längst wieder in Bewegung gesetzt und Lao-Ly-Tschen ritt zwischen Whijan-Tse und dem Kaiser der Hauptstadt entgegen. All die vergangenen Erlebnisse wurden berichtet, doch am meisten erstaunte den Kaiser die Größe des Erfolges, in dem er die alten Konventionen überging und hervorragende Arztfrauen aus seiner Schule erwuchsen.

Kurz war der Abschied vor den Toren der Stadt. Der Kaiser nahm nicht einen, sondern eine ganze Abordnung Ärzte mit und Lao-Ly-Tschen drängte, dem Kloster zuzueilen. Doch ehe der Kaiser wieder in die Stadt einritt, ermahnte er Lao-Ly-Tschen: „Wenn du wiederkehrst von deinem Auftrag, dann führe deinen ersten Gang zu mir."

Nicht ganz so schnell, wie es Lao-Ly-Tschen genehm gewesen wäre, ging die Reise fort; nahmen sie doch Rücksicht auf den greisen Whijan-Tse. Doch Kurzweil brachte er in den Zug mit seinen vielfältigen Erlebnissen, die er jedem gerne erzählte. Meistens suchte er aber die Nähe von Lao-Ly-Tschen und Mian-Tsian-Hay.

Immer mehr schmälerte sich der Zug im Laufe der Reise, bis endlich auch die letzten Ärzte und deren Helfer ihre Wirkungsstätten erreicht hatten und nur noch Lao-Ly-Tschen mit seiner Eskorte verblieb.

In weitem Bogen hatten sie Teile des Gebirges umritten, in deren weitläufigen Tälern sich bereits der Vorfrühling ankündigte und die weißen Gipfel sie auf jedem Schritt zu grüßen schienen.

Doch hatten sie noch einen verschneiten Pass zu überqueren, in dessen Weglosigkeit sie die Pferde führen mussten und dabei teilweise tief im Schnee versanken. Lao-Ly-Tschen fürchtete, dass Whijan-Tse den Strapazen erläge, doch dieser stapfte wacker mit und erfreute sich einer zunehmenden Lebenslust.

Vom Pass senkte sich der Weg in ein ausgedehntes, aber selten begangenes Hochtal, in dessen Mitte, von dicken, struppigen Auwäldern gesäumt, der Pfad den Mäandern des wild reißenden Bergflusses folgte. Vertraut mutete es an, und doch auch gänzlich fremd.

Wieder schlugen sie eines Abends auf einer freien Fläche am Ufer des Flusses ihr Lager auf und plauderten heiter von der Vorfreude auf Tse-Prong, da gewahrte Lao-Ly-Tschen etwas abseits in den Büschen einen Wesenhaften, der ihn heftig herbeiwinkte. Lao-Ly-Tschen entschuldigte sich vorübergehend bei seinen Begleitern und schlug sich dann in die Büsche. Mian-Tsian-Hay hatte das Naturwesen ebenfalls bemerkt und folgte unauffällig den beiden. Quer durch das Unterholz ging es dahin auf unsichtbarem Pfad, bis schließlich der Wesenhafte auf einer seichten Kiesbank auf Lao-Ly-Tschen wartete. Dieser hatte zu eilen, denn entwöhnt war er der verschlungenen Pfade der Waldschratte. Etwas außer Atem auf der Kiesbank angekommen, redete der Waldschratt den Menschen an: „Lange bist du gewandert, Lao-Ly-Tschen. Alles hast du gelernt, was wir dich lehren können. Immer bliebst du rein und natürlich, wie sehr dich auch das Menschliche umdrängte. Noch nach so langer Zeit sahest und erkanntest du mich. Hier an dieser Stelle, wo ein Ring sich nun schließt, eröffnet sich dir ein neuer. Mit neuen Augen darfst du die Welt sehen. Mit den neuen Augen sehe Tse-Prong."

Während der scharfen Beobachtung hatte Mian-Tsian-Hay nicht bemerkt, dass der Waldschratt verschwunden war und sie nur noch seinen Worten gelauscht hatte.

Lao-Ly-Tschen verharrte immer noch auf der Kiesbank. Er schien sich mit jemandem zu unterhalten, den Mian-Tsian-Hay selbst nicht sehen konnte. Sie rätselte ob des Gesprochenen. Hatte Lao-Ly-Tschen sie doch dahin geführt, die Ausstrahlungen alles Greifbaren, wie auch die Wesenhaften sehen zu können. Jetzt aber ging von dem Platz, an welchem sich ihr Mann niedergekniet hatte, eine Kraft aus, die sie schwindeln machte. Ganz zaghaft wurde sie an der Schulter angetippt, dass sie sich unwillkürlich umwandte. Da sah sie sich umgeben von zahllosen Naturwesen, die unverwandt ihren Blick auf Lao-Ly-Tschen hefteten. Derjenige aber, der sie berührt hatte, bedeutete ihr, zu folgen. Leichtfüßig geleitete er sie zum Lager zurück. Als nun durch das Unterholz der rote Schimmer des Feuers das Lager erkennen ließ, sprach ihr Führer: „Sorge dich nicht. Lao-Ly-Tschen ist behütet."

Damit war er verschwunden und nur die Stille des Waldes und abseits das Rauschen des Flusses waren zu vernehmen. Mian-Tsian-Hay ging auf das Lager zu, bis sie im Dunkeln plötzlich über eine Wurzel stolperte und hinfiel. Für Augenblicke war sie ganz benommen. Sie sah nur in der Nähe das Feuer blinken und hörte ungewohnt schreckliche Stimmen, die fluchend über eine Sache stritten. Niemals hatte sie solches in Lao-Ly-Tschens Gegenwart erlebt. Und wie aus ihren Gedanken geboren, fühlte sie neben sich ihren Gatten liegen, der ihr zuflüsterte: „So hat es begonnen ...", dann schwanden ihr die Sinne.

Lao-Ly-Tschen aber lauschte den Worten des Waldschratts, während um ihn alles heller wurde. Einem überirdischen Leuchten gleich, öffnete sich über ihm ein Schacht, dessen herabflutendes Licht ihn auf die Knie zwang und er beschämt den Blick zum Boden richtete. Als er ihn aber wieder erhob, stand einer vor ihm, so leuchtend, dass es ihn blendete. Gütig reichte ihm dieser die Hand und hieß ihn aufstehen: „Lange haben wir uns nicht gesehen, Lao-Ly-Tschen, und es freut mich, dass du deine Ausbildung hier beenden konntest. Wenn du dich meiner erinnerst, so wisse, als ich noch einen Erdenleib trug, du mich Lonam-Tse nanntest. Jetzt aber wartet Arbeit auf dich. Folge mir."

Damit schritt der Leuchtende so schnell vor ihm weg, dass es Lao-Ly-Tschen schwindelte, doch konnte er ohne Mühe folgen. Noch ahnte er nicht, dass er nur mit seinem Geist folgte und seine Erdenhülle am Flussufer zurückgelassen hatte.

Jäh sprang das Tor seines Hauses auf und Lonam-Tse und er durchschritten den Hof, um sich alsbald im Gemach seiner treuen Diener zu finden. Dort stand auch Lobsang, der jugendlich frisch ihn begrüßte.

Lao-Ly-Tschen sah auf ein trübes, schattenhaftes Lager, auf welchem Ghimayong und Yongmalin sich schlafend die Händ reichten. Lobsang aber rief: „Lao-Ly-Tschen ist hier!"

Und wie er es gerufen hatte, schlug Ghimayong die Augen auf und erhob sich. Der Ghimayong, der aber nun auf Lao-Ly-Tschen zuschritt, war ein jugendlich kraftvoller Mann, der freudig seine greise Erdenhülle verlassen hatte. Dunstig waberte noch die silberne Schnur, wie Lao-Ly-Tschen es schon bei Hwun-Hlo beobachtet hatte.

Freudig verbeugte sich Ghimayong vor seinem Dienstherrn und sprach: „Ich danke dir, Meister, dass du gekommen bist, um mich noch ein Stück zu begleiten. Yongmalin ist auch gleich bei uns."

Kaum dass er es gesprochen hatte, folgte sie bereits dem Beispiel Ghimayongs. Lobsang aber verkündete: „Ghimayong

und Yongmalin werden uns folgen. Sie haben die Reife sich erarbeitet, um weiterschreiten zu können. Dir Lao-Ly-Tschen harren andere Aufgaben."
Damit verließen die vier das Gemach und Lao-Ly-Tschen blieb alleine zurück. Erfreut und verwirrt zugleich, irrte er noch einmal durch die Wirkungsstätte seiner Getreuen.

In Guandao hatte sich ein Gewitter zusammengebraut, und ließ nun seinem Toben freien Lauf. Lin-Yong war davon erwacht und eilte mit einer kleinen Lampe durch das Haus, um möglichem Schaden vorzubeugen. Lin-Yong, welcher mit seiner Frau, zur Unterstützung von Ghimayong und Yongmalin eingestellt worden war.

Noch immer stand Lao-Ly-Tschen mit seinem Seelenkörper im Salon seines Hauses und sah versonnen auf vier Teeschalen, deren Inhalt bereits beinahe vertrocknet war, als eben Lin-Yong eintrat. Für ihn war der Raum dunkel und leer und wenig war im matten Schein der Lampe zu erkennen. Draußen zuckte ein Blitz, gefolgt von schwerem Donner und eine Böe riss die Tür in den Garten auf. Ungestüm prasselte Regen herein und eine weitere Böe riss zwei der Teeschalen zu Boden, dass sie zersprangen, während Lin-Yong eilte die Türe zu schließen.

Entsetzt starrte er auf die zerbrochen Schalen. Gedanken durchzogen ihn, ob es hier spuke, doch Lao-Ly-Tschen hatte gesehen, wie ein Wesenhafter hereingehuscht war, um die Schalen anzustoßen.

Verwirrt und ratlos irrte Lin-Yong durch das Haus, so dass er nicht merkte, dass Lao-Ly-Tschen ihn zum Gemach Ghimayongs führte.

Dort erkannte auch er, dass der Hinweis der Teeschalen ihm zugedacht war. Die beiden Toten waren noch warm und so friedlich, als würden sie schlafen.

Lao-Ly-Tschen selbst hatte sich wieder zu seiner Erdenhülle zurückgefunden, die ihn unerbittlich in ihre Grenzen zwang.

Schon dämmerte der Morgen, obwohl es Lao-Ly-Tschen vorkam, als hätte er sich erst eben hingekniet.

Die Eskorte war ausgeschwärmt um die beiden Abgängigen zu suchen und hatten auch bald in der Dämmerung Mian-Tsian-Hay gefunden. Sie trug eine mächtige Beule am Kopf, welche gleich im Lager verarztet wurde. Lao-Ly-Tschen indes, brauchte nur wenige Schritte sich vom Fluss zu entfernen, dass er auf den Weg stieß, der ihn zum Lager führte. Dort kam er an, als hätte er den erholsamsten Schlaf hinter sich, und wunderte sich zunächst über Mian-Tsian-Hays Missgeschick. Bekannt war ihm nun der weitere Weg, wie nur er es sich erklären konnte.

Mian-Tsian-Hay hatte sich bald erholt, so dass kein Aufschub der Reise notwendig war.

Nur wenige Tage lagen noch vor ihnen, bis Whijan-Tse dem Ziel seiner Sehnsucht angesichtig wurde. Wie Feuer brannte das Rot des Gebälks, als sie über die kühle, größtenteils noch schneebedeckte Hochebene auf das Kloster zuritten.

Einen eigenartig verwaisten Eindruck erweckte das Kloster. Wohl standen die Tore weit offen, doch kein Mensch war zu erblicken. Kalt und abweisend gruselte sie die dämmrige Torhalle, an deren Ende sich ein sonnenbeschienener Hof öffnete, doch noch immer war kein Lebenszeichen zu erspähen. Ratlos stiegen sie von ihren Pferden, doch kaum dass Lao-Ly-Tschen den Boden berührte, erscholl Jubel von den hofbekränzenden Brüstungen und zwei Fahnen entrollten sich flatternd über die schroffen Mauern. Dann erst zeigten sich die rostroten Urheber. Verlegenheit bemächtigte sich Lao-Ly-Tschen, die noch gesteigert wurde, als aus der gegenüberliegenden Tür ein rostrot Gekleideter auf ihn zuschritt, dessen unaussprechlich hohes Alter, seinen kahlen Schädel faltig krauste, als wäre er ein zerknülltes Papier. Tee trug der Alte bei sich, und er strahlte wie ein kleines Kind, dem eine Süßigkeit geschenkt worden war.

„Kunnu-Nao?“, flüsterte Lao-Ly-Tschen und dieser antwortete:

„Dass ich das noch erleben darf."

Gemeinsam tranken sie den Tee, dessen Geschmack Lao-Ly-Tschen unweigerlich an seine Kindheit erinnerte, ehe Kunnu-Nao weiter sprach: „Säume nicht. Raptang-Tse harret deiner."

Damit entnahm er seinem Zögling den Teebecher und schritt voran, dass Lao-Ly-Tschen ihm folgen solle.

Tse-Prong

Prunkvoll war das Gemach des Raptang-Tse, aber eingenebelt von zahlreichem Räucherwerk und erfüllt vom zarten Klingen eines Windspieles, das im Wärmestrom einer Öllampe seine sachten Töne klimperte. Auf üppigem Lager, gekleidet in orange Seide, mit einer gelben Schärpe und Mütze der Lamas, lag Raptang-Tse mit wachem Geist und Blick, aber von Krankheit ausgemergeltem Körper, der bereits alle Anzeichen des nahen Todes zeigte. Er sparte sich jede höfliche Einleitung, denn anstrengend war ihm das Sprechen, als er sich mit zittriger Stimme an seinen Gast wandte: „Lao-Ly-Tschen, nun bist du doch noch zu mir gekommen. Es trennen uns mehr als vierzig Jahre von da, wo ich dich einst erwartet hatte. Ich sehe, nun kann ich dich nichts mehr lehren."

Er rang nach Atem, dabei machte er eine Handbewegung, dass Kunnu-Nao sich entfernen solle. Lao-Ly-Tschen aber schritt zu einem Fenster, das geöffnet den Rauch abziehen lassen sollte. Der Abt fuhr fort: „Gerne hätte ich dich am Fluss begleitet, doch dann hätte ich nicht wieder zurückkehren können, um dir dieses zu sagen, was du auch mit deinem Verstand aufnehmen sollst."

Das geöffnete Fenster brachte Erleichterung. Etwas fester wurde die Stimme des Abtes: „Niemals nützt dir das Wissen von Leben und Gesundheit, ohne das Wissen vom Tod, — doch sicher hast du das schon selbst gefunden; beim Sterben des Mandarins durftest du bewusst miterleben, beim Tod deiner Getreuen aber bereits wissend mitwirken. Das Bewusstsein des Menschen liegt in seinem Geist und ist nicht mit dem Erdenkörper verbunden, wenn der Geist ihn wieder der Erde zurückgibt. Ich erzähle dir dieses, dass es fest in deiner Überzeugung wurzelt und du immer weißt, dass es wahr ist, was du erlebt hast, und nicht ein fiebererhitztes Trugbild."

Lao-Ly-Tschen, der am Fenster gelauscht hatte, fragte nun: „Weshalb ließet Ihr mich rufen? Ihr wisst selbst, dass ich Eurer Gesundheit nicht mehr helfen kann, wie Mihou es glaubte."

„Mihou ist ein TSreuer, doch hätte er ohne diesen Glauben nicht so geeilt, wie es nötig war. Wichtig war es, dir dieses zu sagen. Wichtig auch, weil ich einen fähigen Nachfolger brauche, um ungebunden weiterschreiten zu können. Du hast die Fähigkeit, ohne deinen Körper bewusst zu reisen und zu handeln. Dieses brauchst du, um deine Schule und auch dieses Kloster zu leiten."

Erschrocken sah Lao-Ly-Tschen zu Raptang-Tse: „Wie sollte ich dieses Kloster leiten, wo ich nichts davon weiß?"

„Verweile hier eine gewisse Zeit, dann wirst du wissen und hast Gelegenheit dich in deiner neuen Fähigkeit zu üben. Ich habe dir das Wichtigste gesagt und werde mich nun auf meine Reise vorbereiten. Fürchte dich nicht, dass es überraschend geschieht. Du kannst mich besuchen, solange ich noch hier weile."

Auch im Innern des Klosters gab es Gärten, an einen solchen Lao-Ly-Tschens Gemächer anschlossen. Diese teilte er mit Mian-Tsian-Hay, denn entgegen der Klosterregeln sollte sie verweilen und lernen, ihn bei seiner neuen Arbeit zu unterstützen. Darum nahm sie auch am Klosterleben teil. Nur eines war ihr nahegelegt worden, sich wie die Mönche zu kleiden und ihr fülliges Haar unter einer Mütze zu verbergen, solange sie im Kloster weilte.

Zu seiner Überraschung musste bereits am nächsten Tag Lao-Ly-Tschen unterrichten, doch seine Schüler bestanden ausschließlich aus Menschen seiner Eskorte, Whijan-Tse eingeschlossen. Einer der leitenden Mönche überwachte ihn, doch bald hing er schon genauso wissbegierig an Lao-Ly-Tschens Lippen. Noch immer wusste er Neues zu lehren, anders und umfassender zu vermitteln, obwohl einige ihn schon Jahrzehnte begleiteten.

Am Nachmittag besuchte er Raptang-Tse. Dieser bot ihm an, sich an sein Lager zu setzen, ehe er leise zu sprechen begann: „Du weißt, dass der Tod nicht das Ende ist. Du weißt, dass der Geist sich vollbewusst von seinem Körper löst und weiterlebt. Weißt du auch, wie es danach weitergeht?“

Lao-Ly-Tschen schüttelte den Kopf und Raptang-Tse fuhr fort: „Wissen musst du es aber, um alles über den Tod zu erkennen. Es ist ein Bereich, den du jetzt selbst nicht betreten kannst, doch Nachricht kannst du von dort erhalten. Durch Bilder erhältst du sie, so lebendig, dass du glaubst, es selbst zu erleben.“

„Sag, Meister, wie kann ich unterscheiden, was selbst erlebt und was das Bild einer Nachricht ist?“

„Du brauchst es nicht unterscheiden und kannst es heute auch nicht. Aber hüte dich vor den Gebilden deiner Phantasie, die deinen Gedanken entsprießen.“

„Die Gebilde der Gedanken waren immer leicht zu erkennen. Sie sind stets mit ihren Erzeugern verbunden und zerflattern sehr leicht, wenn sie auf Entschlossenheit stoßen“, beschrieb Lao-Ly-Tschen.

„Du siehst es schon richtig, doch wird die Verbindung zu den eigenen Gedanken selten erkannt, dass in den eigenen Wünschen die Menschen ihrer Selbsttäuschung erliegen. Der einzige wirkliche Schutz ist ununterbrochene Wachsamkeit, in Verbindung mit beschönigungsfreier Selbstbeobachtung. Das ist aber ausschließlich den hier auf Erden lebenden Menschen vorbehalten. Selbstbeschönigung ist in den anderen Gärten dieser Schöpfung unmöglich.“

„Oh, Raptang-Tse, selbst stehst du an der Schwelle, diese Gärten zu betreten. Ist es dir gegeben sie sehen zu dürfen, um mir davon zu berichten?“

„Noch schaue ich wie durch Nebel in den Garten der mich aufnimmt. Wisse aber, dass der Geist des Menschen sich den Garten nach seinem Wollen formt. Nach seinem innersten Wollen. Doch auch das nicht ganz. Der Garten, den er nach seinem

Sterben zu beschreiten hat, ist mit der Entwicklung der Schöpfung erstanden und nur sein gleichgeartetes Wollen zieht ihn dort hin. Sinne nun darüber nach, wie immer nur gleiche Arten auf sich anziehend wirken, dass schon die geringsten Unterschiede eine unüberbrückbare Kluft bilden."

Raptang-Tse blickte weltfern durch das offene Fenster und schwieg, Lao-Ly-Tschen aber zog sich in seinen Garten zurück. Frühlingshafte Pracht beglückte das Auge und eine Fülle von Düften durchzog die Luft. Viele ungewöhnliche Gewächse fand er hier, die sonst nirgends in dieser Höhe und meist auch in viel wärmerem Klima gediehen. Nur hier hatten die Kunst der Mönche und die Hingabe der Naturwesen das sonst Unmögliche geschaffen.

Lao-Ly-Tschen setzte sich auf die steinerne Bank vor seinen Gemächern und verlor sich in Erinnerungen an Lobsang-Tsche-Kum, als sich Mian-Tsian-Hay neben ihn setzte.

Nicht so strahlend, wie in jener Nacht als Ghimayong starb, stand plötzlich Lobsang vor Lao-Ly-Tschen und lachte fröhlich: „Willst du ein Stück mit mir gehen?"

Wortlos erhob sich Lao-Ly-Tschen und folgte, Lobsang aber sprach: „Deine Erinnerung rief mich. Sorge nicht. Ich bin kein Trugbild deiner Phantasie. Du kannst es leicht erkennen. Achte auf deine Gedanken. Alle Trugbilder musst du dir erst in deinem Denken formen, ehe sie entstehen können. Für mich sind deine Gedanken genau so sichtbar, wie für dich die Blumen. Strenge dich an mit deiner Vorstellungskraft, dass ich etwas tun solle und beobachte das Ergebnis."

Lao-Ly-Tschen, der sich gerne auf Spiele mit Lobsang eingelassen hatte, malte in seinen Gedanken das Bild, dass Lobsang eine Blume brechen sollte, um sie Mian-Tsian-Hay zu überreichen. Lobsang schritt neben ihm durch den Garten, der durch die neuen Augen betrachtet bereits in voller Blüte stand. Lobsang ermunterte ihn: „Du musst dich mehr anstrengen."

Lobsang hatte seinen Weg wieder der Steinbank zugelenkt,

auf welcher Mian-Tsian-Hay neben Lao-Ly-Tschens Erdenhülle saß. Dieser saß mit aufgerissenen Augen und fröhlich lächelnd neben seinem Weib, das still seine Hand hielt und seine Abwesenheit hütete. Lobsang hatte sich inzwischen neben Mian-Tsian-Hay gesetzt und beobachtete Lao-Ly-Tschens Anstrengungen. Nichts geschah, vor allem nicht, was er sich dachte. Noch einmal legte er all seine Inbrunst in seine Gedanken. Da flimmerte es plötzlich vor ihm einer Fata Morgana oder einem matt durchscheinenden Spiegelbild gleich, und in dem Flimmern erstand für Augenblicke eine Szene, die seinem Gedankenvorsatze entsprach. Doch kaum, dass sie sich gebildet hatte, zerstäubte sie wieder und löste sich in zartrosa Dunst, ehe sie gänzlich verschwand.

„Du merkst es selbst, Lao-Ly-Tschen, ...“, begann Lobsang von neuem, „... es ist kräftevergeudende Spielerei. Sie wurde nur zugelassen, damit du lernst. Doch sahest du, dass in deinen Gedanken du alles formen kannst, so lebensnah, dass wenn du nicht selbst über dich wachst, dass es für dich keine Unterscheidungsmöglichkeit zum wahren Leben mehr gibt. Sei immer wachsam.“

Lao-Ly-Tschen kehrte zurück. Ein Geräusch hatte ihn abgelenkt und ihn in die Gegenwart seines Erdenkörpers zurückgerissen. Er fühlte sich völlig erschöpft, als hätte er Schwerstarbeit geleistet.

Mihou war eingetreten, um zur Mahlzeit zu rufen und schaute verzückt auf das harmonische Paar, das händehaltend auf der Bank saß. Unwillkürlich beugte er sich nieder, brach eine der winzigen ersten Blümlein und überreichte es Mian-Tsian-Hay mit der Aufforderung am Gemeinschaftsmahl teilzunehmen.

In Lao-Ly-Tschen aber hallten Lobsangs Worte: „Das waren deine Gedankenformen, die in Mihou fruchtbaren Boden gefunden hatten.“

Viele Tage reihten sich in gleicher Weise aneinander. Längst hielt Lao-Ly-Tschen seine Vorträge bei den verschiedenen

Schülergruppen. Die Nachmittage verbrachte er bei Raptang-Tse und oft mühte er sich, seine Mühsale zu lindern, ohne ihn am Sterben zu hindern. Manche Stunde verweilte er auch mit Lobsang-Tsche-Kum, über den er viele Weisheiten erfuhr.

Der Sommer war ins Land gezogen, da eröffnete ihm Lobsang: „Damals hatte ich dich in deiner trübsten Stunde verlassen. Das tat mir sehr leid. Deshalb hatte ich mich an dich gebunden und konnte nicht weiterschreiten. Jetzt durfte ich meinen Fehler sühnen und bin frei. Wir werden uns hinfort nicht mehr sehen, bis du selbst deinen Körper der Erde zurückgibst und anderen Gärten dieser Schöpfung zuwanderst. Dann aber darf ich dich abholen und ein Stück geleiten."

Lao-Ly-Tschen wusste nicht, was er antworten sollte und sah Lobsang dabei in die Augen. Dieser aber löste sich auf wie Morgennebel an einem trockenen Sommertag. Leise vernahm er noch die Worte: „Leb wohl. Ich liebe dich."

Lange stand Lao-Ly-Tschen und staunte, ehe er sich entschloss, in seinen Körper zurückzukehren.

Am folgenden Tag berichtete er Raptang-Tse davon und dieser erklärte: „Wieder bist du einen Schritt weiter gekommen. Deine Zeit in Tse-Prong ist fast zu Ende. Doch halte dich immer an die Warnung: „Lehre niemals einen Menschen zu wandern. Rate ihm nimmer, und übe es auch selbst nicht. Nur was ganz natürlich gewachsen ist, in dem Maß der Entwicklung des Einzelnen, bietet Schutz in jeder Hinsicht. Tust du dagegen, so öffnest du Tore, die dich in Klüfte stürzen, deren grauenhafte Tiefen du dir in deinen fiebrigsten Phantasien nicht einmal ahnen kannst."

Schwer atmete Raptang-Tse und starrte durch das offene Fenster in die Himmelsbläue, dass Lao-Ly-Tschen sich schon leise entfernen wollte, da sprach der Abt weiter: „Auch ich habe jetzt erfüllt. Ich hatte mich ähnlich wie Lobsang gebunden. Es bleibt mir nur eines noch zu tun, aber das erfährst du morgen."
Lao-Ly-Tschen ging in seinen Garten. Die ausgesprochene War-

nung arbeitete in ihm und ließ ihm keine Ruhe. Immerzu stellte er sich die Frage: Habe ich meiner neuen Fähigkeit nun Nachhilfe erteilt? Wo ich nun weiß, dass jede Nachhilfe schädlich ist. Habe ich meinen Mitmenschen bereits geschadet? Arg wühlte es in ihm und immer wieder stieß er an dieselben Hindernisse. Er kam nicht daran vorbei oder über sie hinweg. Die Fragen standen unerschütterlich, unüberwindbar wie die große Mauer.

Die Düfte, die durch die Sonnenwärme hervorgelockt wurden, die Orgie der Blütenpracht, die wie ein Blumenmeer vor ihm wallte, saugten ihn in ihren Bann, so dass er sich plötzlich inmitten der Üppigkeit fand und von der sonnenbeschienenen Gartenseite auf die bereits im Schatten liegende Bank sah, auf welcher sein schlafender Körper saß. Er war allein, und doch auch wieder nicht. Neben dem Schläfer saß einer, der fremd und bekannt zugleich, seine Sinne verwirrte. Er ging auf die Bank zu, um dieses Seltsame zu ergründen, doch auf halbem Wege war ihm dieser entgegengekommen. Nun erkannte Lao-Ly-Tschen erst den jungen Mann. Es war Hwun-Hlo, der ihn ansprach: „Ich hatte gar nicht bemerkt, wie schnell du deinen Körper verlassen hast und wollte warten, bis du so weit bist. Ich sehe, du bist mir auch hier noch einen Schritt voraus. Deine Frage rief mich hierher, — und nun hast du dir bereits selbst die Antwort gegeben."

„Ich kann sie aber nicht sehen", entgegnete Lao-Ly-Tschen bedrückt.

„Siehe, du hast dich zu mir gesellt, ohne es erzwingen zu wollen. Es geschah einfach. Du tust so, wie es aus dem Augenblick entsteht, ohne darüber nachzudenken. Das ist richtig. Du öffnest einfach nur deine Sinne, deine Seele, und nimmst das, was geschieht. Ebenso hast du dich bemüht deine Mitmenschen zu verfeinern, ihre Seelen zu lockern, was ganz natürlich eine Verfeinerung der Sinne mit sich bringt. In dieser Verfeinerung öffneten sich selbsttätig, ohne dein Zutun, die Tore, die ein weiteres Sehen ermöglichen. Verstehst du es jetzt ganz?"

Lao-Ly-Tschen sah nun den Vorgang in seiner ganzen Einfachheit. Er hatte sich vergebens gesorgt und sich eine unnötige Beklemmung auferlegt. Voll überzeugter Tatkraft sprang er auf und rief: „Ja!“, dabei war er ebenso schnell und unbemerkt in seinen Körper zurückgekehrt, wie er ihn zuvor verlassen hatte. Mian-Tsian-Hay trat in den Garten und fragte ihn, ob er nach ihr gerufen hätte; und es sei auch schon Mihou da gewesen, uns zum Mahl abzuholen.

Der andere Tag begann seltsam. Nicht Mihou, sondern Whijan-Tse holte sie zum Mahl. Und auch suchten sie nicht den Saal, in welchem sonst das Gemeinschaftsmahl gehalten wurde, auf. Whijan-Tse führte sie zu Raptang-Tse, um jenen zu geleiten, da er heute auch teilzunehmen gedachte. Und wieder folgte eine Überraschung. Heute betraten sie einen Saal, von dessen Existenz Lao-Ly-Tschen bis anhin nichts wusste.

Riesig war er und die Säulen, die in mehreren Reihen die Decke trugen, schienen in namenloser Ferne zu verschwinden; irgendwo in unergründlicher Weite, zwischen den Schwaden des Räucherwerks verloren sie sich. Durch ein mächtiges Bronzetor hatten sie den Saal betreten, und nun lag vor ihnen eine endlos scheinende Gasse, zwischen, in vielen Reihen sitzender, rostroter Mönche. Ein langes Zeilenpaar brennender Kerzen hatten sie zu durchschreiten, an deren Ende das Leuchten zunahm. Dort in der Ferne ließ sich, umhüllt von Räucherdunst, die übermenschlich große, goldene Statue eines sitzenden Buddhas erkennen, welche in einem seideprunkenden, blumengeschmückten Schrein saß.

Langsam schritten sie darauf zu, denn Raptang-Tse war der Anstrengung kaum gewachsen. Verhalten intonierte im Hintergrund ein mächtiger Chor einen vokalen Gesang, dessen Inbrunst und Tonart, obgleich der geringen Lautstärke, die Luft und den Saal erbeben machte. Die endlose Flucht der Mönche öffnete sich vor der Statue wie zu einem mächtigen Hof, in dessen Zentrum, auf poliertem Steinboden, ein farbenprächtiges Mandala aus Sand gearbeitet lag. Davor standen zwei Stühle, deren Blickrichtung zur Statue wiesen.

Lao-Ly-Tschen geleitete Raptang-Tse um das Mandala herum zu den Stühlen, während Mian-Tsian-Hay und Whijan-Tse sich in die Reihen der sitzenden Mönche fügten.

Der Chor schwieg und Raptang-Tse begann mit schmächtiger Stimme zu sprechen, doch trug sich das geringste Wispern bis in die entlegensten Winkel der Halle: „Hier endet mein Weg. Hier beginnt ein neuer, so wie das Rad, das ewig rollt und der Wissende dem Suchenden zu seiner Höhe verhilft, der dann selbst absteigend wieder einen neuen Nachfolger erhöht. Nichts konnte ich beitragen, dass der der mir folgt den Gipfel gewinnt, doch brauche ich ihn, dass ich selbst nicht stürze.

Würdig ist er durch sich selbst, so wie es von den Ahnen vorbestimmt war, von Anfang an. Würde soll ihn nun auch irdisch sichtbar bekleiden. Nun ist es sonnengelber Stoff, den er berechtigt ist, dem Kaiser gleich, zu tragen, doch nicht Geburt hüllte ihn darein, sondern harter, unentwegter Kampf mit sich selbst erstritt ihm diesen Verdienst, weshalb es auch geistig sichtbar ist."

Wieder begann der Chor in tief erzitternden Klängen einen Gesang, während Raptang-Tse sich in sich versenkte. Die Ansprache schien ihn in unerklärlicher Weise gestärkt zu haben.

Der Gesang war verhallt und Raptang-Tse begann von neuem: „Whijan-Tse, ich rufe dich. Ich rufe dich in den Kreis der alten Lehrer von Tse-Prong, dass du manchem noch Suchenden den Weg weisen kannst oder seine Höhe weiter erklimmen lehrst. Lange hast du in Sehnsucht nach Tse-Prong geblickt, so dass dir deine Sehnsucht nun die Tore öffnet und dich aufnimmt in das Kloster. Trage von heute an einen neuen Namen. Werde bescheiden, bis du deinen Leib der Erde zurückgibst. Heiße von heute an Whijan-Hlo, denn was davor war ist nicht Name in diesen Mauern, sondern Würde. Auch wenn es Name war, bedurftest du unwissend der Würde in der Nähe des Kaisers.

Jetzt sollst du deinen Namen verlieren, aber die echte Würde empfangen. Bekleide dich ab heute mit dem neuen Namen und dem Orange, das dich als solchen Lama kennzeichnet. Dein alter Name ist nicht verloren, er wird nur für wichtigere Aufgaben benötigt."

Wieder erhob sich die Stimme des Chores, dass glockengleich die Rauchgefäße zu sirren begannen und noch eine Weile nachklangen, als der Chor bereits wieder verstummte.

Raptang-Tses Stimme hatte eine Festigkeit erreicht, die man einem Sterbenden niemals zugetraut hätte: „Von den Thronesstufen dessen, der Buddha sandte, erschallt der Ruf und trägt sich sphärenweit, dass ich die Stimme seiner Boten vernehme und rufen soll einen Arzt, dass er leite das Kloster und daraus jeden Heilkundigen, der seine Stimme vernimmt. Ausgestattet mit dem ganzen Wissen kam er in die Welt und erstritt sich das größte Können, das in dieser Zeit zu finden ist. Nicht selbst kann ich bestimmen. Du allein musst freiwillig die Verantwortung wählen, die dir auferlegt werden kann. Lao-Ly-Tschen, bist du dazu bereit?"

Lao-Ly-Tschen war erschrocken und verwundert zugleich, ob der für ihn unerwarteten Wendung. Glaubte er jeden einzelnen Atemzug, der hier zahllos Versammelten zu vernehmen, deren gespanntem Lauschen nicht das geringste Flüstern entgehen wollte. Freude und Festigkeit bemächtigten sich seiner, als sein einfaches „Ja!" sich in die Ferne der Halle ausbreitete. Zu seiner Überraschung gewahrte er Lobsang, Lonam-Tse, Hwun-Hlo und viele weitere, die offenbar schon die ganze Zeit in der Runde standen.

„Bloß im Körper bleiben!", zitterten seine Gedanken, doch ruhig und klar klangen Raptang-Tses Worte: „Tschen-Tse, du hast gewählt. Beginne dein Amt und trage dabei die Zeichen deiner Würde."

Dabei hatte sich Raptang-Tse mühsam erhoben und legte ihm nun eine gelbe Seidenschärpe um den Nacken und setzte ihm eine ebensolche Mütze auf.

Als hätte in diesem Moment die brennende Lunte das Pulver erreicht, brandete lautstarker Jubel und es toste im Saal, gleich dem heftigsten Gewittersturm die Begeisterung. Die in vorderster Reihe sitzenden Lamas erhoben sich nun und legten ihrem neuen Oberhaupt, Tschen-Tse, weitere Schärpen mit aufgemalten Gebeten um den Nacken, um danach, einer nach dem andern die Halle zu verlassen.

Allmählich wurde der Jubel wieder vom Chor übertönt, bis schließlich auch dieser verebbte, weil der Letzte den Saal verlassen hatte und das Bronzetor lautlos ins Schloss fiel.

Zurück blieben Tschen-Tse und Raptang-Tse auf ihren Stühlen. Leise begann nochmals der alte Abt: „Jetzt habe ich dir alles gegeben, was mir oblag. Verwalte weise dein Amt."

Beide schwiegen und schauten auf die Goldstatue, die wie lebendig zu werden schien. Lobsang, Hwun-Hlo, Lonam-Tse und viele weitere, welche Tschen-Tse unbekannt und doch vertraut waren, traten immer deutlicher und strahlender hervor. Leise senkte sich von oben herab sanfte, nie gehörte Musik, dass Tschen-Tse sich kaum fassen konnte, so dass er erst später bemerkte, dass sich Raptang-Tse zu den anderen gesellt hatte. Rosa Dunst umflog ihn, in welchem ganz unscheinbar die silberne Schnur sich auflöste, welche Raptang-Tse mit seinem Erdenkörper verbunden hatte. Jugendlich frisch sah er aus, als er verabschiedend rief: „Wenn du Rat suchst, dann werden wir dich finden. Aber nur, wenn deine Suche von der rechten Inbrunst geleitet ist. Lebe wohl."

Tschen-Tse suchte die Hand zum Gruß zu heben, doch Bleiesschwere hinderte ihn daran. Wie unbeschreiblich schweres Gewicht zerrte der Erdenkörper und unterband die gewollten Bewegungen, bis auf jene, die ihn wieder ganz mit seiner Hülle vereinten.
Mit verhallendem Akkord hatten sich alle entfernt und die Fluten des lichtrosigen Regenbogens mitgenommen. Düster empfand Tschen-Tse seine Umgebung und noch düsterer neben sich den leblosen Raptang-Tse.

Bald schon wurde zum Aufbruch gerüstet. Wollte Tschen-Tse doch vor dem Winter das Gebirge überquert haben und den Hochsommer und Herbst für die Rückreise nutzen. Mihou versprach, sie noch bis in wegsameres Gebiet zu geleiten, dass rasch sie die Hauptstadt erreichen konnten, um endlich des Kaisers Wunsch nachzukommen. Eine Verzögerung erfuhr noch der Aufbruch dadurch, dass die zurückbleibenden Lamas von Tse-Prong großen Wert darauf legten, Tschen-Tse standesgemäß einzukleiden, schließlich sollte ihr Oberhaupt auch würdevoll dem Kaiser gegenüber auftreten. Tschen-Tse versuchte sich nach Kräften zu wehren, denn schließlich kannte ihn der Kaiser auch in ganz anderem Aufzug, ohne dass dessen Achtung dadurch Einbußen erlitten hätte. Doch hierbei vermochte sich Tschen-Tse nicht durchzusetzen und musste die Fluten von sonnengelber Seide über sich ergehen lassen.

Endlich war es soweit. Am Vortag hatte es geregnet und jetzt bei Tagesanbruch atmeten die dem Kloster vorgelagerten Gärten jene Frische, wie sie nach abgezogenen Gewittern die Nebel aus den Klüften scheucht. Der Regen hatte einiges entlang des Weges ausgewaschen, dass allmählich der Pfad nur schwer passierbar wurde. Da entschloss sich Whijan-Hlo, nicht wie ursprünglich beabsichtigt, Tschen-Tse bis in die Flussauen zu begleiten, sondern hier schon sich zu verabschieden. Beim Abschied bedauerte er, dass sie gemeinsam nicht mehr Zeit verbringen konnten, doch verlieh er der Hoffnung Ausdruck, dass Tschen-Tse ihn zu gegebener Stunde als Seelenreisender ein Stück in die Schöpfungsgärten begleiten würde.

Erdrutsche hatten das Gesicht des Tales verändert und nur langsam war vorwärts zu kommen. Bald schon kapitulierte auch Mihou des Führens, weil er kein Weiterkommen mehr sah, nicht mehr weiter wusste. Ein reißender Bach hatte auf weiter Strecke den Weg weggerissen und tieferliegend wehrten eben diesem Bach massive Erdrutsche dessen Abfließen, so dass sich nun zwischen den Klüften ein See zu stauen begann.

In Mihous Ratlosigkeit riet ihm Tschen-Tse wieder in das sichere Kloster zurückzukehren. Er werde schon einen Weg finden, der sie aus den Bergen führt.

So war die Gruppe, wie sie einst vor vielen Jahren das erste Mal aus Guandao auszog, das erste Mal wieder gänzlich unter sich. Ein Funken Freude schwang mit, doch überwiegte die Sorge ob der Weglosigkeit. Selbst der Hauptmann, den sonst nie der Mut verlassen hatte, erweckte jetzt einen etwas verzagten Eindruck. Hatten sie doch während ihres Aufenthalts in Tse-Prong erfahren, dass dies der einzige Zugang zum Kloster sei.

„Mein lieber Hauptmann ...“, ermutigte Tschen-Tse, „... manches Mal muss man neue Wege gehen, wenn die alten unpassierbar geworden sind. Und wenn wir uns nicht selbst dazu entschließen, zwingt uns die Natur zur Umkehr. Lasst uns hier rasten und morgen eine Entscheidung fällen.“

Mian-Tsian-Hay protestierte: „Hier in dieser unwegsamen Gegend willst du rasten? Es ist erst Mittag und wir könnten noch vor Einbruch der Nacht das Kloster erreichen.“

„Ja, Mian-Tsian-Hay, doch hier kommen wir nicht weiter, und nur dort wo der Fehler liegt, lässt sich auch die Lösung finden.“

Bald fanden sie einen Platz, der sicher schien und der groß genug war, um den Menschen für die Rast genügend Raum zu bieten. Und während alle das Lager bereiteten, erkletterte Tschen-Tse etwas abseits einen Felsen, von wo aus er alles überblicken konnte.

Soweit man schauen konnte, war talwärts alles verwüstet und selbst wenn sie an dem werdenden See vorbeigekommen wären, hätten sie dort unten nur weglos verändertes Gelände vorgefunden. Lange saß Tschen-Tse dort und grübelte nach, und Mian-Tsian-Hay mied ihn, denn sie war richtig verärgert über seine Uneinsichtigkeit. Wo lag sein Fehler, dachte er immerzu. Da vernahm er in seinem Innern eine Stimme, wie so oft, wenn er nicht mehr weiter wusste: „Tschen-Tse, du hast dich verrannt. Manches Mal muss man einen Schritt zurückgehen. Wenn du dir das Hindernis nicht aus größerem Abstand betrachtest, bist du zu nahe, um die Lösung sehen zu können."

Nochmals verstrich vergeudete Zeit, bis Tschen-Tse sich erhob und zum Lager zurückkehrte. Ein schlechtes Gewissen drückte ihn nun und ganz vorsichtig fragte er Mian-Tsian-Hay: „Möchtest du noch immer ins Kloster zurück?"

Sie schwankte zwischen Ärger und Versöhnung: „Bisher hatten sich deine Entscheidungen immer als richtig erwiesen. Ich weiß nicht, was dich veranlasste, hier in der Wildnis zu lagern, zumal eine sichere Unterkunft in erreichbarer Nähe ist. Ich vertraue dir, doch erfühle ich nicht, was du hier erfahren willst. Diese Verwüstungen zu überqueren würde in jedem Fall Tage, wenn nicht Monde in Anspruch nehmen."

Tschen-Tse lenkte ein: „Es war uneinsichtig von mir. Ich denke, wenn wir gleich aufbrechen, werden wir nicht zu weit in die Nacht hinein reiten müssen."

Allgemeine Erleichterung machte sich fühlbar und schneller als zur Lagererrichtung waren alle wieder marschbereit. Auch die Pferde eilten bergan, um so schnell als möglich diesem Ort des Unbehagens zu entfliehen. Verstärkt wurde das Drängen noch durch die zunehmende Unbeständigkeit des Wetters. Von allen unbeachtet waren mehr und mehr Wolken aufgezogen und rüsteten im schwüldampfigen Auftürmen zum nächsten Regen. Es dämmerte bereits, als die Wolken begannen, sich ihrer Last zu befreien. Erst zaghaft nur, doch mit zunehmender Dunkelheit verstärkte sich der Regen, um schließlich nach eingebrochener Nacht in ein heftiges Gewitter überzugehen. Mächtig zuckten die Blitze und erhellten in Abständen für Augenblicke den Weg, während sie unbarmherzig vom Regen gepeitscht wurden. Dazu kam, dass einzig im Kloster sie Schutz vor solcher Witterung finden konnten. Immer heftiger tobte das Gewitter. Die Donner rollten und dazwischen hörte man das ferne Poltern neuerlicher Bergstürze.

Wieder zuckte taghell ein Blitz und erhellte für Augenblicke endlich das ersehnte Kloster, das sie dann unbeschadet, aber restlos durchnässt erreichten. Erleichtert fanden sie das Tor offen, wo sie von etlichen Mönchen bereits erwartet wurden. Etwas vorwurfsvoll kommentierte Kunnu-Nao: „Mihou hat euch angekündigt, doch wäre es besser gewesen, gleich mit ihm zu gehen. Er ist trocken hier angekommen."

Der Regen ermüdete nicht in seinem Ungestüm und mehrere Tage goss es so weiter, wie es am Abend begonnen hatte. Sinnlos war es jetzt aufzubrechen, währenddessen Bäche und Flüsse zu reißenden Strömen angeschwollen waren. Um nicht nutzlos die Zeit zu vertändeln unterrichtete Tschen-Tse weiter, sehr zur Freude der Mönche.

Mihou und einige andere Mönche unternahmen, trotz des strömenden Regens, täglich Wanderungen, um zu beobachten, wie sich die Landschaft veränderte. Schließlich war es notwendig geworden, für das Kloster einen neuen Zugang zu finden. Zwar war das Kloster wohl geborgen, doch der bisher einzige Weg dorthin war verschüttet und somit unpassierbar geworden. Abends kehrten sie dann erschöpft und völlig durchnässt zurück und berichteten, wo sich überall in der näheren Umgebung Erdrutsche und Felsstürze ereignet hatten. Das ganze Gelände im weiteren Umkreis um das Kloster wurde offenbar völlig umgekrempelt. Im Osten war eine ganze Bergkuppe eingestürzt und hatte vor einer Felswand eine mächtige Schutthalde aufgeschüttet.

„Noch ist alles in Bewegung und immer noch rieselt dauernd Geröll herab, aber wenn es etwas zur Ruhe gekommen ist, werden wir sehen, ob darüber ein neuer Weg zu Tal führt. Wenn dem so wäre, würde es die Reise in das große Reich um Tage verkürzen", berichtete Mihou.

Die Sonne kam wieder mit spätsommerlicher Trockenheit, aber der Berg war noch immer in Bewegung. Wohl hatten Mihou und zahlreiche weitere Mönche begonnen über das Geröllfeld einen schmalen Weg zu bahnen, aber die Arbeit war sehr gefährlich durch immer wieder herabstürzende Brocken. Stets waren einige nur damit beschäftigt, den Berg zu beobachten und sofort zu warnen. Einmal wurden gar drei Mönche eben von jenem Felsen zermalmt, hinter welchem sie vor dem Steinschlag Schutz gesucht hatten. Die herbfallenden Brocken hatten eben jenen Felsen getroffen und in Bewegung gebracht. Nichts anderes aber hätte dort mitten im Geröllfeld Schutz bieten können. Kunnu-Nao schlug vor, an jener Stelle später einen Tschorten zu errichten. Ob der immer noch großen Gefahr wurde Tschen-Tse verboten abzureisen. Man drohte ihm sogar, ihn mit Gewalt zurückhalten zu wollen, wenn es nötig sei.

Manches Mal gab es auch Verletzte, die Tschen-Tse als Arzt forderten. Zuweilen waren die Verletzungen sehr schlimm, dass Tschen-Tse ohne weiteres einsah, dass eine Abreise nicht geraten war, trotz seiner immer drängender werdenden Ungeduld.

„Habe ich eine so lange Reise machen müssen, um jetzt noch Geduld zu lernen?“, sinnierte er einmal Mian-Tsian-Hay gegenüber. Lange Zeit blieb ihm nicht zum Grübeln.

Ganz nahe dem Kloster wurde einer der Beobachter getroffen, dem es das Bein halb abtrennte. Es geschah an einer scharfen Felskante, so dass es einem glatten Schnitt, fast ohne Quetschungen glich. Da nun der Verletzte in seinem Schrecken kaum Blut verlor, versuchte sich Tschen-Tse als Schneider und nähte kurzerhand das abgetrennte Glied wieder an. Faser um Faser, und als der Verletzte aus seiner Ohnmacht das Bewusstsein wieder erlangte und pochender Schmerz ihn an sein Bein erinnerte, war äußerlich nur noch eine Naht das sichtbare Zeichen seines Unfalls.

Gütig pflegte Mian-Tsian-Hay den Armen und Tschen-Tse half ihm mit Kräutern gegen die Schmerzen. Schon am nächsten Tag zeigte sich, dass das Bein sich den Nähkünsten des Arztes gefügt hatte und gesund durchblutet wurde. Tschen-Tse überwachte es täglich und gab dem Verletzten Heilkräuter und Essenzen, die die Schmerzen linderten und die Heilung unterstützten.

Mit einer gewissen Genugtuung bemerkte einmal Mian-Tsian-Hay: „Du hättest es niemals gelernt oder getan, wenn wir abgereist wären. Deine Geduld wurde nur dort auf die Probe gestellt, wo es darum ging, etwas Neues aufzunehmen. Denn jetzt, wo du wieder eine neue Aufgabe hast, drängt es dich längst nicht mehr so sehr, diesen Ort zu verlassen."

„Ja ...", antwortete Tschen-Tse: „künde mir nur von meiner Schande. Ich bin trotzdem froh, dass sich das Bein nicht entzündet hat."

„Du siehst also, dass selbst dir die Wesenhaften noch manches verborgen halten."

„Ich habe nie behauptet, dass ich je ausgelernt hätte. — Zumal es nie mein sehnlichster Wunsch war, Arzt zu werden."

„Mein lieber Mann, du konntest es nie werden wollen. Du warst es schon immer. Es musste nur geweckt werden." Dabei schloss sie ihren Mann liebevoll in die Arme und legte ihren Kopf auf seine Brust.

In den nächsten Tagen zeigte sich Erfreuliches. Der Verletzte saß aufrecht auf seinem Lager, bewegte behutsam die Zehen und staunte fassungslos über sein verletztes Bein. Als Tschen-Tse seine Zehen berührte, zuckte er zusammen, als wäre er mit einer Nadel gestochen worden. Auch die sanften Berührungen von Mian-Tsian-Hay wurden wahrgenommen.

Und noch einmal Tage später versuchte er mit Hilfe zweier Mönche zu gehen. Als dann nach Anweisung von Tschen-Tse ein geschickter Mönch zwei Krücken gebaut hatte, konnte er es sogar alleine. Mit jedem Tag humpelte er besser durch die Gänge oder suchte in den warmen Mittagsstunden einen der Gärten auf.

Trotz der großen Gefahr war ungebrochen, ja fast verbissen, am Weg weiter gearbeitet worden, und nach Tschen-Tses Heilerfolg noch mutiger. Der Herbst war über die Berge und das Kloster gezogen, die Ernte der Gärten war eingebracht und nach Kunnu-Naos Vorschlag an bewusster Stelle ein Tschorten errichtet, von dem genau so wie in seiner Heimat zahllose Gebetsfahnen flatterten. Trotz aller Gefahren war der Weg bis zur Talsohle angelegt worden, wo er in einen anderen, bereits bestehenden Pfad mündete. Doch erst der Frost und der erste Schnee brachten den Berg zur Ruhe, dass der Weg sicher begangen werden konnte und der dauernde Steinschlag aufhörte. Andererseits hatte der Bach den See längst aufgefüllt und das Wasser geklärt und an manchen Stellen überzog eine hauchzarte Eisdecke bereits die ruhige Wasseroberfläche. Tschen-Tse hatte sich abschiednehmend nochmals den alten Weg betrachten wollen, für den es heute eines Bootes bedurft hätte.

Anderntags brachen sie endlich auf. Manche begleiteten sie bis zu dem neu entstandenen Weg, so auch Whijan-Hlo, Kunnu-Nao und ein Genesender, der erstmalig ohne Krücken ein Stück Wegs sein wiedergeschenktes Bein genoss.

Der neue Weg erwies sich als wesentlich kürzer als der alte, weil es erspart blieb, das halbe Gebirge umrunden zu müssen. Auch entfiel der hohe Pass, der des Winters gänzlich unpassierbar wMit zunehmender Tiefe waren sie auch rasch dem Wintereinbruch entronnen, der dort noch sicher einen Monat auf sich warten lassen würde. Eilig strebten sie der Hauptstadt zu. Tschen-Tse wollte den Besuch der neuen ansässigen Ärzte einer anderen Reise vorbehalten.

Je mehr sie sich dann der Hauptstadt näherten wurde Unruhe in der Bevölkerung wahrnehmbar, die sich bis zur Aufregung steigerte. Die Menschen erzählten die schrecklichsten Geschichten, und Gerüchte um den Kaiser wurden verbreitet, die nichts Gutes ahnen ließen.

Vor den Toren der Hauptstadt kamen sie in ein Volksgedränge. Die Menschen stießen sich gegenseitig, riefen Verwünschungen und Flüche aus, nur um sich vorzudrängen, damit sie von dem weiter vorne abspielenden Geschehen vielleicht auch etwas sehen konnten. Reitender Weise waren Tschen-Tse und seine Begleiter dahingehend im Vorteil und der Hauptmann schnitt vorweg eine Gasse in die Menschenmenge, in der die andern folgten.

Unmittelbar vor dem Stadttor war eine große Plattform errichtet worden, auf welcher eine öffentliche Hinrichtung stattfand. Es hieß, die Verurteilten hätten den Kaiser vergiftet. Stimmten die Gerüchte also doch, die sie auf dem Weg bereits erfahren hatten?

Die Köpfe rollten und das Blut floss in Strömen. Über hundert Verurteilte ließen dort ihr Leben. Überlagert war das schaurige Geschehen von den entsetzlichsten Farben, wie Tschen-Tse sie selbst nicht bei den Erlebnissen um Liu-Longau wahrgenommen hatte. Die Seelenkörper der Verurteilten wurden buchstäblich beim Enthaupten davon geschleudert und blieben weitab bewusstlos liegen. Und das, obwohl deren Silberschnur, die Tschen-Tse deutlich sehen konnte, oft mehr einem dicken Tau glich. Manche von denen kamen wieder zu sich, irrten umher, verwirrt, wütend, trotzig, fühlten die Verbindung mit ihren Leibern, die stark anziehend wirkte, und fanden doch den Weg zurück buchstäblich abgeschnitten. Doch keinen ereilte sein Schicksal unverdient. Alle waren sie beschmutzt, verdunkelt, obgleich keine Verbindung mit den ihnen zur Last gelegten Verbrechen erkennbar war. Tschen-Tse wandte sich von dem grausigen Schauspiel ab, das das Volk johlend umdrängte. Von den Wachen am Tor erfuhr er, dass die Ärzte von Guandao, wie sie jetzt genannt wurden, den Anschlag vereiteln konnten und den Kaiser zur leichteren Behandlung dorthin brachten.

Allen war nun klar, sich nicht durch das Gewühl der Hauptstadt drängen zu müssen, sondern ihr direkter Weg nach Guandao führte. Höchste Eile war geboten und der Hauptmann gab ein Tempo vor, das die Grenzen der Kräfte der Pferde erreichte. Ungeachtet aller Erschöpfung stürmte Tschen-Tse in die Schule, doch ahnungslos fand er dort die Menschen. Einzig Ziyon-Zen wusste, dass Fhu-Tang und Nijan-Hay seit längerem nicht erschienen seien.

„Wo ist Fhu-Tang und wo ist der Kaiser?“, ging es Tschen-Tse durch den Kopf, doch ohne einer Antwort nachzugrübeln eilte er nachhause.

Ein neues, rotes Glockenseil und frische Farbe zierten das Tor, das mit zusätzlichen Goldauflagen verschönt worden war. Ohne abzusteigen zerrte Tschen-Tse ungestüm an dem roten Tau, doch die sich öffnende Luke hatte vor sich nur Pferdeleib und gelbe Seide, dass also die barschen Worte: „Der Herr ist nicht zuhause“, in nichts erstarben.
Das Tor flog auf und drinnen war der ganze Hof mit kaiserlichen Wachen umstellt.

Lin-Yong verneigte sich tief, dass sein Zopf den Boden berührte und verkündete: „Herr des Hauses, der Kaiser erwartet euch im Garten.“

So schnell war Tschen-Tse selten aus dem Sattel und durcheilte das Haus und das Spalier der Wachen, die ihn geradewegs in den Garten leiteten. Fhu-Tang hatte den Kaiser in den Gartenpavillon gebettet und pflegte ihn auch dort, wobei ihn Nijan-Hay, Lin-Yong und Hay-Lyn unterstützten.

So wenig äußere Ähnlichkeit Hay-Lyn mit Yongmalin hatte, so sehr glich sie ihr in ihrer Art, wie sie ihrem Mann, Lin-Yong, half und in unscheinbarer Stille oft genau das unerwartet Rechte tat, so auch hier. Kaum waren Tschen-Tse und Mian-Tsian-Hay, die ihm gefolgt war, im Pavillon angekommen, nachdem sie sich einen Überblick der Lage verschafft hatten, überbrachte Hay-Lyn Tee. Ein seltsames Arrangement zierte das Tablett, es standen fünf dampfende Teeschalen darauf, daneben aber auch die Scherben zerbrochener Teeschalen. Hay-Lyn knickste bescheiden: „Ich weiß, es ziemt sich nicht, in Gegenwart des Kaisers zu speisen, doch Begrüßung muss sein. Auch habe ich mir erlaubt, der Ahnen zu gedenken, die einst diese vier Schalen mit Tee gefüllt hatten. Herr des Hauses, ihre Schalen sind zerbrochen und ihre Leiber haben eine Ruhestätte im Garten gefunden. Die fünfte Schale ist, um unsern Gast zu ehren.“

Der Kaiser aber wandte sich an Tschen-Tse: „Hier ziemt sich so manches, was sonst im ganzen Reich unmöglich wäre. Stets komme ich von Krankheit geschüttelt zu dir, und stets verlasse ich dich gesunder als ich jemals war. Stets hast du mich provoziert bis aufs Äußerste, und stets lag tiefe unergründliche Weisheit in deinem Tun. Sag mir, mein erster Leibarzt, was erkühnt dich nun, des Kaisers gelbe Seide zu tragen? Gelehrt hast du mich, nicht vorschnell zu urteilen; gewiss ist es auch hier unangebracht."

Bedächtig schlürfte Tschen-Tse seinen Tee, ehe er auf den Kaiser einging. Langsam und ausführlich berichtete er von seinen Erlebnissen in Tse-Prong, und der Kaiser unterbrach ihn oft mit verwunderten, begeisterten, oder überraschten Ausrufen. Tschen-Tse endete: „Und so sind wir von der Hauptstadt direkt hierher geeilt. Doch jetzt denke ich, Ihr habt meinem Versprechen wenig Glauben schenken können, deshalb habt Ihr gleich mein Haus besetzt."

Der Kaiser lächelte und richtete sich auf seinem Lager ein wenig auf: „So unbotmäßig du dich mir gegenüber auch immer gibst und mir sogar Befehle erteilst, so sehr schätze ich, dass es einen Mann gibt, der der Erfüllung meiner Befehle mehr Beachtung schenkt, als mir selbst. Mein erster Leibarzt, Tschen-Tse, du hast gute Ärzte erzogen, so sehr, dass ich oft dachte, in Fhu-Tang dich vor mir zu sehen. Ich weiß nicht, was geschehen wäre, wenn deine Ärzte mich nicht umgeben hätten. Dein Haus habe ich, wie schon einmal, beansprucht und werde jetzt bleiben bis ich ganz gesund bin."

„Immer werden wir von Krankheit befallen, wenn unser Geist einzuschlafen droht. Sagt mir, wo ließet Ihr es an Wachsamkeit mangeln, dass Ihr auf diese Weise darauf aufmerksam gemacht werden musstet?", fragte Tschen-Tse ruhig.

„Noch immer gibst du die Richtung vor, Tschen-Tse. Ich glaube, es wird niemals der Tag kommen, an dem ich dir befehlen kann. Es ist gut, dass du nie in meiner Umgebung warst, die Etikette hätte dich getötet. Also suche ich deine Umgebung, doch auch hier kann ich dir nicht auf deine Frage antworten."

Fhu-Tang begann nun zu erzählen, wie der Kaiser zu ihm gebracht worden war und was er damals beobachtet hatte. Noch immer dräunte das Gift im Kaiser und hinderte seinen Bewegungsdrang, dass die Glieder ihn wie gelähmt auf das Lager banden. Fhu-Tang konnte zwar ein weiteres Ausbreiten des Giftes verhindern, doch die Genesung des Kaisers blieb ihm versagt. Tschen-Tse hatte still gelauscht, während sich die andern diskret zurückgezogen hatten und nur noch der Kaiser, Fhu-Tang und er im Pavillon verblieben. Während Fhu-Tangs Berichterstattung hatte sich in ihm das Bild geklärt, die Farben und Fäden entwirrt, die wie Spinnweben um den Kaiser ihr Netz zogen. Nach der Erzählung herrschte lange gespannte Ruhe, bis schließlich Tschen-Tse antwortete: „Ihr habt der Intrige Raum gewährt, erst in Eurem Palast, dann in Eurem Denken, bis schließlich das Gift auch einen Weg in Euren Körper fand. Zu lange habt Ihr geduldet, was nun viele, an der Tat Unschuldige, das Leben kostete. Rottet in Euch die Intrige aus, dass das Gift überwunden werden kann und dann rottet sie aus in Eurer Umgebung. Die Duldung öffnet Tore für den Feind. Eure Macht ist nicht unerschöpflich und bei Duldung kann des Feindes Stärke wachsen, bis sie zuletzt die Eure übersteigt."

„Dass du wahr sprichst, das fühle ich, doch wo soll ich beginnen?", sinnierte der Kaiser.

„Bei Euch selbst! Ist in Euch das Falsche getötet, wird die Wachsamkeit soweit gewachsen sein, dass Ihr auch im Äußeren erkennt, welche Schritte Ihr zu unternehmen habt."

„Hier ziemt sich, was sonst nirgends im großen Reich möglich ist. Ich bitte dich, Leibarzt und Lama, hilf mir."

„Wohl weiß ich, was es für Euch bedeutet, so gerne ich willfahren würde, doch nur Euer eigenes Wollen hat diese Mauer aufgetürmt, und genau so *nur* Euer eigenes Wollen, das aus dem Herzen strömt, kann diese Mauer wieder stürzen. Jetzt kennt Ihr den Weg. Ruht jetzt und werdet wachsam im Geiste."

Krieg

Am anderen Morgen fand Tschen-Tse einen völlig veränderten Kaiser. Er hatte sich auf seinem Lager etwas aufgerichtet, wartete aber geduldig, bis sich sein Leibarzt zu ihm gesetzt hatte, ehe er zu sprechen begann: „Mehr bist du ein Berater, denn ein Arzt, obgleich ich dich kaum zu sehen bekomme."

„Der rechte Arzt ist immer ein Berater, denn nur so kann er verhindern, dass der Beratene erkrankt. Jeder Mensch hat die Pflicht sich selbst gesund zu erhalten; gesund im Geist, dann fügt sich der Körper ganz von selbst. Und dass ich so selten Euch Rat erteile, liegt daran, dass Ihr den Rat gut verwendet."

„Das Sehen allein ist es nicht. Jeder deiner Berichte enthielt vielfältig Rat für mich. So warst du ständig bei mir und doch niemals an meinem Hof. Das hatte Gutes, ich konnte dir nicht widersprechen und musste über den Rat nachdenken. Wer weiß, wie es gewesen wäre, wenn ich dich um mich gehabt hätte."

Tschen-Tse hatte den Kaiser während des Gesprächs behandelt und nun saß jener auf seinem Lager und beobachtete, wie an den verschiedensten Stellen die Nadeln arbeiteten. Teils pochte es, teils bildete sich ein rosa Hof um die Einstichstelle und teils ging es wie fiebriges Glühen davon aus. Die Gedanken gingen jedoch gänzlich andere Wege: „Was meinst du, Tschen-Tse, wer wollte in dieser Weise mir schaden? Ich meine, wer wollte mich töten?"

„Kann es Euch denn interessieren? Ihr ließet viele Menschen töten. Ist die Sache damit nicht erledigt?"

„Du sprichst, als hätte ich Unschuldige hinrichten lassen."

„Unschuldig, nein. Unschuldig an dieser Tat, ja. Kann eines Kaisers Leben mehr wert sein, als das eines anderen Menschen? Wenn einer dieser Verurteilten Eure Macht besäße, wisst Ihr wer gestorben wäre?"

„Du suchst mir ein schlechtes Gewissen einzureden. Die anderen haben diese Macht nicht, die mir das Schicksal zuerkannte. Es musste ein Exempel statuiert werden."

Tschen-Tse hatte sich an die Tür gestellt und blickte in den Garten: „Die Menschen können einen Kaiser ehren, ob seiner Person, sie können ihn fürchten, ob seiner Willkür, oder sie werden ihn achten, ob seiner Weisheit. Das Letzte ist das Beste. Sagt mir, welches ist die beste Macht?"

„Du scheinst Rätsel zu lieben. Nur der, den sie fürchten, ist wahrhaft mächtig."

Tschen-Tse wandte sich dem Kaiser zu und lächelte: „Schade, dass Ihr mich fürchtet."

„Wie sollte ich dich fürchten? Du missbrauchst ja deine ..." Jäh hatte der Kaiser abgebrochen, da es ihm selbst auffiel und die Worte „Macht nicht" blieben unausgesprochen. Beschämt schaute er auf seine Zehen, mit denen er unruhig unter der Decke gymnastizierte.

„Der, den Ihr bestrafen wolltet für sein Ansinnen, ist immer noch auf freiem Fuß", warnte Tschen-Tse, um den Kaiser seiner Verlegenheit zu entreißen.

„So waren es doch alles Unschuldige, die ich hinrichten ließ?"

„Keiner war unter ihnen, der nicht den Tod verdient hätte. Ich habe sie selbst gesehen. Aber keiner war auch schuldig für diese Tat, für die sie ihr Leben ließen. Die Menschen vertrauten deiner Weisheit, nun fürchten sie deine Willkür."

Der Kaiser starrte ungeduldig auf die Nadeln. Er wollte seine Bewegungsfreiheit zurück: „Wie kann ich das Rechte zurückgewinnen?"

„Es wird ein schwerer Weg. Als erstes solltet Ihr die tatsächlichen Verbrechen der Hingerichteten verkünden. Wenn dieses unmöglich ist, rehabilitiert sie und zahlt den Familien Entschädigung. Gesteht Euern Irrtum ein. Als zweites überführt den tatsächlichen Schädling und seid mit ihm ebenso streng. Das wäre ein Anfang."

„Tschen-Tse, wie kann ich sicher sein, den echten Schuldigen zu verurteilen? Und wäre das dann nicht einfach nur eine weitere Hinrichtung, die meine Willkür untermauerte?“

„Wenn es der echte Verbrecher ist, wird keines von beidem eintreffen.“

Tschen-Tse machte sich daran zu schaffen, den Kaiser von seinen Nadeln zu befreien, und dieser hielt es kaum noch aus vor lauter Ungeduld: „Wie und woran kann ich ihn erkennen? Ich fürchte, mein Wissen allein reicht nicht aus, ihn zu überführen.“

„Übt Euch im rechten Vertrauen. Jetzt ist es auf der einen Seite zu viel und auf der andern zu wenig. Euer Vertrauen ist willkürlich und richtet sich nach Euren Wünschen und nicht nach den Tatsachen.“

„Nein! Vertrauen erhält nur, wer vertrauenswürdig ist.“

„Haben alle für diesen Verdienst sich in einer Prüfung erwiesen? Oft ändert es sich und ein Mensch kann durch weise Entscheidungen von anderen plötzlich das Gegenteil sein, dass sein guter Kern bestimmend wird. Vertrauen wird ausschließlich verschenkt. Es ist ein Geschenk wie jedes andere auch und man kann es jedem geben, er braucht sich des Geschenkes nicht würdig erwiesen haben. Gibt es doch viele, die den Bettlern Geschenke machen, ohne dass sie sich derer wert gezeigt hätten. Man nennt es Almosen, es ist aber doch nur ein Geschenk.“

„Du meinst im Vertrauen gibt es auch Almosenempfänger und Bettler?“

„Ja, nur sind sie schwerer zu erkennen, weil sie sehr oft prächtige Gewänder tragen. Ihr Inneres aber, ist unwürdig und arm.“

Kaum von den Nadeln befreit sprang der Kaiser auf und ging zu dem kleinen Tisch. Er goss sich Tee in einen Becher und krampfte seine Hand um das warme Gefäß: „Ich weiß jetzt, wer mein Mörder sein wollte. Ja, er ist noch auf freiem Fuß. Und ja, er hätte sein verderbliches Spiel weiter gespielt und auch gewonnen.“

„Wohl seid Ihr jetzt gesund, doch eilet nicht. Die Üblen überführen sich stets selbst."

„Er hat sich bereits selbst überführt und wusste von vorneherein, dass er unbeschadet davon käme."

„Verweilet noch ein paar Tage. Wir können die Zeit nutzen, das Gelernte zu vertiefen. Der Weise ist niemals ungeduldig und vermag die Dinge reifen zu lassen."

„Mein lieber Leibarzt, das ist wohl die bitterste Medizin, die du mir verabreichst. Recht habe ich, wenn ich sage, dass nur der Gefürchtete mächtig ist, doch die größte Furcht wird dem Weisen zuteil, und sie heißt Ehrfurcht."

„Helft mir einige Tage in der Schule. Ihr werdet Gewinn davon tragen."

Den Tag verbrachte der Kaiser im Garten. Anderntags musste er sich mit schlichter Kleidung begnügen und folgte Tschen-Tse in die Schule. Wenige waren dort, deren Leiden einen Aufenthalt erforderten, und so hatte Tschen-Tse ausreichend Zeit, den Kaiser, einem neuen Schüler gleich, durch die Gebäude zu führen.

Xin-Xiin-Po und Yen-Mau hatten fleißig an sich gearbeitet, so dass sie Ziyon-Zen bei seinen Aufgaben unterstützten. Nie war es seine Vorliebe gewesen, die Schule zu leiten und einzig des Kaisers Wunsch und Raptang-Tses Anordnung beugte er sich. Er hätte viel lieber die Achtung eines großen Weisen genossen, was ihm auch nur spärlich in Tschen-Tses Anwesenheit gelang. Dennoch blieb ihm die Würde des Schulleiters. Tschen-Tse veranlasste, dass der Kaiser unterrichten sollte, und zwar das junge Paar Xin-Xiin-Po und Yen-Mau; unterrichten in der Staatskunst. Entrüstet ließ der Kaiser vernehmen, warum er dem Feind seine Kenntnisse anvertrauen soll und entlockte Tschen-Tse ein Lächeln: „Müssen sie denn Eure Feinde sein? Macht sie zu Verbündeten. Sie werden einst zurückkehren wollen, um ihre Völker zu regieren. Was gibt es Besseres zum gegenseitigen Schutz? Ich weiß, sie sind würdig, dass ihnen Vertrauen geschenkt wird."

Und so erwuchs dem Kaiser für kurze Zeit eine Aufgabe, die abseits alles Bisherigen, ihn doch seine Arbeit wahrnehmen ließ und nebenbei ihn selbst lehrte, wie er seinem Mörder richtig begegnen konnte. Je mehr er die Jungen lehrte, weise zu regieren, umso mehr erkannte er auch sein eigenes Verhalten, seine eigenen Entscheidungen.

Nicht immer war es zum Wohle des Volkes, wenn er dem Volk den Willen und die Entscheidung überließ. Nicht einen Bauch galt es zu füllen, nicht eine Hand mit Arbeit zu versehen, sondern einem ganzen Volk Zufriedenheit zu bringen, die nur im Fleiß der einzelnen liegen kann und den Schmarotzer ganz selbsttätig verkümmern lässt. Dem unverdient in Not Geratenen kann geholfen werden, dass er wieder auf den eigenen Füßen stehen kann, doch nicht dem Trägen, der nur auf Kosten anderer sich gesund zu stoßen sucht. Der Kaiser merkte bald, dass er gleich einem Arzt am großen Volk laboriert, um es der Gesundheit zuzuführen, und darin erkannte er, dass die Wurzel der Macht zu herrschen in ganz anderem Boden gründet, als er bisher dachte.

Oft bestand der Unterricht darin, durch die Natur oder Tschen-Tses Garten zu wandern und sich dort die Vorbilder anzusehen. Weit öffnete es dem jungen Paar die Augen, dass nicht mit Feindschaft, Krieg, Eroberung ein Volk zu führen ist, sondern in Eigenständigkeit, die sich gegenseitig ergänzt. Ohne Erfolg würde es bleiben, wenn sie bei ihren Völkern das große Reich nachzuahmen suchten. Wie wenig sich der Lotus mit dem Schilf vereint und trotzdem ohne den andern nicht bestehen kann.

Der Kaiser hatte durch einen seiner Generäle die Botschaft erhalten, dass seine Anwesenheit in der Hauptstadt unabdingbar sei, weil kriegerische Nachrichten aus dem Süden eingetroffen sind. Also verbrachte er seinen letzten Abend mit seinem Gastgeber in dem geliebten Gartenpavillon.

„... Und damals hast du mir Rat erteilt, der kostbarer ist als alles, was mein ganzer Stab mir je verkündet hatte."

„Wie sollte ich Euch Rat erteilen, wo Ihr die Antworten selbst gefunden habt. Beliebe ich doch eher neue Rätsel aufzugeben."

„Und eben dieses ist dein bester Rat. Wohl lehrst du mich Fischen, aber ohne zur Überbrückung, bis ich gelernt habe, mir auch Fisch zu geben. Stets muss ich mich maßlos anstrengen, um deinen Rat fassen zu können. Mein Volk ist krank. Im Süden gärt der Krieg. Ich hoffe, es ist nicht zuviel verlangt, noch eine Reise dorthin zu unternehmen."

„Mein Kaiser, ich hoffe, es ist mir gegeben, mich Eures Vertrauens würdig zu erweisen. Ärzte sollte ich heranbilden, wie Ihr mir einst befohlen hattet, doch niemals gab es Zeit dazu ..."

„Und trotzdem erwuchsen deinem Kreise die besten Ärzte, die das große Reich jemals besaß. Du hast mein Vertrauen nie enttäuscht, bloß manches Mal meinen Wunsch nach Schmeichelei, doch den verwehr ich dir ab heute zu erfüllen. Ich brauche dort im Süden Menschen, die da sind an meiner statt."

Tschen-Tse verneigte sich und wie aus weiter Ferne klang seine Stimme: „Nicht Herrscher bin ich, noch Kriegsherr. Nicht eigne ich mich für die schmeichlerische Verlogenheit der Diplomaten, deren Worte so wenig Wert sind wie ihr schönes Lächeln, nämlich wie eine tote Ratte, die nur ihre Umgebung mit Krankheit verseucht. Arzt bin ich. Nur als Arzt kann ich Euch von Nutzen sein und ... nur als Arzt stehe ich Euch zur Verfügung."

Erschrocken war der Kaiser aufgesprungen: „Heißt das, du lehnst ab?"

„In einem Krieg werden Menschen sterben, es gibt Verwundete, es gibt Not und Pestilenz auf der verbrannten Erde. Und der Feldherr wird nach seiner Rückkehr feierlich als Held gefeiert, aber der Leidenden und Leidtragenden wird nur vielleicht als Opfer einer Heldentat gedacht. Wenn die Reichskassen vergelten müssten Not und Schmach, so wären sie schon vor dem ersten Kampfe leer, nicht den zwölften Teil eines Krieges könnten sie durchstehen."

Der Kaiser hetzte ungestüm im Pavillon auf und ab: „Du rätst mir, und ich empfinde die Richtigkeit deines Rates, nur kann ich ihn noch nicht in Worte kleiden. Die Zeit drängt. Der Feind belagert die Grenze. Gib Worte deinem Rat."

„In jedem Land gibt es Menschen, lange bevor es einen Kaiser gibt. Lasst sie wählen, welchem Herrn sie dienen wollen und respektiert ihre Entscheidung. Sind sie für den neuen Herrn, könnt Ihr ihnen auch ohne Blutvergießen ihren Wunsch erfüllen. Beschließen sie aber Euch die Treue zu halten, tun sie es ebenso freiwillig und sind die besseren Kämpfer als die größte Armee. Nicht nur Ihr, sondern auch Euer Volk muss wissen, was es will, um daraus das zu tun, was es soll."

Hastig schlürfte der Kaiser Pflaumenwein, es war ihm gänzlich die Muße abhanden gekommen: „Wir könnten große Gebiete an unseren Feind verlieren. Wir würden in empfindlicher Weise geschwächt."

„Stellen sie sich gegen Euch, habt Ihr den Feind im eigenen Land und nur größte Härte könnte die Ordnung aufrechterhalten. Beantwortet Euch selbst die Frage, ob Ihr um das Wohl des Volkes oder um Eure Macht bemüht seid."

„Die Generäle haben bereits massive Truppenverschiebungen in den Süden angeordnet."

Auch Tschen-Tse nahm von dem Pflaumenwein und antwortete dann: „Die Generäle sind um Macht bemüht. Sie haben sonst nichts. Euch aber könnte sogar Vertrauen geschenkt werden."

„Und wenn des Volkes Entscheidung nicht zu ihrem Wohle ist?"

„Dann haben sie frei gewählt und werden vielleicht bald ihre Meinung ändern. Im Erleben werden sie reifen und dadurch erst als freie Menschen entscheiden können. Ihr aber habt Euch nicht vorzuwerfen, Euer Volk zu versklaven. Dumm sind die

Menschen nur so lange, wie ihnen die eigene Entscheidung und Verantwortung scheinbar abgenommen wird."

„Warum scheinbar?"

„Weil dem Menschen die Verantwortung für sein Tun niemals abgenommen werden kann. Wenn er sich einer anderen Instanz beugt, nur weil er zu träge ist, sich damit auseinander zu setzen, ist das auch eine Entscheidung."

„Und was mache ich jetzt mit einer ganzen Armee im Süden. Soll ich sie vielleicht nur an der Grenze postieren, bis die Bevölkerung sich entschieden hat?"

„Das ist eine Möglichkeit, mit der Ihr zeigt, dass Ihr es wert seid, dass das Volk Euch vertraut."

„Dann bleibt nur noch mein Mörder!"

„Schickt ihn an die Grenze. Es dürstet ihn ja nach Kampf und Krieg und Blut, aber gebt ihm keine Macht."

Fassungslos starrte der Kaiser Tschen-Tse in die Augen: „Woher weißt du, dass mein Sohn der Empörer ist, — und wie mache ich ihm glaubhaft, dass er keine Macht besitzt?"

„Wohl sah ich ihn bei der Hinrichtung, ich wusste aber nicht, dass es Euer Sohn ist. Oft steht ein Richter weit beladener vor seinem Sträfling, als der von ihm Verurteilte es ist. Benennt es Ausbildung und gestattet ihm auf diese Weise zu sühnen. Die Kur wird ihn heilen oder töten, — beides ist zu Euerm gegenseitigen Vorteil."

Noch einmal goss der Kaiser die Becher voll Pflaumenwein und hob bekräftigend sein Gefäß: „So sei es denn, aber versprich mir, dass du den Süden mit ausreichend Ärzten versorgst."

Auch Tschen-Tse hob seinen Becher: „Ich werde in wenigen Tagen aufbrechen, — und ich werde auch wie gewohnt berichten."

Mian-Tsian-Hay nahm die Nachricht mit Bestürzung auf, doch kein Gedanke erstand in ihr, von Tschen-Tses Seite zu weichen. Xin-Xiin-Po und Yen-Mau hingegen begehrten mit Begeisterung an der Reise teilnehmen zu dürfen; so könnten sie unmittelbar das Gelernte verwenden. Auch die andern, mit denen sie so oft und so lange auf Reisen waren, schlossen sich an. Der Hauptmann belehrte Tschen-Tse: „Wir sind die Krieger. Vielleicht können wir von Nutzen sein und auch euch etwas lehren."

„Ich freue mich wie immer über eure Begleitung, doch weiß ich nicht, was am Krieg erlernenswert ist."

Der Tross wurde auch diesmal, wie bei der letzten Reise, von gut fünf Dutzend Ärzten und deren Helfern begleitet, die nun nach Süden ins Ungewisse aufbrachen. Die Schule aber blieb merklich vereinsamt zurück. Auf die Frage von Ziyon-Zen antwortete Tschen-Tse: „Fülle die Säle von neuem. Nicht jeder wird die Reise überstehen, doch das Wissen muss erhalten bleiben. Berate dich mit Fhu-Tang, dass ihr euch würdige Nachfolger erzieht, noch ist genügend Zeit dazu."

Die Reise stand unter denkbar ungünstigen Vorzeichen. Je mehr sie nach Süden vordrangen, waren die Straßen schlammig aufgeweicht und sintflutartige Regenfälle erschwerten das Vorwärtskommen. Später noch waren teils ganze Bergflanken abgerutscht und hatten den Weg mit sich gerissen. In der Ebene gar, war manches Mal nur noch mit Booten oder Flößen ein Fortführen der Reise möglich, worin einzig Bäume oder Hausdächer von Ortschaften Orientierungshilfe boten. Erschreckend wirkte der Monsun, so dass Tschen-Tse Mian-Tsian-Hay tröstete: „Wir werden leichtes Spiel mit dem Krieg haben. Bei solchem Wetter scheucht man nicht einmal seine Feinde aus dem Haus; deshalb werden sie wohl dort geblieben sein."

Leider war das Gegenteil der Fall, denn offenbar hatten die Feinde selbiges gedacht und es kam bereits vermehrt zu Scharmützeln im Grenzgebiet. In kleinen Truppen stießen sie aus den gering besiedelten Landstrichen des nördlichen Hsien-Lo vor und suchten bald da, bald dort die Bevölkerung zu verunsichern, um die Schwachstellen zu finden und zwangen das Heer sich aufzusplittern.

Als Arzt war hier wenig auszurichten, solange die Heftigkeit des Monsuns anhielt, dennoch teilte Tschen-Tse die Gegend in kleine Bezirke, in welchen sich die bestellten Ärzte zu halten suchen sollten, um nach Kampfhandlungen hilfreich eingreifen zu können.

Erschütternde Berichte erhielt der Kaiser bereits in dieser Zeit über die Not der Bevölkerung, die sie jedoch überwiegend witterungsbedingt ereilte. Der Kaiser war Tschen-Tses Rat gefolgt und hatte seinen Sohn zur Landesverteidigung in das Grenzgebiet geschickt. Tschen-Tse hatte er gebeten, auf Qwian ein wachsames Auge zu halten, noch wisse er nicht wie er sich entwickelte. Er schrieb: „Sollte er kollaborieren, oder überlaufen, so lass ihn gehen, verweigere ihm aber die Rückkehr. Dann wissen wir genau, was der Feind zu wissen erhält."

Durch dieses Schreiben war Tschen-Tse gezwungen, sich selbst nahe der Grenze aufzuhalten, was er lieber vermieden hätte, denn es schränkte seine Arbeit im Bezug auf die neuen Ärzte ein, und schlimmer noch, setzte es Mian-Tsian-Hay, die sich nach wie vor weigerte von seiner Seite zu weichen, einer unnötigen Gefahr aus.

Ein Teil des Heeres hatte auf einer Hügelkuppe, von wo aus ein beträchtlicher Grenzabschnitt zu überschauen war, ihre Zelte aufgeschlagen, welchem sich Tschen-Tse mit den Seinen anschloss. Es war jene Garnison, in welcher Qwian als gewöhnlicher Soldat zu dienen hatte. Die Hügelkuppe war von einem lockeren Baumbestand überzogen, zwischen welchem für die Zelte das buschige Unterholz gerodet worden war; die Bäume aber boten geringen Witterungs- und Windschutz, während vom Feindesland aus die Zelte kaum auszumachen waren. Alles troff vor Nässe und die oft begangenen Wege im Lager versanken im Schlick. Kaum war es möglich ein Feuer zu entzünden, dem, wenn es gelang, nach kurzem der Monsun bereits wieder den Rest gab. Wohl war es heiß und schwül, doch der pausenlose Regen und die allgegenwärtige Feuchtigkeit zehrten an der Moral.

Andauernd waren Spähtrupps der Grenze entlang unterwegs, wovon Tschen-Tse höchstens Verletzungen auf Grund von Unwegsamkeit, nicht aber von Kampfhandlungen, zu behandeln hatte.

Der Monsun flaute ab, der Regen ließ nach, aber die feuchtschwüle Hitze blieb und lockte aus jedem Tümpel Myriaden von blutrünstigen Mücken, die nun der Truppe in noch unerträglicherer Weise zusetzten, als zuvor der Regen.

Eine Nachtpatroullie kehrte nicht zurück und versetzte das Lager in Alarmbereitschaft. Der General sandte sogleich Boten aus, um die Garnison um eine weitere zu verstärken. Sofort wurden Suchtruppen ausgesandt, um die Abgängigen zu finden oder zumindest Spuren davon. Verstärkte Hektik wurde dafür investiert, da auch Qwian der Nachtpatroullie angehört hatte.

Erst nach Tagen wurde eine der Gruppen fündig, die berichtete, dass den Spuren nach zu urteilen, die Vermissten die Grenze überschritten hatten. Man vermutete, dass sie sich in der Dunkelheit verirrt hatten und jenseits der Grenze vom Feind aufgegriffen worden waren. Die Zweifel, die Mian-Tsian-Hay und Tschen-Tse hegten, behielten sie für sich; sie erwiesen sich auch lange als unberechtigt.

Inzwischen trafen auch Meldungen ein, nach welchen sich die Mehrheit der Bevölkerung zur Kaisertreue entschieden und sich eine Vielzahl einfacher Männer und Bauern der Armee anschlossen. Viele besaßen ausgezeichnete Ortskenntnisse, die der General sinnvoll zu nutzen wusste. Manche konnten sogar die Spähtrupps in Feindesland führen, ohne entdeckt zu werden. Weit sah man schon vom Lager aus in das breite, bewaldete Tal, das sich wenig geschwungen in der Ferne von Hsien-Lo verlor. Ein schmaler Pfad führte hindurch, der wohl lieber von Schmugglern und Räubern, denn von Handelsreisenden verwendet wurde; zu wild und unwegsam waren die Ortschaften beiderseits fern der Grenze angesiedelt, was den Platz für einen Überfall prädestinierte.

Ein Bauernspähtrupp kehrte zurück, schmutzig, abgezehrt, übernächtigt und berichtete, dass der Feind in den Wäldern jenseits der Grenze mit starken Verbänden aufmarschierte und viele kleine Lager errichtete. Sie schätzten die Anzahl der Feinde auf mindestens ebenbürtig, wenn nicht gar überzählig.

Tschen-Tse hatte ebenfalls beobachtet, wie die Naturwesen dieser Gegend flohen. Er riet dem General den Wald des Talkessels in Brand zu stecken, um noch Zeit zu gewinnen bis die Verstärkung eintraf, was allerdings beinahe zeitgleich geschah. So entschied der General dagegen und befahl es so anzulegen, dass im Falle eines Angriffes der Brand zur Verteidigung gelegt werden konnte. Die Späher aber lagen pausenlos auf der Lauer, um sofort jede Bewegung zu melden.

Schließlich war es soweit, dass der Feind sich im Schutze des Waldes zusammenrottete und auf die Grenze zu marschierte, so dass im Morgengrauen der Angriff zu erwarten war. Kurz nach Mitternacht ließ der General den Wald anzünden, der sich erst Stunden später bis in die Baumkonen fraß und mit Verheerung den Bereich abriegelte. Tosendes Prasseln dröhnte zur Hügelkuppe empor und dichter Rauch hüllte das Lager in Undurchdringlichkeit, während dunkel, braunrotes Glühen des Infernos die nächtliche Finsternis erhellte. Ungünstig stand der Wind und trieb die Flammenwand den Hügel hinan, hauchte ihren heißen Atem vorweg und überflog mit Funkenschauern das Lager. Was entbehrlich und schutzbedürftig war, wurde in sichere Bereiche zurückgezogen, nur die Linie der Späher blieb bestehen, die um ein Vielfaches verstärkt auf der sicheren Seite des Brandes sich im Unterholz verborgen hielten. Bereit waren sie dort, um dem Feind in den Rücken zu fallen.

Bange Stunden pochten in den Herzen der Krieger, während der Brand sich weiter und weiter den Hügel emporfraß, bis endlich die Morgendämmerung das rauchige Gewölk zu durchdringen begann. Dass der Wind nachließ und langsam zu drehen begann, bemerkte man im Lager nicht, da der Brand sämtliche

Luft an sich zu saugen schien und kühler Wind in Bodennähe stetig zum Feuer hin wehte, nur das Brüllen der Baumkronen im Feuerfraß schwächte sich unmerklich.

Es begann sich der Rauch zu lichten, die Flammenwand wälzte sich nicht weiter, sondern strebte langsam zur verbrannten Erde zurück, in der das verkohlte Unterholz wie ein Glutteppich schwelte. Die verheerten Baumkronen züngelten noch hier und da und stießen mit lautem Knallen glühende Äste ab und der nebelgleiche Rauch schlich langsam zur Talsohle hinunter. Unpassierbar war die Stätte, die wie ein ascheweißer, glühender Höllenschlund zwischen den Befeindeten lag und erst während des in der folgenden Nacht hereinbrechenden Gewitters Abkühlung erfuhr. Dies nutzte der General und ließ Aufstellung beziehen, um beim ersten Tageslicht bereits seine Abwehrbereitschaft zu zeigen und wenn nötig zu stürmen.

Dutzende schwer bewaffneter Reiterreihen dösten noch, bereits im Sattel sitzend. An den Flanken hinter ihnen lagen unzählige Bogenschützen, während dazwischen die unüberschaubare Armee der Geharnischten sich noch etwas Ruhe gönnten, um, sobald der Befehl erging, nur noch aufzuspringen und loszustürmen.

Die Sterne über ihnen verblassten und noch immer lag dampfend und schwarz der Abhang vor den Kampfbereiten, als die Pauken des Gegners zum Vormarsch riefen. Ein Ruck ging durch die Streiter des großen Reiches, als hätten sie nie geschlafen, und langsam, sehr langsam bewegten sich die langen Reiterlinien über den Abhang hinunter; dem Feinde unsichtbar, dass sie sich über verkohltes Unterholz und durch geschwärzte Baumruinen einen Weg bahnen mussten. Auf halber Höhe blieben sie stehen und harrten, dass sich der Dampf lichten möge, der durch den leichten Morgenwind fetzenartig davonzog. Nur schemenhaft bildeten sich nach und nach Konturen dort, von wo die Pauken herschollen.

Auch Hsien-Lo hatte das Feuer genutzt, sich für die Schlacht zu bereiten. Das Lichten der Schwaden ließ die Beklemmung zur Gewissheit werden, die Schemen formten sich zu Kampfelefanten, die sich mit dem Erweitern der Sicht zu vermehren schienen. Eine ungleiche Schlacht stand bevor. Einzig der Abhang und der noch teilweise heiße Boden konnten hierin als zusätzliche Verbündete gewertet werden.

Im feindlichen Heer wallten sanft zahllose Banner, die die Drachenpaniere des großen Reiches feindselig zu grüßen schienen. Dem Feind in den Rücken zu fallen hielt Tschen-Tse für illusorisch, da kein Ende des Feindes abzusehen war. Bei dieser gewaltigen Streitmacht nahm sich selbst das Tal als eng aus. Hatte ihre Anwesenheit die Hauptstreitkräfte von Hsien-Lo gerade hierher gelockt oder wählten sie diesen Weg selbst, um ungesehen möglichst weit in das Reich vordringen zu können? Tschen-Tse befahl Xin-Xiin-Po mit den beiden Frauen ins Hinterland zu fliehen und dort den Ausgang der Schlacht abzuwarten. Mian-Tsian-Hay protestierte: „Wenn du hier stirbst, dann sterbe ich hier auch!“

Zu den bedrohlichen Paukenschlägen kam nun noch das feindselige Trompeten der Elefanten hinzu, die den Angriffsbefehl kampfhungrig aufnahmen und die Streiterlinien kontinuierlich vorwärts drängten, entgegen den regungslos verharrenden Reiterlinien. Schon hatten sie den Fuß des Hügels erreicht, da ließ der General Kriegsfeuerwerk zünden, dass hageldicht die Sprengkörper auf den ersten Anmarsch der Feinde hernieder prasselten und große Verheerung anrichteten. Die angestiftete Verwirrung wurde dann mit einem Pfeilschauer belegt, dem nochmals viele zum Opfer fielen, dass der Feind sich zunächst neu ordnen musste. Die Reiter blieben aber immer noch unerschütterlich wie eine Eisenmauer. Dem zweiten Anmarsch folgte ein dritter, der in ähnlicher Weise gebremst wurde und die vordersten Reihen wieder zur Neuordnung zwang. In die angestiftete Verwirrung dröhnte nun der Schlachtruf der Reiter, die sich jäh wie eine immer schneller werdende Lawine den Hügel hinunter wälzte und sich beim Anprall wie ein Keil in die gegnerischen Linien trieb. Diesem schob sich das geharnischte Fußvolk hinterher und suchte niederzumachen, was die Reiter übrig gelassen hatten. Die Bogenschützen begrenzten die Flanken des Feldes, was ein Ausbrechen des Feindes verhindern sollte, dazu stürmten noch all jene, die sich auf der anderen Seite in den Hügeln verborgen gehalten hatten. Das wüste Schlachten toste Stunden den Hügel hinan, bis wieder die vom Mordgeschrei übertönten Pauken zum Rückzug riefen.

Der Talboden war mit Leichen und Verletzten gepflastert. Wo nicht das Feuer den Wald vernichtet hatte, war er in weitem Kreis durch die Schlacht niedergetrampelt.

Weit im Hintergrund bei den Feinden flatterte ein hellgrüner Wimpel, der sich entgegen der zurückziehenden Kampfhandlungen auf das Heer des Reiches zuschob und diese wissen ließ, dass Verhandlungen erwünscht werden, wenn nicht gar die Bereitschaft sich zu ergeben andeutete. Der General antwortete mit dem kaiserlichen Panier und stellte eine Abteilung zusammen, um auf dem Schlachtfeld mit den Feinden zu verhandeln. Ein gutes Dutzend, prächtig Gerüsteter nahten von Hsien-Lo, denen ebenso viele, vom General Angeführte entgegenritten. Auf Rufweite blieben die Verhandelnden stehen und nur der wimpeltragende Herold nahte noch weiter, um dem General ein Schriftstück zu überreichen. Darin forderte Hsien-Lo die Kapitulation des Kaisers, ansonsten würden die im großen Reich bereits stationierten Kollaborateure das Reich mit Krieg überziehen, wie sie drohten, bis zum letzten Mann.

Der General nahm selbst das Panier und ritt der feindlichen Delegation entgegen. Auf halbem Wege blieb er stehen. Hinter ihm das Dutzend Bewaffneter, in welchen keinem ein Gedanke sich regte, den Forderungen Hsien-Los nachzugeben. Wohl hätte zur Kapitulation der General absteigen und seinen Helm und seine Waffen niederlegen müssen, was jedoch zum Ärgernis der Feinde unterblieb. Selber mussten sie sich her bemühen, um ihrer Forderung Nachdruck zu verleihen.

Einer der feindlichen Verhandler rief: „Ihr habt eure Kräfte aufgezehrt. Wir stehen immer noch mit hundert Mann gegen jeden von euch. Ergebt euch!“

Keines der Gesichter war zu erkennen, die sich hinter den geschlossenen Visieren der Helme verbargen.

Der General antwortete: „Auch ich grüße Hsien-Lo, doch nur Feiglinge müssen sich verstecken.“

Der andere lachte kurz: „Die Sieger werden nie als Feiglinge bezeichnet.“

Der General nahm sich den Helm ab und klemmte ihn sich unter den Arm: „Die, die sich als Sieger wähnen sind Feiglinge, da sie hundert Mann brauchen, um einen von uns zu überwältigen.“

„Kühne Worte für einen, der gleich den Staub des Schlachtfeldes grüßt.“

Doch mit einer Bewegung wies der Sprecher seinem Geleit, dem Beispiel des Generals zu folgen. Finstere Blicke flogen ihm von den entblößten Häuptern zu, doch noch bevor ein jeder seinen Helm unter den Arm geklemmt hatte, ließ der General den seinen fallen und sprengte mit seinem Pferd in die Reihen der Eskorte. Gleichzeitig hatte er sein Schwert aus der Scheide gerissen und im Vorbeireiten einen Kopf abgetrennt. Es war Qwians Kopf, dem der leblose Körper in den Staub folgte. In einer engen Wendung kehrte er zu den Seinen zurück und rief: „Die Kühnheit des feigen Verräters währt nur kurz ...“ Daraufhin nahm er das Schriftstück und ergänzte: „... Als Kriegslist hättet ihr einen schreiben lassen sollen, dessen Schrift ich nicht kenne.“ Mit diesen Worten zerriss er das Papier, dessen Schnipsel vom Wind davongetragen wurden.

Erschrockene Gesichter starrten auf den General, als dieser weiter rief: „Ich fordere von euch den Rückzug und die Achtung der gemeinsamen Grenze.“

Nicht stillstehen konnte sein Pferd in dem angestachelten Ungestüm und tänzelte in kleinen Kreisen, währenddessen der

General das Panier wieder an sich nahm und im erneuten Vorwärtsstürmen verkündete: „Nur eine Trophäe begehr ich ...“, dabei spießte er die Spitze der Panierstange in Qwians Kopf, dass dieser nun die Stange zierte: „Nehmt an, oder sterbt!“

Dieses alles ging so schnell, dass kaum einer sich fassen konnte, nur der andere Sprecher fand Worte: „Ihr habt euren eigenen Verräter gerichtet. Wollt ihr keine Sicherheit?“

„Euer Tod ist Sicherheit genug. Wagt es nicht wiederzukehren!“, damit wendete der General und sprengte zum Lager zurück.

Alsbald erschollen nun im großen Reich die Pauken und eine weitere riesige, im Hintergrund gehaltene Heerschar marschierte auf; frisch und kampfesmutig.

Tschen-Tse sprach zum General: „Lasst uns erst die Verwundeten bergen.“

Dieser aber gab zurück: „Es gibt keine Verwundeten. Hier bedarf es keines Arztes. Kehrt zurück und berichtet dem Kaiser. Eure Aufgabe ist hier erfüllt; und bringt ihm meine Trophäe. Jeder im Reich soll sie sehen.“

Tschen-Tse fühlte sich benutzt. Hatte der Kaiser doch seinen Willen durchgesetzt und ihn auf diplomatische Weise bezwungen? War er dieser Art, das Gegenteil zu wünschen, um das Gewollte zu erhalten, einfach nicht gewachsen? Tschen-Tse stand erschüttert vor der Tatsache, dass trotz aller Weisheit, die ihn sein Leben gelehrt hatte, er machtlos der berechnenden, trügerischen Diplomatie gegenüber war, und wie tölpelhaft er sich hatte überrumpeln lassen. Nicht zu leugnen war die Enttäuschung, nun auch die Trophäe seiner Einfalt, Qwians Kopf, durch das Land zu tragen. Auch Xin-Xiin-Po und Yen-Mau waren bestürzt über den Vertrauensmissbrauch, als sie während der Heimreise davon erfuhren.

Tschen-Tse hatte sich vorgenommen gemächlich zurückzureisen und wo immer möglich die neuen niedergelassenen Ärzte zu besuchen; am liebsten sogar die Hauptstadt zu meiden, wenn sich ein anderer Überbringer für Qwians Kopf fände.

Erfreut fand er alles zum Besten vor, nur Geringes galt es nachzubessern, wo örtliche Besonderheiten zu berücksichtigen waren. Mehr noch als früher fiel Tschen-Tse alles zu, wonach andere sich vergeblich mühten.

Meist verweilte er einige Tage, so dass während des Reisens die Ernte, der Herbst, der Wintereinbruch seinen Weg begleiteten. Dichtes Schneetreiben nötigte ihn, er befand sich auf einem seiner letzten Besuche, die Gastfreundschaft von Miang-Ly länger in Anspruch zu nehmen.

Miang-Ly war einer der begabtesten Schüler, welcher aus der Schule von Guandao hervorgegangen ist. Das zeigte sich auch in der Stadt, in der er sich niedergelassen hatte. Er genoss große Achtung bei der Bevölkerung, die ihm in erdenklicher Weise entgegen kam, so dass er ein großes Haus besaß, in welchem er die Menschen behandelte. In Anlehnung an Tschen-Tses Anwesen zierten gleichfalls Drachen und Phönix sein Tor und ebenfalls breitete sich hinter dem Haus ein großer Garten aus. Noch war alles jungfräulich, zu nahe lag die Zeit, da der Garten angelegt worden war, dass keines der Gewächse und Bäume jene mächtige Erhabenheit erreicht hatten, welche Tschen-Tses Garten zierte. Dennoch stapfte Tschen-Tse darin gerne durch den Schnee und suchte in dem Pavillon seinen Gedanken neue Ordnung und Ziele zu geben.

Meist begleitete ihn Mian-Tsian-Hay und sie verbrachten oft Stunden im Garten. Die Ruhe und innere Einkehr führten dazu, dass Tschen-Tse zuweilen sich von seiner Erdenhülle entfernte und Seelenreisen unternahm. Vornehmlich besuchte er Tse-Prong, über deren Lamas er den Gang des Klosters führen konnte. Diese Besuche hatten hauptsächlich den Zweck seine Kenntnisse weiter zu vermitteln, wo sie dort von denen, die feinfühlig seine Botschaften empfingen, niedergeschrieben wurden. Eine Tätigkeit, welcher er auf seinen Reisen kaum nachgekommen war.

Wieder hatte er sich eine ansehnliche Spur zum Pavillon gepflügt, silbern flirrten die hauchzarten Flöckchen in der gläsernen Luft und reflektierten mannigfach die matten Sonnenstrahlen, die sich durch den Dunst kämpften. Noch dampfte heiß der Tee, den er sich mitgenommen hatte, doch rasch ließ er seine Erdenhülle auf einer bequemen Sitzgelegenheit zurück. Eine Kinderstimme hatte ihn gerufen und ganz verwundert war er diesem Ruf gefolgt. Ganz eigenartig war diese Reise, denn er saß neben sich und lauschte nur. Da rief es wieder leise: „Lao-Ly-Tschen."

Lange war es her, dass ihn jemand mit diesem Namen angesprochen hatte und erst allmählich gewahrte er zittrig, durchsichtig, kaum von den glitzernden Schneeflocken zu unterscheiden, in der Tür des Pavillons einen etwa acht bis neun Jahre alten Knaben.

Und wieder war es da, ganz deutlich: „Lao-Ly-Tschen."

Immer noch verwundert antwortete er: „Wer bist du, dass du mich mit diesem Namen rufst?"

„Du erinnerst dich gewiß an mich. Ich bin gekommen, dich um Verzeihung zu bitten. Einst nanntest du mich Rhi-botsche-Kay."

Nun gab es kein Halten mehr. Tschen-Tse trat dem Knaben entgegen: „Wohl ist es an mir, dich um Verzeihung zu bitten. Habe ich doch dir das Leben genommen."

Der Knabe huschte unstet umher und war bald hier, bald dort, dass es Tschen-Tse unmöglich war, ihm zu folgen, doch des Jungen Gedanken waren ganz klar und präsent. „Äußerlich ist wohl wahr, dass du mich meiner Erdenhülle beraubtest, aber das hatte ich selbst verschuldet. Bitte antworte mir: Willst du mir vergeben?"

„Ich fühle keine Last, die Klage gegen dich erhöbe. Sicher vergebe ich dir gerne, wenn ich nur wüsste, was."

Dichter wurde der Knabe und kauerte sich vor Tschen-Tse, der sich wieder hingesetzt hatte.

„Ich danke dir. Nun darf ich dir von meiner Schuld erzählen, die durch deine Verzeihung ganz gesühnt wurde."

„Was war denn deine Schuld, für welche du mich um Vergebung batest?“, wollte Tschen-Tse wissen.

„Meine Schuld bestand darin, dass ich dich nicht geschützt habe; aber höre geduldig. Ich erzähle dir alles von Anfang an. Von jenem Anfang, der mich in den Strudel des Verderbens riss. — Es war jener Morgen, ich war voller Sorge um Khenonasu und wollte zu ihm eilen, aber Kin-Tao hielt mich an, erst meine Pflichten zu erfüllen. Ich war ungeduldig und unkonzentriert, weil ich glaubte, du hättest an Khenonasu während der Nacht ein ebensolches Wunder vollbracht, wie es dir zuvor beim Abt gelungen war. Wir alle wussten damals, dass dem Abt nicht mehr zu helfen war, und Lobsang-Tsche-Kum wurde deshalb herangezogen, damit er mit dem Tod des Abtes hätte belastet werden sollen. Selbst der Abt wusste es, denn er hatte es angeordnet, um Lobsang endlich loszuwerden und vor allem, um den Frieden zwischen den Klosterbrüdern zu wahren. Aber auch Lobsang hatte es erkannt, doch da wollte der Abt ihn dann nicht mehr wissend zum Mörder werden lassen und schlug vor, es der Unkenntnis eines Kindes zuzuschieben.

Lobsang wurde gezwungen dem zuzustimmen, denn das Kind warst du. Und du vollbrachtest, was selbst dem Heilkundigen in Kin-Tshao-Ling, nämlich Lobsang, nicht gelungen wäre.“

Tschen-Tse traute seinen Ohren kaum, was er da grade eben erfahren hatte, und manches was bisher ein Rätsel war, war ihm mit einem Male sonnenklar.

Rhi-botsche-Kay aber fuhr fort: „Mit meiner Ungeduld ärgerte ich Kin-Tao so sehr, dass er mich vorzeitig davon schickte, dass ich Khenonasu sehen dürfe. In seiner Kammer fand ich dich schlafend und Khenonasu tot. Der Jähzorn brach in mir aus, den ich zuvor schon beinahe durch die Freundschaft mit Khenonasu abgelegt hatte, und deine Ruhe stachelte ihn nur noch mehr an. Es kochte in mir immer wütender hoch, bis zuletzt ich dich in den Kampf verwickelte. Ich fühlte mich sicher, da ich wusste, wesentlich stärker zu sein als du und auch kampferprobter. Erst sehr viel später durfte ich erfahren, dass deine Kraft niemals ausgereicht hätte, mich im Kampf zu besiegen, ja nicht einmal mich umzustoßen. Für die vernichtende Kraft waren dir wesenhafte Helfer zur Hilfe geeilt und haben mich umgeworfen und mir den Schädel zerschmettert.“

Tschen-Tse schüttelte den Kopf: „Warum taten sie das nur? Es wäre dir doch ein Leichtes gewesen mich zu töten. Ich rechnete ohnehin, dass mich dein nächster Schlag niederstrecken würde.“

„Dein Leben war wertvoller als meines! Du hast die Berufung, der Menschheit zu helfen! Jahrtausende sollten von deinem Wissen profitieren! Du warst der richtige Anfang der Heilkunst für die verbogenen Menschen! Die Mönche im Kloster fürchteten dich und glaubten, dass du sie verhexen könntest. Wäre mein Jähzorn nicht gewesen, hätten sie dich wegen Khenonasus Tod fortgejagt und ich hätte dich als dein Freund begleitet und dir Schutz gewährt. Dann hätte ich auch meine Jähzornprüfung bestanden gehabt und wäre frei davon gewesen. Für Lobsang war damals sowieso seine Zeit gekommen.

Da es aber anders kam, war es nötig, dass es so aussieht, als ob du mich erschlagen hättest. Dadurch fürchteten sie auch deine Kampfkraft, die mit deinem Ausbildungsstand mir hätte meilenweit unterlegen sein müssen. Ich war einer der besten Kämpfer im ganzen Kloster. Der Ehrgeiz hatte mich dorthin getrieben. Hätte ich dich in dem Kampf getötet gehabt, wäre überhaupt nichts passiert. Man hätte dich den großen Vögeln zum Fraß vorgeworfen, und ich hätte mir in der Kampfkunst die Lamawürde erworben. Durch meinen Tod aber hielten sie dich für einen noch mächtigeren Zauberer, der ihnen auch auf ihrem vertrauten Grund überlegen war.“

„Dann habe ich dich gar nicht getötet?“

„Nein! Selbst wenn du einen Baumstamm zur Hilfe genommen hättest, hätte ich aus dir und dem Baumstamm Kleinholz machen können. Aber ich bin dankbar, dass es so gekommen ist. So konnte ich durch meinen Tod dich wenigstens auf deiner Flucht schützen. Deshalb haben sie es nicht gewagt, dich zu verfolgen. Sie wollten nur sicher gehen, dass du verschwunden warst. Der Neid war in ihnen, dass der Abt dich zu seinem Nachfolger bestimmt hatte. Dann hätte nämlich das Leben in Völlerei ein Ende gehabt. Das wusste auch der Abt, der sich gegen die Mönche nicht mehr durchsetzen konnte, — zulange hatte er selbst so gelebt, aber durch dich hatte er die Wichtigkeit höherer Werte wiedererkannt."

„Und du? Was ist mit dir geschehen? Es ist doch eine sehr lange Zeit seit deinem Tod vergangen."

„Ja, mein Freund, für dich mag es eine überschaubare Zeit gewesen sein. Das was ich erlebte, mag aber in tausend Jahren kaum Platz finden, nach deinem gegenwärtigen Zeitbegriff."

„Ich verstehe dich nicht. Wie kann es zu einem solchen Unterschied kommen?"

„Dieser Unterschied ist ganz natürlich, aber erst einmal schön der Reihe nach. Es wurde mir gewährt, dir alles erzählen zu dürfen, was ich erlebt hatte, dass du nicht nur den Tod verstehst, sondern auch wie es danach weiter geht, bis eine Menschenseele wieder einen neuen Erdenkörper finden darf.

Beginnen wir dort bei dem Kampf. Keiner von uns allen hatte die wesenhaften Streiter gesehen; mir wurden sie erst viel später gezeigt, dass ich dir davon erzählen kann.

Ich selbst wurde durch die Wucht so schnell aus dem Körper geschleudert, dass ich keinerlei Schmerz empfand, dennoch blieb ich lange völlig bewusstlos dort liegen. Erst am anderen Morgen erwachte ich wieder. Khenonasu hatte mich geweckt und gerufen, dass es Zeit sei. Ich hatte natürlich keine Ahnung von Zeit, wofür, aber meine noch intakte Seidenschnur, die die Seele mit dem Körper verbindet, zerrte mich schnell auf die Hügelkuppe, wo die Leichen den Geiern verfüttert werden. Meine Seidenschnur war noch so fest, dass ich ohne weiteres in meinen Körper hätte zurückkehren können, wenn mein Schädel nicht zertrümmert gewesen wäre. So aber merkte ich ganz genau, wie der alte Quacksalber aus dem Kloster meinen Körper zerschnitt, in mundgerechte Häppchen. Ich fühlte es so schmerzhaft, wie es ein Dieb spüren muss, dem bei lebendigem Leibe die Hände abgehackt werden. Der Schmerz war so groß, dass ich für eine Weile das Bewusstsein verlor. Als ich wieder erwachte, fühlte ich, wie meine Knochen in den Geierschnäbeln knackten und sie in die Eingeweide hieben. Ich wurde wieder bewusstlos. Ich glaube, wenn sie meine Leiche in einen Abgrund hinunter geworfen hätten, ich hätte dort verharren müssen, bis mich die Würmer aufgefressen hätten. Das hätte ich natürlich genauso gefühlt. Es war der Jähzorn, der mich so fest mit meinen Körper verband."

„Das war bestimmt eine kurze Zeit. Wie aber willst du tausend Jahre füllen?"

„Lass mich weiter erzählen. Als ich wieder erwachte war es dunkel. Nein, nicht so wie in der Nacht, es gab keine Sterne. Es war wirklich vollkommen dunkel, trotzdem konnte ich meine Umgebung erkennen. Ich kann es selbst nicht richtig beschreiben, aber es war wirklich so dunkel, wie wenn man in einer tiefen Grotte ohne Licht eingesperrt ist. Ich rappelte mich irgendwie hoch, denn mir tat alles fürchterlich weh. Ich ging los und nach einer Weile fand ich eine Ortschaft. Dort fand ich eine Behausung, die für mich bestimmt war. Es hat es mir niemand gesagt, ich wusste es einfach. Ich war kaum angekommen, da stürmte mir einer im Jähzorn entgegen und erschlug mich auf der Stelle. Das nächste Mal erwachte ich in meiner Behausung. Wohl dachte ich aber, dass mir solches nicht wieder passieren solle und fing auch gleich an, jähzornig drauflos zu wüten. Es gibt keine Worte, um diese Entsetzlichkeit zu beschreiben, und dieser andauernde Jähzorn machte mich nur noch wütender. Du kannst es dir nicht vorstellen, fast täglich hatte man einen oder auch mehrere erschlagen, oder wurde selbst erschlagen, um hinterher noch wütender in seiner Behausung wieder zu erwachen. Auch wenn man draußen oder unterwegs erschlagen wurde. Wir alle strengten uns an, noch wütender zu sein, um länger zu leben, aber es half nichts. Es vergingen sicherlich mehrere hundert Jahre, ehe in mir die Frage aufkam, warum ich damals bei dir so in Zorn geraten war, wo es doch hier viel schlimmer war. Das führte dann dazu, dass ich mir genauer überlegte, ob ich erzürnen soll, aber ich ließ mich immer wieder dazu hinreißen. Es ist dort so unglaublich schwer, überhaupt einen anderen Gedanken aufkommen zu lassen, weil einfach in allem der Jähzorn steckt. Man könnte sogar fast meinen, dass die Häuser und der Straßenstaub nur aus Jähzorn geschaffen sind. In undenklich langer Zeit gelang es mir dann immer besser, mich selbst nicht mehr mit in diesen Zorn hineinziehen zu lassen. Wir können dort ja genauso die Jahre zählen, nur tun wir es nicht. Wir sind dort viel zu zornig dazu. Dass ich bei diesem Zorn aber nicht mehr mitmachte, führte dazu, dass ich sicherlich täglich von irgendwelchen Wüterichen erschlagen wurde. Das Erschlagenwerden empfindet man dort aber als wesentlich schmerzhafter, als dass man es hier fühlt. Wie manches Mal brach ich dann noch in Zorn über den Zorn aus. Erst recht als ich anfing mich zu mühen, zwischen den Streitenden Frieden zu stiften. Du wirst mir nicht glauben, wie verzweifelt ich oft über den Jähzorn war, den ich nicht zu schlichten vermochte, aber die Verzweiflung wuchs noch weiter. Sie wuchs in einem Maß, dass die Steigerung des Zornes im Anfang noch übertraf. Wenigstens gelang es mir zeitweise manchmal einzelne von ihrem Zorn abzuhalten. Ich war aber so verzweifelt, dass ich oft tagelang weinte, wenn ich nicht zwischendurch wieder einmal erschlagen wurde. Ich wollte weg aus dieser Gegend, in der es nichts als Jähzorn gab. Niemals hätte ich geglaubt, so inbrünstig beten zu können, und das über Jahre.

Eines Morgens, ich hatte mich am Abend zuvor wieder einmal in den Schlaf geweint und war dann doch zu guter Letzt von einem, für den ich zu laut geweint hatte, erschlagen worden, stand einer in meiner Behausung, der zum ersten Mal friedlich war. Er trug einen grauen Mantel. Ein Grau, wie die Vordämmerung des kommenden Morgens, aber nach den Jahrhunderten in der Finsternis blendete er förmlich. Dieser nahm mich dann bei der Hand und führte mich fort aus dieser Gegend.

Mag sein, dass ich mir nichts Weiteres habe zuschulden kommen lassen. Ich kann mir auf jeden Fall vorstellen, dass andere Fehler an mir ebenso ausgebügelt worden wären.

Ich kam mit meinem Führer zumindest in die Gegend, von wo aus ich den Erdball sehen konnte, der seltsam anziehend auf mich wirkte. Mein Führer begleitete mich von nun an und erklärte mir mein Erleben. Von ihm erfuhr ich auch, dass ich beinahe tausend Jahre in dieser üblen Gegend zugebracht hatte. Er gab mir zu verstehen, dass er mich die ganzen Jahre beobachtet hatte und währenddessen versuchte, mich freundlicheren Gedanken zugänglich zu machen. Er tat mir leid, in Anbetracht der langwierigen, fruchtlosen Arbeit, doch er selbst hatte ebensolche Freude, mich von dort wegführen zu dürfen, gestand er mir sogar, selbst sehr lange Zeit dort zugebracht zu haben. Er erzählte mir auch, dass er mich nur auf eine neue Erdenwanderung vorbereite. Und weil ich dir alles weitergeben soll, sprach er ausführlich von meinem Erleben, das normalerweise den Menschen, wenn die neue Wanderung bevorsteht, verborgen bleibt, außer in ganz besonderen Fällen. Auch werde ich es vergessen haben, zu meinem Schutz, wenn neues Fleisch meine Seele bindet. Auch kann ich dich nur aufsuchen, weil die werdende Mutter in deiner Nähe weilt."

„So wirst du mein Sohn werden?", rief Tschen-Tse.

„Nein das werde ich nicht. Es fehlt hierzu die Gleichart. Meine Eltern müssen mit mir gleicher Art sein, sonst ist eine Verbindung nicht möglich. Die Zeit ist nahe, da ich von meinem neuen Körper Besitz nehme. Dann aber ist mir eine Binde vor die Augen gelegt, dass ich mein Leben ganz aus dem Augenblick erlebe und das was davor war vergessen habe; nur so kann es mir Nutzen bringen."

„Wer werden aber deine Eltern sein?", fragte Tschen-Tse stürmisch.

„Du kennst sie wohl. Es sind Yen-Mau und Xin-Xiin-Po. Yen-Mau besitzt die Fähigkeit zu heilen, wie ich sie von dir hätte lernen sollen und in Xin-Xiin-Po schwelt noch verborgen der Jähzorn, an dem ich reifen soll. Ich werde irdisch noch einmal vor eine ähnliche Prüfung gestellt werden. Yen-Mau hat es allen gegenüber wohl verborgen gehalten, dir aber war eine Binde vor deine Augen gelegt worden für diesen Fall. Du wärst sonst zu neugierig gewesen und hättest die Entwicklung gestört, die zum Teil noch in den letzten Wochen fertig wachsen musste, um alles passend einzurichten. Meine Zeit ist da. Es sind nur noch wenige Stunden, dann aber darfst du beobachten. Mir wurde auch aufgetragen, dich zu mahnen, darüber zu schweigen, denn die Zeit dazu wird erst noch kommen. Für dich nicht mehr in dieser Erdenwanderung, die sich bald dem Ende naht. Deine Nachfolger sind längst bestimmt und deine Aufgabe ist schon fast erfüllt. Was ich durchleben musste, davor wirst du verschont bleiben, davor aber, begrüße mich noch in dieser Welt. Lao-Ly-Tschen, Rinpoche."

Tschen-Tse war mit einem Ruck wieder bei sich. Es war finstere Nacht und der Tee in seiner Schale gefroren. Vom Haus her leuchtete nur ein schwaches Glimmen herüber, auf das er sofort zusteuerte. Selbst war es ihm aber wunderbar warm und nicht einmal die Nasenspitze fühlte sich kühl an.

Mian-Tsian-Hay harrte noch seiner in Sorge, doch war es für sie im Pavillon eindeutig zu kalt geworden. Sie hatte das Haus aufgesucht und wartete wachend auf Tschen-Tse, um dann gleich neuen Tee aufzubrühen.

„Noch nie warst du so lange weg. Was ist Besonderes dir denn begegnet?", wollte sie wissen, während sie ihm seinen Tee mit reichlich Butter verbesserte.

„Rhi-botsche-Kay hatte mich aufgesucht und mir von seiner Wanderung erzählt. Es ist nun vieles klarer geworden."

Während des Tees dämmerte draußen langsam der Morgen und das Haus erwachte zu neuem Leben. Miang-Ly nutzte gleich die seltene Gelegenheit, Tschen-Tse über verschiedenste Belange befragen zu können, wo er sonst meist sich in den Pavillon zurückgezogen hatte. Wohl wusste er, dass Tschen-Tse all sein Wissen von den Lamas in Tse-Prong niederschreiben ließ, aber Tse-Prong war weit weg und die Quelle des Wissens direkt bei ihm im Haus zu Gast.

Auch die anderen des Hauses freuten sich an diesem Tag, dass Tschen-Tse, so wie er es früher immer getan hatte, an den Mahlzeiten teilnahm. Nur schweigsamer war er als sonst. Vielleicht auch aus dem Umstand, dass er halb hier halb dort war; dort wo er auch die Gedankenformen zu sehen vermochte. Auffallend für ihn war, dass Yen-Mau in außergewöhnlich heiterer Stimmung war und sich oft zu manchem Scherz hinreißen ließ.

Tschen-Tse beobachtete sie scharf und freute sich, dass sie ganz sie selbst war, nur war sie ständig von einer Art lichtem Nebel umgeben, in dem es wie Schneeflöckchen, regenbogenartig flirrte. Mit einem Mal zog sich der Nebel aber jäh zusammen, ganz so, wie wenn Unwetter Windhosen bilden. Genauso wirbelte auch der Nebel. Dabei wurde er immer dichter und fester, je mehr er sich in Yen-Maus Schoß senkte. Zuletzt hatte der Wirbel genau jene Dicke und Form, wie er bei den Toten die Silberschnur beobachtet hatte, welche sich, wenn sich die Seele gelöst hatte, selbst auflöste. Diese Schnur wurde aber rasch von Yen-Maus Schoß buchstäblich aufgesaugt, bis sie zuletzt mit einem Ruck ganz verschwand. Der Ruck war so heftig, dass Yen-Mau allen sichtbar zuckte, wenn sie darauf geachtet hätten.

Yen-Mau lächelte verklärt und flüsterte Xin-Xiin-Po ins Ohr: „Es hat sich bewegt."

Mian-Tsian-Hay hatte scharfe Sinne und ihr fiel sofort das Geflüster auf, wie auch dessen sinngemäßer Inhalt und erfreut raunte sie ihr zu: „Bist du guter Hoffnung?"

Überrascht gab Yen-Mau zurück: „Hast du es schon lange bemerkt?"

Mian-Tsian-Hay schüttelte den Kopf: „Ich habe es überhaupt nicht bemerkt, aber ich glaube Tschen-Tse weiß es bestimmt schon lange."

Auch Tschen-Tse schüttelte den Kopf: „Ich muss nicht immer alles wissen. Die jungen Leute müssen auch Geheimnisse für sich haben, die ihnen keiner entreißen kann."

Es war wohl keiner in der Runde, der das glaubte, vielmehr nährten sie ihre Überzeugung, dass Tschen-Tse aus Rücksicht geschwiegen hatte.

Mian-Tsian-Hay ergriff wieder das Wort: „Da es nun aber alle wissen, und Tschen-Tse selbst mir gegenüber nicht alle Geheimnisse ausplaudert, willst du uns sagen, wie lange du schon guter Hoffnung bist?"

Yen-Mau errötete ein wenig, wohl hauptsächlich in freudiger Erregung: „Es werden wohl fünf Monde sein, aber so genau kann man das nicht sagen. Ich merke nur, dass es sehr ungestüm ist. Ich glaube es ist ein Knabe. Ich könnte sogar meinen, dass er ein mutiger Kämpfer wird."

„Ich hätte eher gedacht, dass es ein Mädchen wird. Nur sind mir seltsamerweise bis jetzt dafür noch keine passenden Namen in den Sinn gekommen. Was meinst du, Tschen-Tse, was wird es werden?"

Tschen-Tse lächelte, und jeder glaubte darin das Lächeln des „Schon-lange-Wissenden" zu erkennen: „Es wird was es ist, weil es nicht mehr werden kann, sondern schon voll bewusst in dieses Leben tritt. Es muss nur die Zeit erwarten, bis sich sein Körper entwickelt hat, dass es ihn verwenden kann; in Besitz genommen hat es ihn bereits mit dem Augenblick, da es sich das erste Mal bewegte."

Noch einmal forderte Xin-Xiin-Po auf: „Tschen-Tse, du weißt es ganz genau! Warum verrätst du es nicht?"

„Ich brauche nicht Schicksal spielen und kann die Entwicklung geduldig abwarten. Ihr werdet es ohnehin zur rechten Stunde erfahren. Warum soll ich dem natürlichen Geschehen vorgreifen?“

Das, und Tschen-Tses Lächeln, lösten einen Sturm der Spekulationen aus, der sich in heiteren Vorwürfen über Tschen-Tse entlud. Alle wetteiferten nun im Erdenken von Namen und möglichem Geschlecht, dass Tschen-Tse noch einmal das Wort ergriff, um die Mitmenschen zu mäßigen: „Warum wollt ihr jetzt bestimmen, welches Geschlecht und welchen Namen die kommende Menschenseele tragen soll? Die Eltern haben doch längst durch ihre eigene Art die Art ihres Kindes bestimmt. Nur genau diese Art von Kind kann überhaupt zu ihnen finden, alles Andersartige müsste unweigerlich abstoßen und könnte keine Verankerung im Mutterleib eingehen. Dazu kommt noch, dass ihr nicht ein jungfräuliches Wesen erwartet, sondern eine selbstbewusste Menschenseele, die schon seit langem ihren eigenen Namen trägt. Dass ihr dem Kind dann aber vielleicht einen ganz anderen Namen gebt, kann dem Kind in seiner Entwicklung nur nützen, da es dann lernen muss, dieser neue Name zu sein. Darum soll man sich auch mühen, edle Namen zu finden. Yen-Mau, horche in dich und du wirst wissen, welchen Namen das Kind tragen soll. Wenn du ihn aber gefunden hast, dann zweifle nicht mehr, denn das ist dann der richtige Name für die neue Erdenwanderung dieses Menschen.“

Yen-Mau blickte nun sehr ernst auf den Sprecher und erwog mehr für sich selbst: „Seit dem Krieg muss ich andauernd an deinen Freund denken, von dem du uns erzählt hattest, dass er durch dich im Kampf sein Leben verlor. Der Krieg stieß mich in diese Richtung mit seinen vielen Verletzten und Toten. Ich erinnere mich sogar an seinen Namen. Rhi-botsche-Kay hieß er, und er war ein mutiger Kämpfer. Meinst du, das wäre der rechte Name?“

„Behalte dir den Namen in deinem Sinn und wenn das Kind geboren ist, wirst du sofort erkennen, ob du den richtigen Namen erwähltest. Lass dich nicht irre machen von tausend Wenn und Aber. Du bist dieser Menschenseele nun so nahe wie sonst keiner. Wer sollte es besser empfinden können, was das Rechte ist?“

Xin-Xiin-Po meinte nur zu Yen-Mau: „Seltsam, du hast nie davon gesprochen, und auch eigenartig, dass mir dieser Name in Tschen-Tses Erzählungen niemals aufgefallen ist; aber er gefällt mir.“

Die Ringe der Vergangenheit

Für die Weiterreise wurde ein Zeitpunkt nach der Niederkunft von Yen-Mau bestimmt. Der Wind hatte längst die Pfirsichblüten gezaust und kleine, harte, grüne Früchte bargen sich im üppigen Blattwerk des Frühsommers. Dass der neue Erdenbürger ein Knabe war und den Namen Rhi-botsche-Kay erhielt, verwunderte wenig; ja, nicht einmal, dass das Kind Tschen-Tse in einem fort anlächelte, aber Xin-Xiin-Po so gut wie gar nicht zur Kenntnis nahm. Tschen-Tse verheimlichte wohl, dass die Ähnlichkeit mit seinem damaligen Freund unverkennbar ist, und wohl auch in diesem Kindeskörper derselbe Geist innewohnt.

Die Robustheit des Knaben, wie auch die angenehme Witterung stunden also dem Reisebeginn nicht entgegen, zumal auch Yen-Mau sich bester Gesundheit erfreute und ihr die Schwächung durch die Geburt nicht anzumerken war.

Miang-Ly bedauerte die Abreise und besprach dies auch mit Tschen-Tse: „... Wenn ich jetzt von eurem Wissen schöpfen will, muss ich nach Tse-Prong."

Tschen-Tse aber beschwichtigte: „Bedaure es nicht, so lang währt die Reise nicht. Einfach sind meine Worte und einfach ist die Frage danach. Sprich nur, dass du der Gesundheit der Menschen aus tiefstem Herzen nützen willst und du wirst ohne weiteres eine Zweitschrift erhalten. Dem Eitlen aber, und dem Hochmütigen soll sie vorenthalten bleiben, er würde doch nur Missbrauch damit treiben, weil ihm gerade durch seinen Hochmut und seine Eitelkeit der tiefere Inhalt verborgen bleiben muss, er ihn einfach nicht verstehen, nicht erfassen kann; selbst wenn er die Schrift in Händen hält. Nur wer ganz sein Herz öffnet und alles eigene Denken beiseite lässt, dem eröffnet sich selbsttätig der tiefere Inhalt. Doch hüte dich davor, wenn du es einmal erfasst zu haben glaubst, das Wissen in ein Dogma drängen zu wollen. Es wird unweigerlich Schaden anrichten. Lebendig muss es bleiben, dass man es in jedem Falle neu betrachtet und wie beim Mah-Yong die Steine neu in nutzbringender Ordnung zusammenstellt. Nie darf auch nur ein Stein fehlen, sonst wurde etwas Wichtiges außer Acht gelassen, was sich sofort schädigend auf den Erfolg auswirkt. Und auch müssen die Steine sich immer nahtlos fügen, sonst ist es ein wackeliger Bau, der früher oder später stürzen muss."

Miang-Ly hatte einen verzweifelten Gesichtsausdruck: „... Dann kann ich alles wissen und weiß doch nichts?"

„So ist es! Ein jeder einzelne Fall ist neu und jungfräulich, deshalb ist alles, was du zu wissen glaubst, nur Dogma, wenn du nicht gewillt bist, alles Bisherige zu stürzen und ganz von neuem zu beginnen. Alle Steine sind vorhanden! Keiner ist zu viel und keiner ist zu wenig, und deshalb ist es lebendig. — Und vergiss auch niemals den Tod mit einzubeziehen als natürlicher, notwendiger Vorgang. Manch einem ist mehr geholfen, wenn er die Erdenhülle abstreifen darf; er hört ja deswegen nicht auf zu sein."

Mian-Tsian-Hay warf ein: „Es ist nicht jedem vergönnt über die Schwelle des Todes hinaus sehen zu können."

Ernst nahm Tschen-Tse sein Weib bei der Hand: „Das ist auch nicht nötig! Es genügt das Wissen davon, um es richtig mit einzubeziehen. Das Zurücklassen der Erdenhülle, der Tod, ist genau so lebendig wie das, was wir sichtbar für Leben halten. Der Tod gleicht dem Ablegen eines Werkzeuges, das zuvor von bewusster Hand geführt, beinahe lebendig die schönsten Werke zu schaffen vermochte. Bar dieser bewussten Führung ist es leblos und nutzlos und darf deshalb wieder in Urstoff zerfallen, damit neues Bewusstsein wieder jungfräuliche Bausteine zur Verfügung hat. Euch kann ich es erklären und ihr fragt, wenn ihr noch nicht verstanden habt, deshalb müssen die Worte einfach sein, die aufgeschrieben werden, dass ihr die Antworten selber finden könnt. Die geschriebenen Worte sind weiter nichts als Werkzeuge, die ihr mit eurem Leben, eurem Bewusstsein verwenden lernen sollt, damit sie euch als Werkzeug den Nutzen bringen können, der darin enthalten ist. Ihr werdet sehen, dass später Menschen kommen werden, die nicht mehr fähig sind, die Worte in sich lebendig zu machen. Diese werden womöglich Puppen bauen und all die vielen hundert Punkte, die die Knotenpunkte der menschlichen Kraftströmungen zur Gesundheit sind, darauf malen und sie mit Namen versehen, weil ihnen die Lebendigkeit fremd geworden ist, das alles als ein Ganzes zu betrachten ihnen unmöglich wurde. Sie werden dann ein Dogma daraus gemacht haben und nicht mehr wissen, wozu dieses Werkzeug imstande ist. Das ist das Allerschwerste an meinen Worten, dass sie viel später, trotz aller möglichen Verbiegungen und Dogmatisierungen immer noch für das Allergröbste brauchbar bleiben. Manch einer von euch ist bereits vor vielen hundert Jahren über diese Erde gewandert und wird es auch in weiterer Zukunft tun, in neuen Erdenhüllen, mit neuen Namen; dann aber soll es so sein, wenn ihr euch wieder der Gesundheit zuwendet, dass der Klang der Worte fähig ist, in euch wieder die Lebendigkeit zu erwecken, die ihr euch heute erworben habt."

Miang-Lys Miene erhellte sich: „So baut ihr jetzt schon vor, dass das Wissen immer lebendig bleiben kann."

„Ihr seid verschwindend wenige, schon jetzt im großen Reich, um wie viel weniger auf die ganze Menschheit bezogen. Auch weiß ich nicht, für welche Entwicklung ihr euch in Zukunft entscheiden werdet, doch wenn ihr dabei bleibt, werdet ihr immer ganz einsame Lichter in mond- und sternenloser Nacht bleiben, wenn es euch gelingt, die Lebendigkeit in euch wach zu halten. Nur wünschen kann ich es euch. Die Gesundheit allein eröffnet erst die Möglichkeit, den Unterschied zwischen Werkzeug und Leben erkennen zu können. Dann aber, wenn ihr das Leben voll erfasst habt, und tatsächlich erst dann, werdet ihr erkennen, dass es weit Größeres gibt, dass euch die Erde als geradezu lächerlich erscheinen muss; es aber nicht tut, weil sie euch zur notwendigen Entwicklung dient. Das Größere aber hält alles in der Hand, weil alles von dort ausgegangen ist."

Begeistert rief Miang-Ly: „Ihr sprecht von Buddha.“

„Nein! Buddha ist auch nur ein Werkzeug, Lehrer so wie ich. Buddha ist ein heller Stern im Universum, ich ein sehr kleiner, aber beide sind wir nicht das Universum selbst; — und schon gar nicht das, was das Universum geschaffen hat. Aber alle sind wir dem gegenüber verantwortlich. Ich bin mir sicher, dass der Erschaffer Rechenschaft fordern wird, für unsere Gesundheit, für unser Leben; auch von Buddha. Buddha ist nicht der erste Lehrer, ich nicht der letzte, aber Richter ist keiner von uns, doch alles Gelehrte kann dazu dienen, vor dem Richter bestehen zu können.“

„Ihr sprecht vom Größeren, vom Richter. Habt ihr auch einen Namen dafür? Nur damit wir es besser verstehen können.“

„Nein, ich habe kein Wort, das ich für einen Namen verwenden könnte. Es ist auch nicht nötig. Der Richter muss sich seinen Geschöpfen gegenüber ja nicht rechtfertigen. Es genügt doch, dass er ist.“

Alsbald führten sie dann die Reise an schon halbhohen Reisfeldern vorbei, die jeden an die, durch Tschen-Tse ausgestreuten Wissenskörner gemahnte, denen jeder auf seine Weise möglichst fruchtbaren Boden bieten wollte.

Keine Ärzte wollte Tschen-Tse mehr aufsuchen, doch von selbst kreuzten sie seinen Weg, da wo sie sich niedergelassen hatten. Das verzögerte sein Ansinnen, nun zügig zur Hauptstadt zu reisen. Und alle Ärzte gebärdeten sich mit einem Male, als hätten sie noch gar nichts gelernt. Zu den verschiedensten Gebrechen wurde er allerorten befragt und es nützte ihm gar nichts, dass ihm Qwians Kopf währenddessen mehr als nur lästig war. Hatte er doch durch die Austrocknung alle Ähnlichkeit mit seinem ursprünglichen Besitzer restlos eingebüßt. Das war auch Tschen-Tses Begründung, dass der Kopf hinfort in einem Kasten den Transport überstehen musste. Wohl trug der Kasten eine Aufschrift, die unmissverständlich auf den Inhalt hinwies und dadurch im Grunde für jeden viel aufschlussreicher war, als dieser bis zur Unkenntlichkeit vertrocknete Schädel. Doch ob aller Entstellung hafteten diesem Schädel immer noch die untrüglichen Merkmale der minderwertigen Charakterzüge seines einstigen Besitzers an. Ganz entgegen Tschen-Tses Erwartungen zeigte aber die Bevölkerung weit regeres Interesse an diesem vertrockneten Relikt, wobei sie sich nicht mit der gebührenden Schmach zurückhielt.

Der Kaiser hatte erreicht was er wollte. Er hatte volle Klarheit erhalten und dennoch Qwian die geziemende Chance gegeben. Qwian machte sich unfreiwillig zum eigenen Richter und war jener Gerechtigkeit anheimgefallen, die ihm auch das Volk zudachte.

Oft waren es aber genau dieselben Menschen, die betreffend ihrer eigenen Krankheiten oder Gebrechen, sich über Ungerechtigkeit beklagten. Nur schwer waren aber jene davon zu überzeugen, dass auf sie dieselbe Gerechtigkeit wirke, welche Qwian ereilt hatte; wenn es Tschen-Tse einmal gelang oder er überhaupt ein offenes Ohr dafür fand.

Weit musste er ausholen, um begreiflich zu machen, dass dieses nicht das erste Erdendasein der Betroffenen war, und dass Verschuldungen sehr weit zurück liegen konnten, jedoch immer gegeben waren. Unbelehrbar zeigten sich die meisten Menschen, wenn sie mit einer Gerechtigkeit konfrontiert wurden, die über das Erdenleben hinaus reichte, die unbeirrbar dem, sich ewig wiederholenden, Rhythmus von Aussaat und Ernte folgte, völlig losgelöst aller Daseinszustände und jeder Zeit. Murrend riefen sie aus, wie der Allweise solches zulassen könne, in dessen Hände aller Schicksal liegt. Nichts wollten sie wissen von einer eigenen Verantwortung, welche ja nur unmittelbare Folge ihrer freien Entscheidungsfähigkeit ist; und dass gerade in der unerbittlichsten Gerechtigkeit die allergrößte Liebe des Allweisen liegt, weil darin genauso unumstößlich Vergebung und Heilung verankert sind.

Verzweifelt erklärte dann Tschen-Tse: „... Du magst, so oft du willst, Reis sähen und wirst ihn auch immer wieder ernten, — in endloser Folge. Wenn aber dein Acker abgeerntet ist und du ihn daraufhin brachliegen lässt oder gar Kohl ausbringst, wirst du vergebens der Reisernte entgegenharren können. Der Reis ist vergeben, während andere Früchte zum Empfang heranreifen. Und magst du vergessen haben, was du in deinen Acker ausstreutest; die Ernte wird dich schon daran erinnern, Stück für Stück."

Mit Bedauern musste er oft erkennen, wie schwer diesen Menschen das Begreifen fiel, von Dingen, die so selbstverständlich wie das Atmen waren.

Umso erfrischender erlebte er hingegen Kinder, die unvoreingenommen zuhörten, lächelten und verstanden; eine Fähigkeit die offenbar mit zunehmendem Alter verloren ging. Ebenso erfreulich empfand er sein neues Sehen, wie sich die Seelen den werdenden Müttern nahten, und manch eine davon berichtete Tschen-Tse von ihrer kommenden Aufgabe und ihrem vergangenem Leben und deren Erlebnissen. Auf diese Weise war es ihm möglich, mancher Mutter Rat zu erteilen und kommenden Ereignissen vorbeugend schon die dann notwendige Hilfe zu vermitteln. Auch wenn dadurch die Reise nur schleppend vorwärts ging, verging die Zeit doch wie im Fluge, so dass sie immer noch zu kurz erschien.

Wie sich nun endlich am Horizont die Silhouette der Hauptstadt abzeichnete, war Rhi-botsche-Kay bereits ein Jahr alt, und wagte seine ersten Schritte. Yen-Mau war in Erwartung ihres zweiten Kindes und suchte immer wieder von Tschen-Tse zu erfahren, wen sie bei ihrer Niederkunft zu begrüßen hätte. Tschen-Tse aber lächelte und schwieg. Nicht einmal Mian-Tsian-Hay berichtete er davon. Und wenn Yen-Mau wieder einmal gar zu eindringlich bat, ermahnte er sie zur Geduld: „Du wirst es schon erleben, und dann weißt du es selbst ganz genau. Keinen Augenblick wirst du dann zweifeln, weil es eben nur *so* sein kann."

Das war dann zwar eine unbefriedigende Antwort, aber Yen-Mau musste sich damit bescheiden. Zu mehr war Tschen-Tse auch nicht mit List zu bewegen.

Ein gutes Stück vor der Hauptstadt wurden sie bereits von der kaiserlichen Garde erwartet, die als Eskorte bereit standen. Entlang ging es einer Pfirsichallee und der laue Wind umhüllte sie mit einem Blütenregen der welkenden Pfirsichblüten. Die wenigen Menschen, denen sie begegneten, wichen scheu zwischen die Bäume, dass es selten nur Tschen-Tse gelang, die Gesichter zu mustern.

Einfache Menschen, meist Bauern, doch am Tor fiel ihm eine alte Bettlerin auf, die gestützt auf einen jüngeren Mann, ihn eindringlich anstarrte. Sie wich auch kaum zurück, als von einem der Gardisten sie dazu aufgefordert wurde.

Tschen-Tses Interesse war geweckt, aber auch Mian-Tsian-Hay betrachtete aufmerksam die Alte, als ob sie vertraute Züge erkennen würde.

Tschen-Tse hielt an und wandte sich der Bettlerin zu. Der Gardist wollte ihm aber zuvor kommen und bedachte die Frau mit einem geringen Almosen. Gekränkt wies die Frau die Gabe zurück: „Sehe ich so aus, als ob ich eines Almosen bedürfte. Den Meister erwarte ich, sonst nichts."

Tschen-Tse war abgestiegen: „Wenn du ‚Meister' sagst, meinst du da mich?"

„Kannst du noch einen anderen Meister sehen? Aber noch weiß ich nicht, ob du der bist, für den du dich ausgibst, Xin-Xiin."

Erschrecken durchfuhr Tschen-Tse, aber Mian-Tsian-Hay erkannte sofort, wem sie gegenüber standen. Die Alte wandte sich nun Mian-Tsian-Hay zu: „Dich kenne ich auch und kann dir sagen, dass ihr nicht fürchten braucht. Lyn-Lee hat erhalten, was er verdiente."

Unsicher antwortete Mian-Tsian-Hay: „So bist du Lai-Yeng?"

„Und wie ich das bin. Das hier ist mein Sohn."

Nun jetzt wieder gefasster, fragte Tschen-Tse: „Wie kommt es, dass du mich hier erwartest? Ein ganzes Leben liegt dazwischen.“

„Du warst gut! Und dein Weib wurde es durch dich. Und ich bin euch gefolgt.“

„Aber warum sprachst du mich nicht an?“

„Ja, warum wohl? Dich hatte das Leben zurückgeholt. Ich musste im Verborgenen bleiben. — Aber lieber betteln, als Schlimmeres. Mir hat der Taglohn genügt, nun bin ich zu alt dazu. Einmal wollte ich dir nochmals gegenüber stehen und dir danken. Ich warte hier schon seit Wochen.“

Gerührt ergriff Mian-Tsian-Hay ihre Hand, Tschen-Tse aber antwortete: „Lai-Yeng, der Kaiser fordert meinen Besuch schon seit langem. Du bist ihm zuvorgekommen. Gerne will ich hören, was du aus deinem Leben zu berichten hast, doch für diese kurze Zeit entbehre mich noch. Bis dahin mögen sich Fhu-Tang und Nijan-Hay dich und deiner Kinder annehmen. Ein Bote wird euch nach Guandao begleiten.“

Aus dem Tor kamen einige Stadtwachen auf sie zu. Sie waren in Begleitung eines schäbig gekleideten Krämers, der auch gleich auf die Alte deutete: „Das ist die Diebin und der andere ist der Komplize!“

Bereit zur Festnahme, hinderten die Gardisten die Stadtwachen an ihrer Absicht und der Krämer begann gleich mit Anschuldigungen zu zetern. Tschen-Tse schaute der Alten ins Gesicht und fragte ruhig: „Ist das wahr?“

Lai-Yeng richtete ihren Blick zu Boden und schwieg, der Krämer aber schimpfte weiter: „Ein Dieb ist immer ein Dieb, auch wenn ein ganzes Menschenalter dazwischen liegt.“

Tschen-Tse sprach leise weiter zu Lai-Yeng: „Du hast mich gesucht, dass ich dir helfe. Ist das der Grund?“

Lai-Yeng schwieg weiter. Mian-Tsian-Hay hatte währenddessen den Krämer beobachtet und stieß ihren Mann an, dass jener sich an den Krämer richten möge. Tschen-Tse folgte dem

Hinweis: „Guter Mann, wie heißt ihr und was wurde euch entwendet?“

Der Krämer lief rot an, warf sich in die Brust und verkündete: „Man nennt mich Quan-Hao ...“, weiter kam er nicht, denn der Sohn der Alten wollte sich auf ihn stürzen. Wenn er nicht von den Gardisten zurückgehalten worden wäre, hätte er den Krämer womöglich erschlagen, stattdessen schrie er: „Du hast es grade nötig ...“

Tschen-Tse fuhr dazwischen: „Was schuldet die Frau?“

Unschuldig stotterte der Krämer: „Ich muss es ausrechnen.“

„Womit handelst du?“, fragte Tschen-Tse weiter.

„Mit allem, was der Tag bedarf.“

„Dann wird es nicht so schwer zu rechnen sein. Sag an, was schuldet sie?“

Immer kleinlauter wurde der Krämer, dessen Züge auch etwas Bekanntes verrieten, dass Tschen-Tse in einer anderen Richtung weiter fragte: „Als Händler kommst du sicher weit herum. Ist dir Xiin-Tscheng bekannt?“

Der Krämer erblasste und stotterte: „Ja, aber ich glaube, ich habe mich bei der Frau geirrt.“

„Dann ziehst du deine Beschuldigung zurück?“

„Ja, ja, aber was wird jetzt aus mir?“

„Du musst den richtigen Dieb suchen, doch denke ich, dass er nicht fern ist.“

„Nah sind nur kleine Diebe, und ob es die richtigen sind?“

Wütend fauchte die Alte den Krämer an: „Was willst du damit sagen?“

Quan-Hao legte die Handflächen aufeinander, verneigte sich ein wenig und antwortete: „Ach nichts. Als Krämer weiß ich, wie fern so manches liegen kann. Dem einen mag eine Elle Sisal als Strick um den Hals genügen, während dem andern eine Meile Seide nicht genug ist, um seinen Daumen zu verbinden, oder er gar tausend Meilen Brokat für seine Schuhbänder benötigt.“

Tschen-Tse verstand den Unterton und trat sehr nahe an

den Krämer heran, dass ihn sonst keiner verstehen konnte: „Du spielst ein gefährliches Spiel. Gib Acht, dass nicht eine Spanne Bast dir einst dein Genick bricht. Du und Lai-Yeng habt das hier veranstaltet, weil ihr keine andere Möglichkeit sahet, mich sonst zu sprechen ..."

Der Krämer nickte unauffällig, Tschen-Tse fuhr fort: „Meine Tore standen stets offen für jedermann, und wenn ihr mich so sehr beobachtetet, wie ihr behauptet, wäre auch euch das aufgefallen."

Aus Quan-Haos Stimme war jeglicher Pathos gewichen, als er ebenso leise entgegnete: „Es gibt viele Leute, die dir neiden. Qwians Verbündete zum Beispiel. Durch die lange Reise hatten sie Zeit sich zusammenzurotten. Jetzt wollen sie dich zu Fall bringen. Lai-Yeng und ich sind hier, dich zu warnen. Wir hatten gehofft, dass du uns noch erkennen würdest ..."

„... stattdessen hat euch Mian-Tsian-Hay diesen Dienst erwiesen", fiel ihm Tschen-Tse ins Wort: „... Für mich erstaunlich, denn ihr wart Kinder."

„Wir haben eine unauffällige Verständigung, die anderen verborgen bleibt. Mian erinnerte sich daran. Kommt in mein Geschäft, hier ist nicht gut zu lange zu verweilen."

„Wo liegt dein Geschäft?"

„Folgt einfach, — unauffällig."

„Ist die Stadtwache echt?"

Der Krämer schüttelte kaum sichtbar den Kopf. So leise die Unterhaltung geführt worden war, so hastig tuschelten auch die beiden. Jetzt machte der Krämer einen heftigen Schritt zurück und lamentierte wieder lautstark.

Die Stadtwachen ergriffen die Alte, die nun ebenfalls zu zetern begann, und ihr Sohn, den sie ebenfalls verhafteten, wehrte sich ziemlich überzeugend. Alle gingen sie in die Stadt und Tschen-Tse folgte notgedrungen einstweilen mit seinem Tross. Der Weg führte hier nicht durch den ansehnlichsten Teil der Stadt. Für einen solchen Weg hätte vorweg die halbe Stadt umrundet werden müssen, erklärte der Hauptmann der Garde. Tschen-Tse war es gelegen, denn, so hoffte er, würde er sich unbemerkt mit Mian-Tsian-Hay von der Gruppe entfernen können.

Und so war es dann auch. Irgendwo im Gedränge der Gassen gelang es ihm, Mian-Tsian-Hays Pferd beiseite zu ziehen und in einer Nebengasse unterzutauchen. Schnell waren die beiden dort aus dem Sattel und überragten die Menge nicht mehr. Eine seltsame Abenteuerlust hatte Tschen-Tse befallen, so wie er sie lange nicht mehr empfunden hatte. In Mian-Tsian-Hay regte sich hingegen eher verhaltene Vorsicht.

Beide wussten sie allerdings nicht wohin sie sich wenden sollten, denn die Stadtwachen mit ihren Häftlingen und dem Krämer waren schon vor einigen Gassen abgebogen. Die Orientierungslosigkeit löste sich aber sehr schnell, denn bereits an der nächsten Kreuzung, einem kleinen Platz mit etlichen kleinen Geschäften und einem schäbigen Teehaus wurden sie bereits erwartet. Lai-Yengs Sohn und eine der Stadtwachen standen dort beisammen und diskutierten angeregt.

Als die Wache die beiden erkannte, winkte er sie herbei, während der andere das Hoftor neben dem Teehaus aufstieß. Kaum hörbar dumpf fiel das Tor ins Schloss, beinahe übertönt vom Straßenlärm. Die Wache entledigte sich sofort der Uniform, die sie in einen kleinen Schuppen warf. Der junge Mann nahm sich der Pferde an und aus der Seitentür trat Quan-Hao und rief in herrischem Ton: „Reibe die Pferde der Herrschaften gut ab, die haben eine lange Reise hinter sich."

Schon von den Sätteln befreit, hatte der junge Mann bereits damit begonnen und brummte nur: „Ja, Vater."

Quan-Hao deutete seiner Gäste Blick richtig und gab bereitwillig Auskunft: „Ja, ich habe Lai-Yeng geheiratet und unseren ältesten Sohn Whao genannt. Es gibt auch noch zwei weitere Söhne und vier Töchter."

Während er sprach, hielt er die Türe offen und bat mit einer Geste seine Besucher einzutreten. Die Tür führte geradewegs in die Küche des Teehauses. Dort erwartete sie bereits Lai-Yeng, mittlerweile jedoch in gut bürgerlicher Kleidung und bot ihren Gästen Platz zu nehmen. Tee stand bereit und Quan-Haos Nachkommenschaft wuselte geschäftig von und in die offenbar gutgehende, angrenzende Teestube. Lai-Yeng hatte sich dazugesetzt und begann gleich auf ihre Gäste einzureden: „Wir haben vielleicht nur wenig Zeit ..."

„Langsam, langsam ...", beschwichtigte Quan-Hao, der sich hinter sein Weib gestellt hatte und ihr liebevoll die Hand auf die Schulter legte: „... Wir brauchen nichts überstürzen. Hier seid ihr vorerst sicher. Ich glaube es ist angebracht zunächst zu berichten, wie wir hierher kommen. Daraus ergibt sich das andere von selbst."

Lai-Yeng blickte nach oben, ihrem Mann in die Augen, dann begann sie ruhig zu erzählen: „Also ganz von vorne. Ihr erinnert euch an den Wintertag in Xiin-Tscheng? Der Tag, an dem ihr davongelaufen seid?"

Tschen-Tse und Mian-Tsian-Hay nickten neugierig und rückten ein wenig dichter zueinander.

„... Wir erinnern uns auch. Es war ein schrecklicher Tag. Pyqueii, Whei-Whao und Pong wurden geschnappt. Die Wachen brachten sie zu Lyn-Lee, aber Lyn-Lee musste Wind bekommen haben und versuchte mit Whu zu fliehen. Sie wurden von den Wachen eben da erwischt, als Lyn-Lee mit der Leiter über den Zaun steigen wollte. Whu musste die Leiter festhalten; es war ja alles gefroren und verschneit. Oben auf der Leiter hatte offenbar Lyn-Lee das Gleichgewicht verloren und dann zersplitterte auch noch die Leiter. Whu war wahrscheinlich sofort tot.

Wir zwei kamen eben die Gasse herauf, als sie Lyn-Lee und die drei Knaben aus dem Hof heraus abführten. Wir versteckten uns eine Weile und fanden danach Whu, den eine Leitersprosse aufgespießt hatte. Zu jenem Zeitpunkt dachten wir noch nicht an Flucht. Wir wollten zu den Feldern, euch zu warnen. Da waren aber nur noch die Dungkörbe und die vielen Spuren, die am Flussufer endeten. In der nächsten Nacht versteckten wir uns im Haus. Es war kalt und wir hatten Hunger. Wir waren auch sehr ratlos, doch dachten wir, dass ihr beiden geflohen seid; wir hofften, rechtzeitig. Tags darauf wurden Lyn-Lee und die Knaben öffentlich hingerichtet, es hatten sich so viele Kläger gefunden, dass der Mandarin keine Wahl hatte. Inzwischen kam Quan-Hao die Idee, dass ihr über den Fluss geflohen seid, und dass uns das auch gelingen könnte, denn in Xiin-Tscheng erwartete uns der sichere Tod."

Lai-Yeng seufzte laut und schlürfte etwas Tee. Quan-Hao erzählte weiter: „Ich habe aus den Dungkörben ein Floß gebaut. Wir nahmen das Geld von Lyn-Lee und die besten Kleider und haben dann an derselben Stelle, wie ihr, den Fluss überquert. Wir haben sogar eure Feuerstelle gefunden. Ich habe mich dann ziemlich lange als Wandermönch ausgegeben, solange wie halt deine Kleider hielten. Und dann sind wir mit Glück und dem Geld von Lyn-Lee zu diesem Teehaus gekommen und haben geheiratet."

Lai-Yeng erzählte wieder weiter: „Wir hatten immer gehofft, euch zu begegnen und hielten dauernd Ausschau, doch ihr wart verschwunden. Eure Spur verlief im Sand, ihr wart einfach wie vom Erdboden verschluckt ..."

Quan-Hao wurde ganz hektisch: „... und dann erfuhren wir durch Zufall von einem schrecklichen Komplott gegen den berühmtesten Arzt im Reich. — Soweit wäre das ja nicht besonders erschütternd gewesen, wenn da nicht dieser seltene Name aufgetaucht wäre. Also gingen wir der Sache nach und es fügte sich ein Steinchen zum andern. Ach ja, seit unserer Flucht wählten wir, genau so wie ihr, den ehrbaren Weg. Niemand kennt unsere Vergangenheit, außer euch. Ja, nicht einmal unsere Kinder."

Mian-Tsian-Hay saß schon ganz unruhig, dass sie endlich fragen konnte: „Ihr sprecht da von einem Komplott. Was ist da im Gange?"

Quan-Hao setzte sich nun auch, so dass sie sich dicht die Köpfe zusammenstecken konnten und leise fuhr er fort: „Qwian hatte mehr Sympathisanten am Hof, als man vermuten könnte. Sein Ziel war es, den Kaiser zu stürzen. Qwian ist tot und der Kaiser hatte durch dich sehr viel Schutz. Mehr als einmal entging er, dank eurer Hilfe, hinterhältigen Anschlägen. Nun will man Tschen-Tse zu Fall bringen, dann hätte Qwian trotzdem gesiegt."

„Will man mich mit meiner Vergangenheit zu Fall bringen?", wollte Tschen-Tse wissen.

„Das ist die einzige Möglichkeit. Die Verschwörer wissen von Lyn-Lee. Dieser hat nämlich noch um seinen Hals zu retten viele Unwahrheiten ausgeplaudert. Es hat ihm nichts genützt. Dem Ganzen kommt aber noch dazu, dass die wichtigsten Kollaborateure von der gemeinen Mordklage wegen Tsong-Yao und seinem Weib wissen, und auch dieses zu verwenden gedenken."

Lai-Yeng fuhr atemlos dazwischen. „Es gibt sogar solche, die euch in Tschang-Hay den Mord an einem Arzt anlasten wollen ..."

Tschen-Tse dachte laut nach: „Es gibt nur eine Möglichkeit. Wir müssen dem Kaiser alles offen legen, bevor andere es entstellt tun. Leider ist eure Vergangenheit auch dabei. Wir werden aber gestärkt daraus hervor gehen."

„Du hast gut reden. Du hast ein rühmliches Leben, aber wir? Wir kommen nicht umhin, die Verschwörer zu denunzieren", erwog Quan-Hao.

„Das brauchen wir nicht. Die Gemeinen verraten sich immer selbst, zudem werden wir nicht eine Waffe aus der Hand geben, die dem Kaiser nützlich ist. Mit ihrer Anklage verraten sich die Verräter selbst, und wenn der Kaiser vorweg dieses Wissen besitzt, kann er ungestört beobachten und findet leichter die wirklichen Übeltäter."

Tschen-Tse war aufgestanden, denn seine gesprochen Gedanken verlangten Bewegung.

„Und wie gedenkst du jetzt vorzugehen?“ Mian-Tsian-Hay war außerordentlich neugierig, zumal sie dieser wunde Punkt ihrer Vergangenheit immer noch heimlich drückte.

„Arrangiert ein Treffen mit dem Kaiser hier im Teehaus.“

„Er wird nicht kommen!“, widersprach Quan-Hao.

Tschen-Tse streifte seinen Ring vom Finger und beharrte überzeugt: „Er wird kommen! Ihr fandet Wege, dieses alles herauszufinden. Ihr findet Wege, dem Kaiser unauffällig persönlich den Ring zu überbringen. Er wird dann wissen, was zu tun ist.“

Quan-Hao winkte seinen Sohn heran, der im Hintergrund stillschweigend dem Gespräch gelauscht hatte: „Whao! Unser Leben liegt in deiner Hand. Dein eigenes ebenso. Niemand soll dich bemerken, außer dem Kaiser selbst“, damit überreichte er Whao Tschen-Tses Ring.

Tschen-Tse hatte inzwischen seine gelbe Schärpe vom Hals genommen und bat den Ring darein zu knoten. Nur einen entschlossenen Blick tauschte Whao mit seinem Vater, ehe er mit den wohlgeborgenen Gegenständen in den Hof hinaus glitt.

Für die Zurückbleibenden begann damit eine endlose, zermürbende Wartezeit. Lange schwiegen alle, bis schließlich Lai-Yeng von ihren eigenen Erlebnissen der Zwischenzeit zu erzählen begann, um die allgemeine Spannung ein wenig aufzulockern.

Nach Mitternacht war es bereits und die letzten Gäste wurden aufgefordert ihre Zeche zu bezahlen und zu gehen. Quan-Hao hatte sich zur Türe der Teestube gestellt, um alsbald abzuschließen. Freundlich verneigte er sich ein wenig vor dem letzten Gast und schob die Türe zu. Da, im allerletzten Augenblick, zwängte sich ein Stiefel noch in den Türspalt, aber Quan-Hao rief: „Es ist geschlossen!“

Von draußen erklang eine leise, tiefe Stimme: „Ich rate dir, jetzt diesen einen Gast zu empfangen!“, dabei fiel eine gelbe Schärpe auf den eingeklemmten Stiefel. Quan-Hao fühlte keine Wahl zu haben und öffnete. Herein traten vier Geharnischte, die schwarze Mäntel über ihrer Wehr trugen, gefolgt von einem weiteren Vermummten. Auf ein Handzeichen des letzten, fragte der erste: „Wie kommst du in den Besitz dieser Schärpe?“

Die innere Stimme riet Quan-Hao zu größter Vorsicht und ausweichend gab er Antwort: „Man findet dies und das:“

Verärgert fuhr der andere ihn an: „Hüte deine Zunge. Antworte!“

Quan-Hao raffte all seinen Mut zusammen und legte einen ebenso drohenden Tonfall in seine Stimme: „Töte mich, und du wirst es nie erfahren. Du willst etwas, sonst wärst du nicht hier eingedrungen. Ich aber habe nichts zu geben, was du dir nicht schon angeeignet hast.“

Mit einer mächtigen Drohgebärde wollte der andere nun aufbrausen, aber der Vermummte beschwichtigte mit einer Handbewegung. Dann streifte er bedächtig, und immer noch wortlos, die Handschuhe weg und barg sie in den Falten seines Mantels. Doch wie die Hand wieder aus den Falten auftauchte, lag auf der Handfläche Tschen-Tses Ring. Bestürzt gaffte Quan-Hao auf den Ring, während der andere den Ring hochhob und kaum hörbar flüsterte: „Ein schöner Ring.“

Er drehte und wendete ihn so auffällig, dass jedem auffallen musste, dass der Vermummte einen ebensolchen Ring an seinem Finger trug. Und wieder flüsterte er: „Es gibt nur zwei davon.“

In seiner Bestürzung platzte Quan-Hao heraus: „Ich verhandle nicht mit Vermummten. Wie leicht könnte ich einem Mörder gegenüber stehen.“

Der Vermummte flüsterte weiter: „Würdest du denn einen Mörder erkennen, wenn er vor dir stünde? Vielleicht beherbergst du einen.“

In Quan-Hao loderte die Panik, doch mit der größten Beherrschung flüsterte er, und beugte sich so dicht er konnte an den Vermummten heran: „Welche Gäste sich meines Teehauses erfreuen geht mich nichts an, wenn sie bezahlen, aber diesen Mörder kenne ich, wenn ich ihm ins Angesicht sehe.“

„Dann sage mir, ob das das Gesicht eines Mörders ist." Dabei schälte sich dieser aus seiner Maske und befahl laut: „Holt den Knaben herein!"

Ohne die Maske aber stand nun der Kaiser vor Quan-Hao und sprach weiter: „So sehr du dich in Vorsicht übst, um ein Hundertfaches muss ich es auch. Nun führe mich zu deinem Mörder. Denn wahrlich, ich kenne keinen, der so viele Menschenleben auf seinem Gewissen hat."

Quan-Haos Entsetzen war so groß, dass er nichts anderes wusste, als sich der Länge nach auf den Fußboden zu werfen. Zwei der Geharnischten brachten inzwischen Whao herein, der derart gefesselt und geknebelt war, dass selbst ein Wimpernschlag unüberwindliche Anstrengung für ihn bedeutet hätte. Auf einen weiteren Wink des Kaisers banden sie ihn los. Quan-Hao bedurfte noch einer weiteren Aufforderung des Kaisers, bis er sich endlich erhob und heftig an die Küchentüre pochte.

Heraus trat sein Weib, gefolgt von all seinen Kindern. Alle trugen sie einheitliche Tracht, so wie er dieses in seinem Teehaus wollte. Angesichts des Kaisers warfen sich alle zu Boden und der Kaiser lobte anerkennend: „Du hast eine große Familie." Entschlossen schritt er dabei auf die am Boden Liegenden zu, beugte sich nach dem einen und verkündete: „An dieser Hand war noch vor kurzem dieser Ring!"

Zielsicher hatte er in dem kurzen Augenblick Tschen-Tse erkannt und war geradewegs auf ihn zugeschritten. Auf Tschen-Tses Frage hin meinte er nur: „Du hast gezögert. Das tut niemand in meinem Volk, außer dir."

Der Kaiser betrachtete Tschen-Tse von oben bis unten und fuhr dann fort. „,... und nur du rufst den Kaiser, dass er zum Arzt gehen muss, weil der Arzt selbst nicht kommt. Ich habe dich allerdings in Verdacht, dass du meinen Palast nicht betreten möchtest."

„Mein Kaiser, heute, da es zum ersten Mal tatsächlich meine Absicht war, wurde ich von anderen Menschen davon abgehalten. Wie sie erzählen, scheint es berechtigt zu sein."

„Ich gehe davon aus, dass die Berechtigung gegeben ist, sonst stünde ich nicht hier."

Während des Wortwechsels hatte der Kaiser Tschen-Tse den Ring angesteckt und weiter seine Hand festgehalten. Nun wandte er sich an die Versammelten mit einer Begrüßung, die er ausschließlich im Kreise Tschen-Tses anwendete. Weiter frug er dann: „Aus dem Boten war nichts herauszubekommen. Worin besteht solche Dringlichkeit?"

Tschen-Tse antwortete: „Es soll Euch geschadet werden, in dem man mich zu vernichten sucht. Es ist der Verdienst Quan-Haos und seiner Familie, dass diese Intrige mir zugetragen wurde. Sie wissen auch die Besonderheiten genau, die ich heute nur im Anklang erfahren habe. Besser ist es, Euch mit Euren Fragen an sie zu wenden."

„Besser ist es. Aber das hier soll kein Verhör werden, also lasst uns Platz nehmen", erklärte der Kaiser und bediente sich eines ihm zunächst stehenden Stuhles.

Quan-Hao begann nun nach Aufforderung des Kaisers zu erzählen, was er alles in Erfahrung gebracht hatte und wie in ihm der Plan wuchs, Tschen-Tse und den Kaiser zu schützen.

Tschen-Tse ergriff das Wort, nach dem Quan-Hao das meiste erzählt hatte: „Mein Kaiser, Ihr mögt daraus ersehen, dass unser aller Absicht lauter ist, doch ein Wichtiges muss gesagt werden. Wohl kann es meinen Tod bedeuten, dennoch bekenne ich, dass das, was die Widersacher gegen mich zu Felde führen, einen wahren Kern enthält, den ich nicht verheimlichen will; schonungslos gegen jeden Beteiligten ..."

Der Kaiser vernahm nun, mit wachsendem Erstaunen, aus dem Munde Tschen-Tses, so wie im Falle des Betreffens auch von den anderen, eine lange verflochtene Lebensgeschichte, mit all ihren Höhen und Tiefen; Geständnisse von Dieben und angeklagten Mördern.

Kaum hatten sie je einen so interessierten Zuhörer, und selbst die Geharnischten vergaßen für Momente, dass sie Vertreter von Würde und Gerechtigkeit waren. Der Kaiser folgte mit ablehnenden oder zustimmenden Kopfbewegungen und wartete geduldig, bis alle Erzählungen die Gegenwart erreicht hatten, um endlich auch selbst Worte zu finden: „Entsetzlich, dass ich mich mein ganzes Leben einem Dieb und Mörder anvertraut habe. Ich kann es mir gar nicht ausmalen, welch entsetzlichem Irrtum ich erlag. Aber wie ich eingangs schon erwähnte, ich kenne keinen anderen Menschen, der so viele auf dem Gewissen hat. Ein solches Gewissen muss vor lauter Dank seiner Opfer direkt in den Himmel getragen werden. Ich bin ein solches Opfer. Ich danke euch, dass ich nun aus eurem Mund erfahren durfte, was ich in kleinen Teilen auch selbst herausfinden konnte. — Oder glaubst du, Tschen-Tse, dass ein mir völlig Unbekannter mein erster Leibarzt werden könnte?“

Verdutzt meinte Tschen-Tse: „Mein Kaiser, Ihr wisst?“

„Ja, ich weiß und wusste, bevor ich dich das erste Mal in Guandao aufsuchte. Jetzt weiß ich natürlich auch, dass Diebe und Mörder zu den höchsten Würdenträgern werden können, aber zu Oberlamas bringen sie es trotzdem niemals. Raptang-Tse hätte dich nimmermehr zum Nachfolger bestimmt, wenn eine einzige Anschuldigung wahr gewesen wäre. Gut daran ist, dass auch ich meinen Nachfolger bestimme. Tschen-Tse, hast du schon deinen Nachfolger bestimmt? Sowohl in weltlicher, wie auch in geistiger Hinsicht, ist es jeweils nur *einem* in dem Großen Reich gestattet, dieses Gelb zu tragen“, dabei legte er Tschen-Tse die Schärpe um den Nacken. Für jeden der Anwesenden war damit sonnenklar, dass dies die volle Anerkennung Tschen-Tses durch den Kaiser bedeutete, ja sogar gewissermaßen die Gleichstellung mit seinem Herrscher.

Tschen-Tse verneigte sich und antwortete: „Nein, mein Kaiser, ich bin meinem Nachfolger noch nicht begegnet. Ich ahne jedoch, wenn das Schicksal weiter seinen Lauf nimmt, dass nicht ich es bestimme, sondern jener, der mein Wächter hätte sein sollen, ihn erkennen wird, wie dieser mich jetzt erkannt hatte.“

Der Kaiser lächelte: „So sei es denn. Ich merke schon, dass ich es wohl nicht mehr erlebe, von dir eine konkrete Antwort zu erhalten. Es sei denn, dass es mein Wohl und Wehe betrifft. Darin hast du allerdings niemals mit Unverblümtheit gespart."

Draußen dämmerte es bereits, dass der Kaiser den Geharnischten befahl: „Eilt! Ich bin hier so sicher wie in Buddhas Schoß."

Die vier hüllten sich in ihre Mäntel und brachen auf. Hinter ihnen verschloss nun endlich Quan-Hao seine Teestube. Weiter sprach der Kaiser: „Sattelt die Pferde. Sie werden bald zurück sein. Ihr kommt alle mit. Vorerst wird das Teehaus geschlossen bleiben. Ich brauche euch im Palast."

Tschen-Tse und Mian-Tsian-Hay hatten ihre Verkleidung wieder abgelegt und Tschen-Tse besprach sich mit dem Kaiser.

Ungestüm wurde an die Tür gehämmert und Quan-Hao, der aus dem Fenster äugte, brummte: „Kaiserliche sind da."

Draußen aber waren nicht vier Geharnischte, sondern mindestens drei Dutzend prunkvolle Gardisten mit des Kaisers Sänfte aufmarschiert und harrten des Herrschers. Dieser befreite sich nun auch von seinem schwarzen Kapuzenumhang, unter welchem sich sein Prunkgewand verborgen hatte, und raunte vergnügt zu Tschen-Tse: „Ich hätte nie geglaubt, dass ich dich einst mit Gewalt in den Palast bringen müsste."

Und während ihm Tschen-Tse die Tür öffnete, entgegnete er: „Ich auch nicht."

Quer ging es durch die Stadt und Tschen-Tse und Mian-Tsian-Hay waren verpflichtet, neben des Kaisers Sänfte einherzureiten. Dabei verriet der Kaiser, dass nicht von seinen Gardisten, sondern von Tschen-Tses Begleitung, er von seinem Verschwinden erfahren hatte. Dieses hätte ihn stutzig gemacht, so dass er in der entstandenen Unruhe im Palast ruhig beobachten konnte. Viele seien wie die Hühner durcheinander gelaufen, hätten Suchtrupps zusammengestellt, und auch sonst pausenlos spekuliert, was vorgefallen sei: „Einige verhielten sich aber ganz anders. Dadurch haben sie sich größtenteils selbst verraten. Ich wusste zu jenem Zeitpunkt zwar nicht wofür, hielt es aber für geboten, mehr als sonst auf der Hut zu sein. Das allgemeine Durcheinander bot auch noch weitere Vorteile. So soll dein Bote geradewegs in den Palast marschiert sein, bis in meine Gemächer. Dass er dort nicht augenblicklich erschlagen wurde, verdankt er nur deiner Schärpe und dem Ring. Sicherlich ist seiner Unverfrorenheit dahin eine gewisse Achtung zu zollen.

Als er dann erzählte, wurden mir plötzlich die Zusammenhänge klar. Es galt erst noch einiges zu regeln, ehe ich dich aufsuchen konnte. Jetzt aber sind bereits die Hindernisse aus dem Weg geräumt, dass ich nun endlich tun kann, worüber ich schon seit langem sinne. Das was mir ohne deine, diesmal vielleicht unfreiwillige Hilfe, von übler Seite hätte vereitelt werden können. Nicht allein *mein* erster Leibarzt sollst du sein, nein, du bist es für mein ganzes Volk, und darüber hinaus. Dafür will ich dich ehren, dass ein jeder wisse, dass er dir seine Gesundheit zu verdanken hat, auch wenn er dir niemals begegnet ist."

Schon bewegten sie sich eine lange Allee entlang, an deren Ende ein Spalier, in der Sonne blitzender, Gardisten vor weit geöffneten Toren, sie erwarteten. Beschämt bemerkte Tschen-Tse: „Tut es nicht, mein Kaiser. Es ist nicht das, wonach ich strebe."

„Siehe, mein lieber Arzt, gerade diese Eigenschaft macht dich so ehrenwert. Und noch eines, es gibt nichts, was ich dir sonst geben könnte, das deiner würdig wäre. Die Habgierigen sind leichter zu belohnen."

Vor ihnen türmte sich die massige Mauer, die grün bedacht, den Palast einfriedete. Mit Türmen wie Pagoden und dem weit offen stehenden, flammend roten Tor, das wie der Schlund eines mächtigen Drachens anmutete, der augenblicklich den Zug verschlang. Von den Wehrgängen verkündeten Fanfaren die Ankunft des Kaisers.

Hinter der Mauer breitete sich eine weitläufige Anlage mit breiten Straßen zwischen herrlichen Grünanlagen und zauberhaften, riesigen Teichen, in deren Ferne sich die gestuften Dächer großzügiger Palastgebäude abhoben, die wiederum sich zittrig in den Teichen widerspiegelten. Festlich waren die Gärten und Gebäude geschmückt. Wohl vorbereitet auf die Ankunft des Volkes, welches an dieser Festlichkeit teilhaben sollte.

Im Vorhof des Palastes blieb dann die Eskorte zurück und des Kaisers persönliche Dienerschaft begleitete sie weiter. Der Kaiser hatte nahe seiner Privatgemächer Quartier für Tschen-Tse und sein Gefolge bereiten lassen. Eingeengt in Etikette und Zeremoniell verlief dort alles, dass es selbst dem Kaiser nicht möglich war, sich wirklich frei zu bewegen.

Erst in der Abenddämmerung fand sich Gelegenheit, bei welcher Tschen-Tse und der Kaiser ein einigermaßen ungestörtes Gespräch führen konnten. Ungestört war es nur insofern, als dass der Kaiser Tschen-Tses Gefolge zur Dienstbarkeit befahl und somit für diese Zeit sein eigenes in den Hintergrund drängen konnte. Manche nahmen auch an diesem Beisammensein Teil, so zum Beispiel Xin-Xiin-Po, Yen-Mau und Mian-Tsian-Hay, zwischen denen der kleine Rhi-botsche-Kay schlief.

Tschen-Tse erzählte noch einmal ausführlich seine Erlebnisse in Tse-Prong und der Kaiser zeigte reges Interesse, wie Tschen-Tse zu Amt und Würde kam. Noch einmal versuchte er Tschen-Tse dazu zu veranlassen, einen Nachfolger zu bestimmen, jedoch ohne Erfolg. Sein Leibarzt ging nicht einmal darauf ein. Später beschrieb er Tschen-Tse und seinen Angehörigen das Zeremoniell, das auf sie zukäme, dass sie spät sich erst trennten.

Der ganze Aufwand, der betrieben wurde, erfüllte Tschen-Tse mit Unbehagen. Traurig darüber beriet er sich mit Mian-Tsian-Hay, weil er dachte, dass das überhaupt nichts mit seiner wirklichen Aufgabe zu tun hätte: „Solches bietet nur Anlass, dass die Menschen das Gute noch schneller verbiegen", erklärte er bitter.

„... Wenn es jedem bekannt wird, wird es zum Freiwild. Ein Geheimnis braucht es nicht sein, aber die Menschen, die es erlangen wollen, sollen sich mühen müssen. Getrieben von der Sehnsucht, den Menschen wirklich zu helfen. Nur dann besitzt es wirklichen Wert. Dann erst kann ein Sucher die Tiefen schöpfen, die darin geborgen liegen. Ach, könnte ich doch Lobsang oder Raptang-Tse um Rat fragen."

Mian-Tsian-Hay versuchte ihn zu trösten: „Du könntest doch wandern. In den lichteren Gärten ist immer Rat bereit."

„Kaum habe ich je menschlichen Rates bedurft und stets wurde mir durch die Wesenhaften Hilfe zuteil, doch hier in diesen Mauern scheint alles von der Natur abgeschnitten, das Tor zu den lichten Gärten verschlossen. Hier in diesen Gebäuden herrschen Machtgier, Geltungssucht und Besitztumswahn. Mich wundert, dass der Kaiser noch eines lichten Gedankens fähig ist."

„Übe die lichten Gedanken, statt dich von dieser Trübnis auffressen zu lassen. Du bist mein Held und stets warst du unbezwingbar stark. Warum bist du denn wirklich so niedergedrückt? Niemals hätte dich solches, so lange ich dich kenne, aus der Bahn geworfen."

„Mag sein, dass das Gespräch vorhin in mir die Sehnsucht nach den Gärten von Tse-Prong erweckte. Ein Ort der Ruhe und der Sammlung. Auch bedrückt es mich, dass ich keinen Nachfolger namhaft machen kann."

Den beiden unbemerkt war Lobsang-Tsche-Kum zu ihnen herangetreten. Wie ein kaum sichtbarer Nebel waberte seine Gestalt im Raum, und auch kaum hörbar vernahmen sie beide seine Stimme: „Tse-Prong ist nicht führerlos. Raptang-Tse hatte schon damals einen Nachfolger bestimmt, der das Kloster weiter leitet. Er wusste, dass dieses nicht zu deinen Aufgaben gehört. Deswegen bist du viel zu wenig Abt gewesen und viel zu sehr Arzt."

Überrascht stellte Tschen-Tse die Frage: „Wenn Raptang-Tse bereits meinen Nachfolger bestimmt hatte, warum hat er mich dann überhaupt eingesetzt?"

„Weil dein Nachfolger im Kloster erst noch unter dir reifen musste. Jetzt ist er so weit. Auch wenn es dir nicht bewusst ist, hast du allnächtlich viele gelehrt, so auch ihn, dass das Notwendige in ihm gewachsen ist.“

„Lobsang, du sprichst von einem Nachfolger als Abt. Sprich, ist für die Nachfolge als Arzt auch gesorgt?“

„Mein Freund, was fragst du, wo du doch die Antwort bereits weißt. Du *bist*, was das Heilwissen angeht, alles andere ist nur unvollkommene Nachahmung. Es gibt niemanden, der in deinen Schuhen Platz fände, um nicht in deinen Fußstapfen versinken zu müssen. Welcher Teich mag sich mit einem Meere messen?“

„Da spendest du mir keinen Trost. Du gibst mir keinen Rat. Weshalb bist du hier?“

Lobsang schwieg, aber stattdessen antwortete Mian-Tsian-Hay, die zu einer eigenartigen, leuchtenden, jugendlichen Erscheinung geworden war: „Auch das weißt du, mein geliebter Lao-Ly-Tschen; es ist nur von deinen gegenwärtigen, schwermütigen Gedanken überlagert. Gedenke der Gärten von Tse-Prong und als Lobsang von dir Abschied nahm.“

Tschen-Tse war verwirrt: „Woran sollte ich mich in den Gärten von Tse-Prong erinnern? Woran nur, was auch du wissen könntest. Kaum warst du zugegen oder wenn, dann unbewusst schlafend.“

Auch Lobsangs Leuchten nahm zu und deutlicher wurde sein Sprechen: „Bei der Quelle des Lebens gibt es einen Born, der alles Erlebte treulich hütet. Wer ihm naht, kann daraus schöpfen, was immer zu seiner Förderung dienlich ist oder wo Liebe ihn mit dem Geschehnis verbindet. Für Mian-Tsian-Hay ist es beides.“

Ungläubig starrte Tschen-Tse die beiden an, die in ihrem Leuchten einander schon völlig glichen. Und wie aus einem Munde fuhren sie fort: „Ja, geliebter Lao-Ly-Tschen, deine Aufgabe ist erfüllt. Wenn du willst, dann darfst du Tschen-Tse auf seinem Lager zurücklassen.“

Noch immer irritiert blickte der Arzt um sich und sah wie in weiter Ferne, unter sich, seinen Erdenleib, der nur noch mit schwachem Herzschlag die Funktionen aufrechterhielt. Nur undeutlich grau verschwimmend lag daneben die unbewohnte Behausung von Mian-Tsian-Hay. Laut rief er: „Mian-Tsian-Hay, bist du mir voraus gegangen?"

Liebevoll lächelte ihm sein Weib entgegen, aber es bedurfte keiner Worte. Hell leuchtete sie und einte sich mit seinem Leuchten, das nun ebenfalls mehr und mehr zunahm. In dem Strahlen, das den ganzen Raum erfüllte, kristallisierten sich immer mehr die hilfreichen und geliebten Menschen der beiden heraus, die sie zu geleiten gedachten, während ihre eigene Beschaffenheit immer mehr Gleichart mit den liebevoll Leuch tenden gewann, bis endlich alles Irdische unter ihnen verblasste. Einer Gebetsfahne gleich flatterten ihre Silberschnüre hinter ihnen her, bis sie sich endlich auflösten und sie gänzlich freigaben von ihren leblosen Erdenhüllen.

~~~~~

Sturm war aufgekommen in Guandao und ein heftiges Gewitter tobte sich über der Stadt aus. Der Sturm zerrte und rüttelte an den Gebäuden und mancher Dachziegel wurde losgerissen und zerschellte am Boden. Lin-Yong wurde vom Sturm geweckt und ruhelos starrte er zwischen den Ritzen der Fensterläden hinaus in das Gewitter, das pausenlos die Nacht erhellte.

Mit ohrzerreißendem Krachen fuhr ein Blitz in eine Kiefer, dass diese sogleich in Flammen aufging und umstürzte. Völlig zerrissen flogen die brennenden Brocken umher, doch der Hauptteil fiel auf den kleinen Pavillon und zertrümmerte ihn, dass er ebenfalls von der Glut erfasst wurde.

Entsetzt stürzte Lin-Yong in die Küche, um Wassereimer zu holen und den Brand zu löschen. In der Eile stürzte er über einen kleinen Hocker und versuchte sich eben noch an den Ka-
~~~~~

minsims zu klammern, um den ungeliebten Bodenkontakt zu vermeiden. Dabei stieß er zwei Teebecher um, deren vertrocknete Butterschicht kaum mehr unter dem Staub zu erkennen war. Lin-Yong rappelte sich hoch, bemerkte und lächelte. Leise flüsterte er vor sich hin: „Tschen-Tse, Mian-Tsian-Hay, lebt wohl. Es soll nicht sein, dass dieser Pavillon eure Geheimnisse preisgibt."

Gelassen kehrte er zu seinem Ausguck zurück und beobachtete, wie die zierlichen Balken ein Fraß der Flammen wurden. Auf nichts griffen sie über, bis endlich ein kläglicher Aschehaufen durch schwere, dampfende Tropfen seine Raublust aushauchte.

In der Hauptstadt war nichts von dem Gewitter bemerkt worden und die Sonne ging auf über goldglänzenden Dächern und einer in Vorfreude schwelgenden Bevölkerung, denn der Kaiser richtete ein großes Fest aus, bei welchem ihm alle seine Huld erweisen durften.

Der Kaiser hatte Prachtgewänder für seine Ehrengäste fertigen lassen, die zu deren Überraschung in Anwesenheit des Kaisers überreicht werden sollten. Doch die Einlassbegehrenden erhielten keine Antwort aus den Gemächern, auch nach einer verstrichenen Stunde nicht. Etwas verärgert grollte der Kaiser vor sich hin, dass er selbst nachsehen wolle.

Leise betrat er die Gemächer von Tschen-Tse und Mian-Tsian-Hay, und schon beim Überschreiten der Schwelle hatte bereits wieder die Freude die Oberhand gewonnen und ein schalkhaftes Lächeln umspielte seinen Mund. Heiter betrachtete er das traulich nebeneinander geschmiegte Paar, doch nun wollte er sie wecken.

Wie vom Blitz gerührt taumelte er zurück, von dem Griff nach den kalten starren Leichen.

„Wie ist das möglich?", rasten ihm die Gedanken durch den Kopf. „... Ich hatte doch alle erdenklichen Sicherheitsmaßnahmen veranlasst."

In seinem Denken jagte ein möglicher Mörder den nächsten, der doch bestimmt seine Spuren hinterlassen hatte. Der Kaiser rief nach den Ärzten und nach Tschen-Tses Gefolge. Schnellstmöglich sollte die Todesursache festgestellt werden, um Hinweise auf den Täter finden zu können.

Von allen die da kamen, konnte keiner seiner Bestürzung Ausdruck verleihen. Einzig Yen-Mau blickte mit einer verklärten Gelassenheit auf die Toten und sprach mehr zu sich selbst: „So war es doch kein Traum."

Aufgeregt drang der Kaiser auf sie ein: „Was? Wovon sprichst du? Welcher Traum?"

„Eben kein Traum, Erhabener. Ich durfte in der vergangenen Nacht miterleben, wie unsere Geliebten sich von ihrem Leib befreiten."

Noch erschrockener rief der Kaiser: „Wie? Ist es dann Selbstmord?"

„Nie und nimmer. Es ist nur, dass Lao-Ly-Tschen und sein Weib Mian-Tsian-Hay ihre Aufgabe erfüllt hatten und nun den Gärten der Seeligkeit zuwandern dürfen. Einfach und natürlich ist es geschehen, und niemand hat dabei Nachhilfe geleistet. Ihre Erdenzeit war zu Ende. Sie müssen sich nun auf ihre nächste Aufgabe vorbereiten."

Der Kaiser war völlig benommen, doch rasch entschied er sich: „Unser großer Arzt soll dennoch geehrt werden. Lasst das Fest beginnen."

Vorsichtig sprach Yen-Mau nochmals den Kaiser an, der bereits im Begriff zu gehen war: „Mein Kaiser, Mian-Tsian-Hay bittet, man möchte die Toten in Guandao in ihrem Garten bestatten. Dort wo einstmals der Pavillon stand."

Verständnislos sah der Kaiser die Frau an: „Yen-Mau, du gibst mir Rätsel auf. Ich wüsste von nichts, das sich dort verändert hätte."

Yen-Mau verneigte sich und antwortete: „Mian-Tsian-Hay weiß."

Das Fest wurde nun zu einer Totenfeier, wie sie sicherlich eines Kaisers würdig wäre. Auch die geladenen Gäste aus Tse-Prong waren rechtzeitig eingelangt, denn des Kaisers Absicht war gewesen, Tschen-Tses Ehrung so weihevoll nach dem Vorbild des Klosters zu gestalten. Mönchschöre sangen und davon begleitet wurde sein Leichnam durch den Palast in den Tempel getragen. Und von da aus weiter nach Guandao, wobei sich die Mönche im Tragen abwechselten.

Großes Erstaunen überkam die Menschen im Garten Tschen-Tses, als sie dort statt des Pavillons zwei ausgeschachtete Gräber vorfanden. Lin-Yong hatte den Hinweis der Natur richtig gedeutet.

Die Toten wurden dann dort beigesetzt, während Tschen-Tses Gewand quer durch das große Reich bis nach Tse-Prong getragen wurde.

Lange wurde es dort aufgehoben, gleich einer Reliquie, und sollte jeden Schüler daran ermahnen, in der Heilkunst das Höchste anzustreben.

Im Laufe der Zeit entstand dann die Legende, dass Tse-Prong sein Können nur der geheimen Macht des Gewandes verdanke. Doch auch die Legende zerfiel nach und nach, so wie das Gewand immer schleißiger wurde, denn jeder, der nach Tse-Prong kam, war bestrebt dieses Gewand zu berühren.

Auch die Heilkunst verblasste und selbst das Kloster vereinsamte und verfiel zuletzt.

Das Vermächtnis von Tschen-Tse, seine zahlreichen Niederschriften aber, das liegt alles noch in Tse-Prong, begraben vom Schutt der Ruine.